现代外科健康教育丛书

现代外科健康教育

——妇产科分册

主　审　王泽华

主　编　王培红　程湘玮

副主编　邓六六　万盈璐　曾　娅

　　　　周　静　王晓丽

编　者　（以姓氏笔画为序）

丁　颖　万　丞　万盈璐　王晓丽

王培红　邓六六　刘　燕　李　玲

吴　妮　沈　洁　张小青　陈　倩

范二林　罗丽波　周　静　洪　菲

彭轩峦　程　璟　程湘玮　曾　娅

熊彩霞　薛　梅

華中科技大學出版社

http://www.hustp.com

中国·武汉

内 容 简 介

本书是“现代外科健康教育丛书”之一。

本书包括总论、产科、妇科及辅助生殖共4个部分38个章节。其中总论部分阐述了女性生殖系统解剖、女性生殖系统生理、妇产科常用护理技术及妇产科常用特殊检查。产科部分介绍了备孕、妊娠、分娩、产后康复等一系列妊娠相关知识。妇科部分叙述了不同妇科疾病的基础知识、术前健康指导、术后健康指导和出院指导。辅助生殖部分介绍了不孕症和辅助生殖技术的相关健康指导。

本书不仅可供患者及其家属参考使用，也可供广大临床护理工作者及教师使用。

图书在版编目(CIP)数据

现代外科健康教育．妇产科分册/王培红，程湘玮主编．—武汉：华中科技大学出版社，2017.11

ISBN 978-7-5680-2200-2

Ⅰ．①现…　Ⅱ．①王…　②程…　Ⅲ．①外科学　②妇产科病-诊疗　Ⅳ．①R6

中国版本图书馆CIP数据核字(2016)第220098号

现代外科健康教育——妇产科分册　　王培红　程湘玮　主编

Xiandai Waike Jiankang Jiaoyu——Fuchanke Fence

策划编辑：居　颖　车　巍

责任编辑：秦　曌

责任监印：周治超

封面设计：原色设计

责任校对：李　琴

出版发行：华中科技大学出版社(中国·武汉)

武汉市东湖新技术开发区华工科技园

电　　话：(027)81321913

邮　　编：430223

录　　排：华中科技大学惠友文印中心

印　　刷：武汉华工鑫宏印务有限公司

开　　本：880mm×1230mm　1/32

印　　张：12.25

字　　数：350千字

版　　次：2017年11月第1版第1次印刷

定　　价：44.00元

华中出版

现代外科健康教育丛书

编　委　会

网络增值服务
使用说明

1. PC 端读者操作步骤

（1）登录

a. 登录网址 http://yixue.hustp.com/index.php，完成注册后点击“登录”。输入账号、密码后，提示登录成功。

b. 完善个人信息，将个人信息补充完整后，点击保存即可。

（2）查看图片

点击“课程”，选择相应图书，即可看到书内图片。

2. 手机端读者操作步骤

（1）用手机扫描二维码，按提示登录；新用户先注册，然后再登录。

（2）登录之后，按页面要求完善个人信息。

（3）验证成功后，即可看到该二维码所对应的图片。

序 1

护理是诊断和处理人类对现存的或潜在的健康问题的反应。现代护理学赋予护士的根本任务是“帮助患者恢复健康，并帮助健康人提高健康水平”。根据这一任务，护理活动可以分为两大类：一类是临床护理活动，即帮助患者维持生命、减轻痛苦和促进健康的恢复；另一类则是健康教育和健康促进活动，即帮助患者获得与健康相关的知识，预防疾病发生，提高自我保健能力和建立健康相关行为。

外科手术作为一种压力源，会造成患者的心理应激，对患者的康复不利。不同专科手术护理的健康教育满足了人们对健康的关注和需要，充分体现了护理专业在人类健康领域中的重要性。开展专科护理健康教育，有助于住院手术患者及家属配合手术，可增强手术患者的适应能力，促进手术顺利实施，提高手术疗效，促进患者康复，具有深远的社会意义。

“现代外科健康教育丛书”由长期工作在外科护理工作一线的护理专家，结合多年实践经验，总结、归纳外科临床护理工作中的常见问题，并根据当前外科护理学发展的要求编撰而成。本套丛书根据外科手术科室的具体专科特点，系统地介绍了专科手术护理等健康教育工作的内容，围绕患者最担心、最关心、最需要解决的问题展开，重点介绍术前健康教育、术后健康教育和出院健康指导等内容，对住院手术患者和家属进行有目的、有计划、有效果的健康教育，促进患者快速康复，提高患者生活质量。

值此华中科技大学同济医学院附属协和医院建院150周年之际，我谨将本套丛书推荐给广大患者！

中华医学会外科学分会常委
中华医学会外科学分会实验外科学组组长
中华医学会湖北省腔镜外科学会主任委员
中华医学会武汉市普通外科学会主任委员
华中科技大学同济医学院附属协和医院院长
华中科技大学同济医学院第一临床学院院长
医学博士　教授　主任医师　博士生导师

2016年10月26日

序 2

当您感觉不适去医院看病时，您会不会抱怨：看病难，与医生沟通时间太短，听不懂医生说的医学名词。您会不会疑惑：我该挂哪个科？我需要做哪些检查？我必须做手术吗？……阅读“现代外科健康教育丛书”可以帮助您解答以上问题。本套丛书使用通俗易懂的语言，采用问答的形式及清晰直观的图片，帮助您熟悉自己的身体部位、结构和功能，了解外科疾病的相关基本知识，获得必要的健康常识。

21 世纪是人类社会迈向健康文明时代的世纪，人类发展关注的是尽量避免不良的健康状况和死亡，健康促进和健康教育已经成为 21 世纪的主旋律。在我国近年来的护理工作改革中，最引人注目的转变之一就是越来越多的医院在实施责任制整体护理的过程中，开展了对患者及其家属的健康促进和健康教育工作。

“现代外科健康教育丛书”体现了国家护理工作改革的最新趋势，以及国内、外护理健康教育的先进理念，参加编写的人员均为国内三级甲等医院护理部的资深护理专家和长期从事临床专科护理工作的一线护理人员。

“现代外科健康教育丛书”配合国家护理工作改革目标，深入、持久地开展护理健康教育，对社会、医院及患者都将产生积极的影响，具有深远的社会意义。本套丛书共分为17个分册，根据专科特色，翔实地介绍了外科门诊就诊患者及住院患者亟须解决的问题。本套丛书系统性地告诉您什么时候应该去医院就诊、应该做哪些检查、怎样与医生积极配合等，更重要的是还会教您如何休息、如何合理膳食、如何适度运动，就像是一位陪伴在您身边的专业、细致的贴心“保健师”。无论您是健康者，还是外科疾病患者或是患者家属，都能从这套丛书中得到实用且通俗易懂的医学护理知识。

国家卫生标准委员会医院感染控制标准专业委员会委员兼秘书长
原卫生部护理中心主任
中国护理管理杂志社副社长　编辑部主任

巩玉秀

前言

随着国家医疗卫生体制改革的不断深化，健康管理日益受到人们的重视。为了适应医院的工作重心应从医疗服务向疾病预防、健康管理和医疗服务并重转移的国家总的指导方针，进一步满足广大群众不断提高的对健康服务的需求，尤其是近年来，妇科诊疗技术的不断更新以及新技术新业务的迅猛发展，同时随着“二孩政策”的放开，高龄孕产妇家庭明显增多，发生孕产期合并症、并发症以及出生缺陷的风险将大大增加。如何围绕广大妇女的身心需求，配合医生治疗，针对围手术期的注意事项，提供有目的、有计划的保健知识的指导；如何进行孕期保健、孕前检查、优生优育指导；如何及时处理合并症和并发症，减少母婴发病率和死亡率，以更好地保障母婴安全，迎接生育二孩小高峰的到来，将是这本书重点讨论的内容。

本书为《现代外科健康教育——妇产科分册》，包括总论、产科、妇科及辅助生殖共 4 个部分 38 个章节。其中总论部分 4 个章节，阐述了女性生殖系统解剖、女性生殖系统生理、妇产科常用护理技术及妇产科常用特殊检查。产科部分 15 个章节，介绍了备孕、妊娠、分娩、产后康复等一系列妊娠相关知识。妇科部分 17 个章节，分别叙述了不同妇科疾病的基础知识、术前健康指导、术后健康指导和出院指导。辅助生殖部分 2 个章节，介绍了不孕症和辅助生殖技术的相关健康指导。

本书内容丰富、实用性强，既可作为广大妇女的保健工具书，又可供广大临床护理工作者及教师使用。参与编写人员均系我院具有丰富临床护理经验的护理管理者和临床护理专家，在日常护理、教学、科研工作十分繁忙的情况下，她们不辞艰辛，夜以继日，查阅了国内外的大量文献，采用通俗易懂的语言、深入浅出的问答形式及生动丰富的图片，帮助您了解女性解剖、女性生理、妇女妊娠相关知识、妇产科常见疾病的健康指导。

在书稿的编写、审定和出版过程中，我们得到了华中科技大学同济医学院附属协和医院妇产科主任王泽华教授的指导和大力支持，在此深表谢意！由于时间仓促，疏漏和不妥之处敬请各位同仁、专家及热心读者多提宝贵意见。

编者

目录

第一部分　总论

第二部分　产科部分

第四部分　辅助生殖部分

第一部分

总　论

第一章
女性生殖系统解剖

1 你了解女性内外生殖器官吗?

女性生殖器官包括外生殖器官和内生殖器官两个部分。外生殖器官又称外阴,是我们很容易看到的暴露在体表的部分(图 1-1)。内生殖器官是我们无法从外部看到的,它位于盆腔内,由阴道、子宫、输卵管、卵巢构成(图 1-2)。

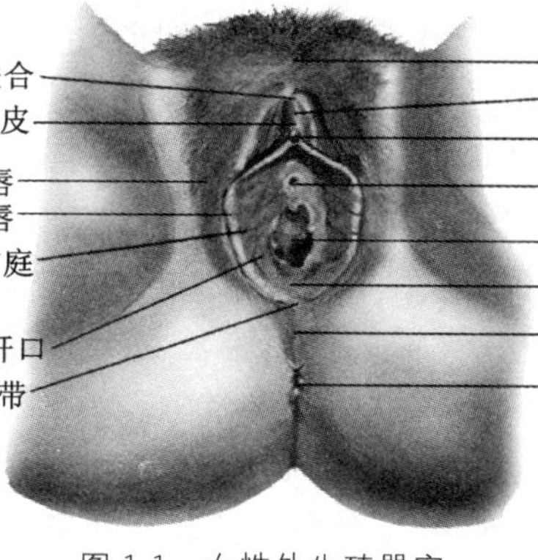

图 1-1 女性外生殖器官

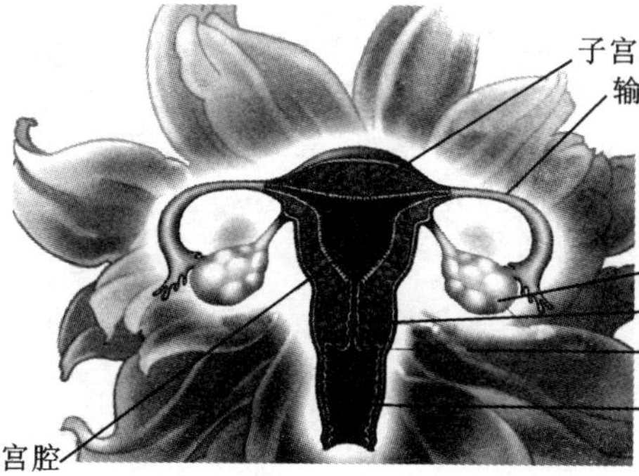

图 1-2 女性内生殖器官

1）我们先来了解女性外生殖器官。

（1）阴阜为耻骨联合前方的隆起的脂肪垫，皮下脂肪丰富。从青春期开始，阴阜上有倒三角形的阴毛分布。

（2）大阴唇富含丰富的血管、淋巴管和神经，外伤后容易形成血肿。未生产的妇女大阴唇两侧自然合拢，具有保护、屏障的作用。绝经后的妇女大阴唇可萎缩。

（3）小阴唇表面湿润、色泽褐色、无阴毛生长，富含神经末梢。

（4）阴蒂位于两小阴唇顶端下方，在性兴奋时勃起。阴蒂头暴露于外阴，富含神经末梢，对性刺激敏感。

（5）处女膜为覆盖阴道口周缘的一层较薄的黏膜皱襞。处女膜多为中央有孔，呈圆形或者新月形，少数呈筛状或伞状。处女膜可因性交撕裂或剧烈运动而破裂。

（6）尿道外口位于阴蒂头后下方，圆形，边缘折叠合拢。

（7）前庭大腺又称为巴氏腺，位于大阴唇后方，如黄豆大小，左右各一，腺管细长，性兴奋时，可分泌大量黏液，起到润滑作用。

2）女性内生殖器官：阴道、子宫、输卵管和卵巢。

（1）阴道是女性性交的器官，也是排出月经和娩出胎儿的必经通道。它是一个上宽下窄的管状通道，前壁长 7～9 cm，后壁长 10～12 cm。正常情况下，阴道本身存在多种非致病菌，它们以和平共处的方式在阴道内生存，当阴道内环境遭到破坏，如过度清洗阴道、长期使用抗生素等，都能使阴道的酸性环境改变，引起阴道内菌群失调，使其更容易受到细菌或病毒的感染。

（2）从外观上看，子宫像一个倒置的梨形，被 4 对韧带固定在盆腔的中央，子宫的前方是膀胱，后面与直肠相邻（图 1-3）。成年女性的子宫平均长 7 cm，宽 5 cm，厚 3 cm。宫腔呈倒三角形，容量约 5 mL。宫腔内面为子宫内膜被覆，子宫内膜随激素变化而出现周期性的剥脱出血，称为月经。

（3）输卵管是精子和卵子相会的地方，也是受精卵进入子宫的必经通道。受精卵在输卵管中通过输卵管的蠕动，被推到宫腔内，然后在宫腔内着床、生长、发育。输卵管有左、右两条，可以接受左、右两个卵巢的轮流排卵。

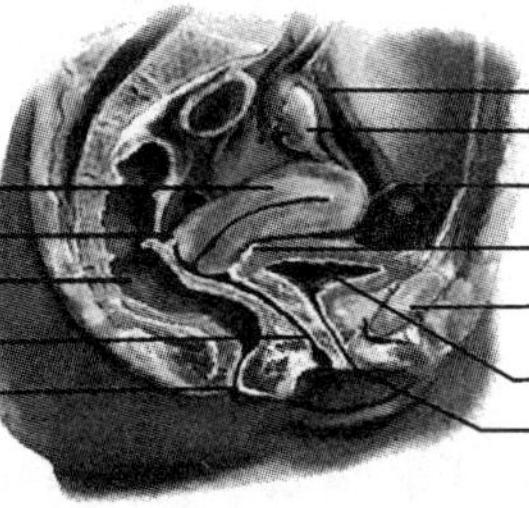

图 1-3　子宫的位置

（4）卵巢是女性的卵子库，同时也是分泌女性激素的重要腺体。卵巢分泌的激素能够促进女性性征的发育，维持女性生殖功能，是女性重要的内分泌器官。

在临床上，或者病历的书写中，我们常常会看到“子宫”、“附件”等字眼。那么，什么是附件呢？是女性的附属器官吗？其实，临床上附件并不是女性的另外一个附属器官，而是指输卵管和卵巢的合称。

2 你知道胎儿娩出的必经通道——骨盆吗？

女性骨盆是胎儿娩出的必经通道，其大小、形状直接影响分娩过程。通常女性骨盆较男性骨盆宽而浅，有利于胎儿的娩出。在妊娠期和分娩期，医生会通过对骨盆的外测量间接了解骨盆的情况，评估分娩是否能顺利进行，所以骨盆测量是产前检查中很重要的一部分。

3 为什么说骨盆底是承托盆腔脏器的“天花板”？

骨盆底是由多层肌肉和筋膜构成的封闭骨盆出口，如同天花板一样承托并保持盆腔脏器如内生殖器、膀胱、直肠等位于正常位置。骨盆底的坚韧和完整性是盆腔脏器各安其位的保证。外伤、分娩损伤、多产早产、激素水平下降等是导致骨盆底组织松弛的原因。骨盆底组织松弛或者结构遭到破坏，常常有如下表现：盆腔脏器的脱垂如子宫脱垂、阴道前后壁膨出、尿失禁、咳嗽后不自主溢尿等，有些症状随着年龄的增加而愈加明显。

4 女性内生殖器官有哪些"邻居"？

女性内生殖器官位于盆腔中间，周围与尿道、膀胱、输尿管、直肠和阑尾相邻。当女性内生殖器官出现病变时，常常会累及邻近器官，反之亦然(图 1-4)。

(1) 女性的尿道短而直，尿道口开口于阴道前庭，与阴道相邻，容易引起泌尿系统感染。

(2) 膀胱在盆腔中，位于耻骨联合和子宫中间的位置。膀胱充盈时可达到腹腔。在分娩过程中，充盈的膀胱可影响产程进展；分娩后充盈的膀胱会影响产后的子宫收缩。当盆底肌肉和筋膜受损时，膀胱尿道可以随宫颈及阴道前壁一并脱出。

(3) 输尿管全长约 30 cm，因其解剖部位邻近子宫阴道部位，在妇科手术中容易损伤形成输尿管瘘。

(4) 直肠位于盆腔后壁，直肠的下段为肛管，借会阴体与阴道隔开，在分娩过程中，应注意保护会阴，避免损伤肛管。

(5) 阑尾位于右髂窝内，阑尾下端有时可达右侧输卵管和卵巢的位置，所以阑尾发炎有可能会累及右侧附件及子宫。

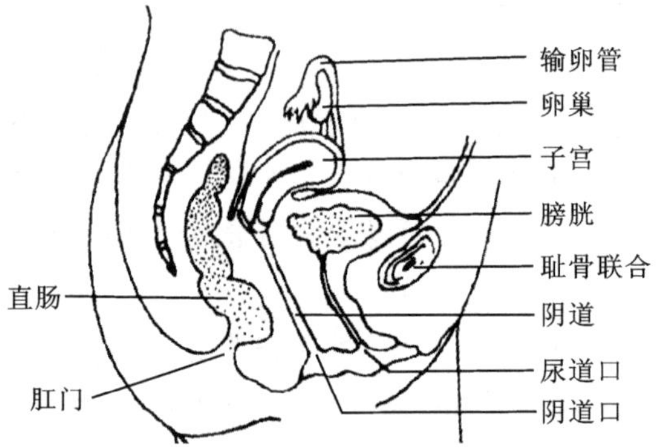

图 1-4 女性内生殖器官及邻近器官

(王培红 周静)

第二章 女性生殖系统生理

1 都说女人如花，你知道女人花的花期特点吗？

女人如花，这是对女性美的称赞。女性就像美丽的花儿一样，有着万千的风情和自己独特的花期，从出生到长大，从盛年到衰老，如同自然界中一粒小小的种子，从破土而出抽枝发芽，到含苞待放亭亭玉立，再到嫣然盛开摇曳多姿，最终枯萎飘落成泥……女性的一生也如这花期：从胎儿形成、到新生儿的呱呱坠地，从青春期的含苞待放到成熟期的万千风情，再到绝经期的衰老衰退……人生的春夏到秋冬，是一个自然渐进的生理过程，于女性而言，也是下丘脑-垂体-卵巢轴功能发育、成熟和衰退的过程。

我们把女性的一生根据其生理特点分为 7 个阶段，虽然这 7 个阶段有时并无明确的界限，可因遗传、环境、营养等因素的影响而有个体差异。

(1) 胎儿期：如同花种在土壤中生长的时期。此期受精卵在子宫内着床、生长，形成胎儿并发育。

(2) 新生儿期：如同花种破土而出、长出嫩芽的时期。我们把婴儿出生后 28 天以内称为新生儿期。

(3) 儿童期：如同幼苗抽枝发芽、生长迅速的时期。我们把幼儿从出 28 天到 12 岁左右的时期称为儿童期。

(4) 青春期：如同花朵含苞待放的时期，是女性从儿童到成人的转变时期。在此期，女性身体的生殖器官、内分泌、体格逐渐发育至成熟阶段。青春期通常始于 8～10 岁，终止于 18～19 岁。此时，女性的第一性征和第二性征逐步发育，开始分泌雌激素，月经开始来潮，生殖器由幼稚型变为成人型，乳房发育等，呈现女性特有的体征。

(5) 性成熟期:如花朵盛开摇曳身姿的全盛时期,又称生育期,是女性卵巢生殖功能和内分泌功能最旺盛的时期。一般自 18 岁开始,历时约 30 年。此期女性性功能旺盛,卵巢成熟并分泌性激素,已经建立规律的周期性排卵。

(6) 绝经过渡期:如同花儿开始凋谢枯萎的时期,指从开始出现绝经趋势直至最后一次月经的时期。历时短至 1～2 年,长至 10～20 年。此期卵巢功能逐渐衰退,月经不规律,最终由于卵巢内的卵泡自然耗竭导致月经永久停止,称为绝经。此期可出现潮热、出汗、情绪不稳定、不安、抑郁或者烦躁、失眠等,称为围绝经综合征。

(7) 绝经后期:如同花儿完全凋谢,进入人生冬天的时期。在此期的早期阶段,卵巢停止分泌雌激素,女性身体逐渐老化,进入老年期。老年期女性卵巢功能完全衰竭,雌激素水平低落,不足以维持女性的第二性征,生殖器官进一步萎缩老化,骨代谢失常,导致骨质疏松,容易发生骨折。

女性一生各阶段具有不同的生理特征,其中变化最显著的就是生殖系统。如同大自然的春夏秋冬四季,各阶段各有其鲜明的特点。让我们了解其中的奥秘,欣赏其中的美丽。

2 我们熟悉的月经你真的了解吗?

日常生活中,女性判断自己身体正不正常,最常用的标准就是月经。

正常情况下,发育到青春期的女性就开始有月经了。女性第一次月经来潮称作月经初潮,月经初潮年龄多在 13～14 岁,也可能早在 11 岁或者延迟到 15 岁,15 岁以后月经还未来潮应当引起重视。月经初潮是青春期开始的重要标志。

青春期女性的月经常常不规律,需要经过 5～7 年建立规律的周期性排卵后,月经才会逐渐规律。

正常月经具有周期性。规律月经的出现是生殖功能成熟的重要标志。月经周期是指月经来潮的第一天至下次月经来潮第一天之间间隔的天数,一般为 21 至 35 天,平均 28 天。周期长短因人而异，每个女性的月经周期都有自己的规律性。我们把每次出血的第一天视为月经周期的开始，每次行经持续的时间称为经期，一般为2～8天，平均4～6天。月经量是一次月经的总失血量，一般正常情况为20～60 mL，超过80 mL为月经量过多。月经血呈暗红色，黏稠且不易凝固，偶尔有些小血块。

女性一般在月经期无特殊症状，但经期由于盆腔充血以及前列腺素的作用，可伴有轻微的小腹胀痛或者腰骶部酸胀、下坠感，有时还会出现腹泻等胃肠功能紊乱症状，少数病人可有头痛或者轻度神经系统不稳定症状，但不影响工作和生活，行经结束后便自然消失了，不属于病症，无须处理。

3 你知道为什么月经每月会准时到来吗？

月经每月准时到来是受到下丘脑-垂体-卵巢轴的神经内分泌调节，下丘脑-垂体-卵巢轴通过分泌不同的激素，且相互作用来调节完成每一次月经周期，如此周而复始，循环不止。在医学上以28天为一个月经周期，但是每个人的月经周期都有自己的规律，只要是按照自己的月经规律如约而来，就没问题。如果月经超过了自己正常周期10天还没来，就应当引起重视了。

4 你知道女性美丽如花的原因吗？

都说女人美丽如花，卵巢发挥的作用不可忽视。女性卵巢体积约4 cm×3 cm×1 cm，重5～6 g。卵巢的主要功能有两个：第一是产生卵子，为生育提供基础；第二是产生女性激素，维持女性性征和正常的生理功能。

首先说说排卵。在青春期之前，卵泡的发育几乎是静止的，进入青春期以后，卵泡的自主发育过程主要依赖于促性腺激素刺激。生育期每月发育3～11枚卵泡，经过募集和选择，一般只有1个优势卵泡可以达到完全成熟，并排出卵子，其余卵泡在发育到一定时间之后，自行退化。女性一生中会有400多个卵泡发育成熟并排卵，按照月经周期28天计算，在下次月经来临前的14天左右，卵子可由一侧卵巢排出，也可由两侧卵巢同时排出。

再来说说卵巢分泌的女性激素。卵巢主要分泌雌激素、孕激素以及少量的雄激素。其主要作用包括:促进和维持子宫发育;促进第二性征的发育;抑制子宫收缩,有利于胚胎及胎儿的宫内生长发育;促进外生殖器的发育;促进阴毛、腋毛的生长等。

(周静　王培红)

第三章 妇产科常用护理技术

第一节　会阴擦洗/冲洗

一、会阴擦洗/冲洗的基础知识

1 什么是会阴擦洗/冲洗？会阴擦洗/冲洗的常用溶液有哪些？

会阴擦洗/冲洗是用消毒液对会阴部进行擦洗/冲洗的技术，由于女性会阴部的各个孔道彼此相距很近，会阴部温暖、潮湿，病菌很容易滋生，容易产生交叉感染。因此，会阴擦洗/冲洗常用于局部清洁，是妇产科常用的护理技术，既可以预防泌尿生殖道感染，又可以促进局部伤口愈合，增进病人的舒适。常用的溶液有 0.5%活力碘、1∶5000 高锰酸钾溶液或者 0.1%苯扎溴铵溶液等。

2 哪些情况下需要进行会阴擦洗/冲洗？

(1) 阴道手术者术前准备。

(2) 妇产科手术后留置导尿管者。

(3) 产妇阴道分娩接产前的准备步骤。

(4) 行阴道检查前的准备步骤。

(5) 会阴裂伤缝合或会阴切开缝合术后。

(6) 外阴炎症、外阴血肿或水肿的病人会阴湿热敷前。

(7) 胎膜早破的孕妇进行保胎治疗时行会阴擦洗，预防逆行感染。

3 什么时候开始进行会阴擦洗/冲洗？

(1) 会阴部有伤口或行会阴手术后的病人可进行会阴擦洗，会阴擦洗应先清洗外阴，对于病情较重需卧床休息的病人，护士协助温水清洗外阴后行会阴擦洗。指导病人勤换卫生垫，预防逆行感染。

(2) 术后麻醉清醒后即可进行会阴擦洗。

(3) 阴道手术术前三天开始行会阴擦洗。

(4) 产妇阴道分娩，宫口开全后准备接生前行会阴擦洗。

(5) 外阴炎症、外阴血肿或水肿的病人会阴湿热敷前。

二、会阴擦洗/冲洗的健康指导

4 会阴擦洗前需要做好哪些准备?

会阴擦洗/冲洗前可以先用清水清洗外阴后再行会阴擦洗/冲洗，准备好一次性的用物，如一次性会阴垫巾、一次性中单、一次性便盆等。如果病人对碘、高锰酸钾、苯扎溴铵等溶液过敏，要告知医生，以免引起过敏反应。

5 会阴擦洗时需要观察哪些情况? 会阴擦洗时伤口疼痛正常吗?

会阴擦洗/冲洗时需要观察会阴伤口有无红、肿、热、痛等情况，同时观察伤口有无渗出物、伤口愈合情况。如有感染等不适，及时就医。对于留置导尿管者，观察导尿管是否通畅，有无脱落或打结。

行会阴侧切的病人伤口通常会疼好几天，擦洗时药液接触到伤口也会引起疼痛，这都是正常的反应。为了减轻伤口疼痛，可以取健侧卧位。

第二节　阴道灌洗/冲洗

一、阴道灌洗/冲洗的基础知识

6 什么是阴道灌洗/冲洗? 如何选择阴道灌洗/冲洗的溶液?

阴道灌洗/冲洗是用消毒液对阴道部位进行清洗的技术，通过阴道灌洗可使宫颈和阴道保持清洁，避免妇科手术过程中细菌等病原体进入盆腔，减少术后阴道残端炎症而引起感染等并发症。

灌洗溶液是根据不同的灌洗目的而选择。滴虫性阴道炎的病人，可以选用酸性溶液如1%乳酸溶液、0.5%醋酸溶液；假丝酵母菌病人则用碱性溶液灌洗如2%～4%碳酸氢钠溶液；而非特异性阴道炎病人，用一般消毒液或生理盐水灌洗即可。行术前准备的病人，阴道灌洗可以选用0.5%活力碘、1∶5000高锰酸钾溶液或0.1%苯扎溴铵溶液进行灌洗。

7 阴道灌洗主要适用于哪些病人？哪些情况下不能进行阴道灌洗/冲洗？

阴道灌洗可以促进阴道的血液循环，减少阴道分泌物，缓解局部充血，达到控制和治疗炎症的目的，主要适用于各种阴道炎、宫颈炎的治疗，子宫切除手术前或阴道手术前的常规阴道准备。

对于无性生活史病人护士会用导尿管为其进行阴道灌洗，不能使用阴道窥器。在月经期、产后或者人工流产术后宫颈口未闭、有阴道出血的病人，不适合进行阴道灌洗，以免引起感染。宫颈癌有活动性出血的病人，为了防止大出血禁止灌洗。

二、阴道灌洗/冲洗的健康指导

8 怎样进行阴道灌洗/冲洗？

（1）病人取膀胱截石位，暴露会阴部。

（2）将灌洗筒挂至距离床沿60～70 cm处，先排空管内空气，水温合适后备用。

（3）用药液先冲洗外阴部，然后将小阴唇分开，将窥阴器插入阴道内，将灌洗头沿阴道纵侧壁方向插入至后穹窿处开始灌洗，然后轻轻旋转灌洗头更换位置，使灌洗液能达到阴道各部位冲净为止。干棉球擦净阴道内液体，遵医嘱局部上药。拔出灌洗头，再冲洗一次外阴。

（4）灌洗毕，擦净外阴，穿好衣裤。

9 可以自行在家进行阴道灌洗/冲洗吗？

病人可以自行在家进行阴道灌洗/冲洗，通常见于阴道炎、宫颈

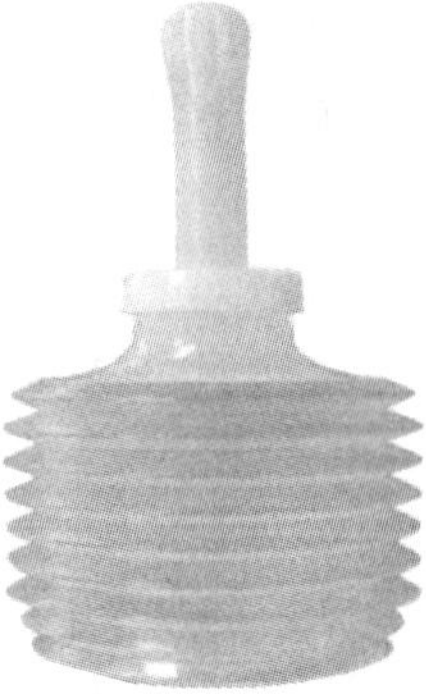

图 3-1　阴道冲洗器

炎的治疗，病人可以遵医嘱在家用专用的阴道冲洗器进行阴道冲洗治疗（图 3-1）。

10 为什么频繁的阴道冲洗反而容易导致阴道炎？

冲洗阴道有时候事与愿违，很多女性习惯于或者误认为防止阴道炎症，要经常用各种洗剂冲洗阴道，洗得越干净越好。事实上过度地冲洗阴道反而会破坏阴道的“自净作用”，破坏阴道的内环境，引起阴道内菌群失调，从而引发阴道炎症。

第三节　会阴湿热敷

一、会阴湿热敷的基础知识

11 什么是会阴湿热敷？会阴湿热敷常用溶液有哪些？

会阴湿热敷是应用热原理和药物化学反应，将药物直接接触患区。会阴湿热敷可促进局部血液循环，增强局部白细胞的吞噬作用和组织活力；加速组织再生，有消炎止痛的作用；可使陈旧性血肿局限，有利于外阴伤口的愈合。会阴湿热敷常用溶液有加热的 50％硫酸镁、95％酒精。

12 哪些情况可以进行会阴湿热敷？

（1）会阴部水肿及会阴血肿吸收期的病人。通过热原理和药物的作用，促使水肿消退，血肿逐步吸收。

（2）会阴伤口硬结及早期感染等病人。通过会阴湿热敷可以促进伤口硬结的软化和吸收，促进白细胞的活力和吞噬作用，有利于感染病灶的局限和愈合。

二、会阴湿热敷的健康指导

13 怎样进行会阴湿热敷？会阴湿热敷温度是多少？

（1）病人排空膀胱后，暴露热敷部位，臀下垫一次性垫巾。

（2）热敷部位先涂上一薄层凡士林，盖上纱布，再轻轻敷上浸有热溶液的温纱布，外面盖上干毛巾保温。会阴湿热敷溶液温度一般为 41～48℃。

（3）一般每 3～5 min 更换热敷垫 1 次，热敷时间为 15～20 min，也可以将热源袋放在干毛巾外或用红外线灯照射。

（4）热敷完毕，移去敷布，观察热敷部位皮肤，用纱布擦净皮肤上的凡士林。

14 会阴湿热敷期间需要注意什么？

（1）会阴湿热敷应在清洁外阴局部伤口污垢及擦洗会阴之后进行。

（2）会阴湿热敷的面积要超过病损范围。

（3）每个人对热的敏感性不一样，在会阴湿热敷过程中，尤其对于术后感觉不灵敏、昏迷、休克、虚脱病人，要防止烫伤。

第四节　阴道或宫颈上药

一、阴道或宫颈上药的基础知识

15 什么是阴道或宫颈上药？

阴道或宫颈上药是将治疗性药物通过阴道涂抹到阴道壁或宫颈黏膜上，达到局部治疗的作用。

16 阴道或宫颈上药适用于哪些病人？

（1）各种阴道炎、宫颈炎或妇科手术后阴道残端炎症的病人。常用药物如甲硝唑、制霉菌素等药片、丸剂或栓剂。

（2）用于辅助生育技术中黄体酮补充治疗的病人。常用药物如黄体酮阴道缓释凝胶等。

(3) 通过阴道或宫颈上药,达到软化宫颈、诱发宫缩的作用,用于分娩困难的病人。常用药物如米索前列醇、地诺前列酮栓等。

二、阴道或宫颈上药的健康指导

17 在家可以进行阴道上药吗?

可以在家进行阴道上药。可指导病人在家进行喷雾法、阴道后穹窿塞药等操作,但是使用腐蚀性药物不可自行上药,需由医生进行操作。

18 未婚病人可以进行阴道上药吗?

未婚病人可以进行阴道上药,但给未婚病人上药时不用阴道窥器,可以用长棉棍涂抹或用手指将药片推入阴道。

19 月经期可以进行阴道上药吗?阴道上药后可以同房吗?

经期或者子宫出血者不宜阴道上药。用药期间应禁止性生活。

第五节 坐 浴

一、坐浴的基础知识

20 什么是坐浴?坐浴的常用溶液有哪些?

坐浴是借助水温与药液的作用,促进局部组织的血液循环,增强抵抗力,减轻外阴局部的炎症及疼痛,使创面清洁,有利于组织的恢复,是妇产科最常用的护理技术之一。应根据病情选择坐浴的溶液。

(1) 滴虫性阴道炎:临床上常用0.5%醋酸溶液、1%乳酸溶液或者1∶5000高锰酸钾溶液。

(2) 阴道假丝酵母菌病:一般用2%～4%碳酸氢钠溶液。

(3) 老年性阴道炎:常用0.5%～1%乳酸溶液。

(4) 外阴炎及其他非特异性阴道炎、外阴阴道手术前准备:可用1∶5000高锰酸钾溶液、1∶1000苯扎溴铵(新洁尔灭)溶液、0.5%活力碘、中成药液(如洁尔阴、肤阴洁等溶液)。

21 什么情况下需要坐浴治疗?

坐浴可以清洁外阴,改善局部血液循环,消除炎症,有利于组织修复。坐浴适用于外阴、阴道手术或经阴道行子宫切除术术前准备;治疗或辅助治疗外阴炎、阴道非特异性炎症或特异性炎症、子宫脱垂的病人;会阴切口愈合不良时。

二、坐浴的健康指导

22 坐浴前需要准备哪些用物?

坐浴前需要准备的用物有消毒小方巾 1 块、坐浴盆 1 个。病人在家进行坐浴时用物需要用开水煮沸消毒后方可使用。坐浴前根据病情需要按比例配制好溶液 2000 mL,将坐浴盆置于坐浴架上,病人排空膀胱后全臀和外阴部浸泡于溶液中,一般持续约 20 min。结束后用毛巾擦干外阴部。

23 哪些情况不适合进行坐浴?

月经期妇女、阴道流血者、孕妇及产后 7 天内的产妇禁止坐浴。坐浴溶液应严格按比例配制,浓度过高容易造成局部皮肤黏膜灼伤,浓度太低则影响疗效。

(李玲　周静)

第四章 妇产科常用特殊检查

第一节 产前筛查和产前诊断常用的检查方法

1 唐氏筛查是孕妇必做的检查吗？

唐氏筛查是指在妊娠16～18周的时候对胎儿进行唐氏综合征的筛查。这是为了早期发现胎儿有没有患唐氏综合征的危险。唐氏综合征在医学上又称先天愚型、21-三体综合征。先天愚型是常见的出生缺陷，患儿长大后生活不能自理，需要给予生活照顾，给家庭和社会带来沉重负担。因此在孕期进行这项筛查意义重大。唐氏筛查需要在空腹状态下抽取孕妇外周静脉血，提取血清，检测母体血清中相关指标，结合孕妇预产期、体重、年龄和孕周，计算出危险度，这样可以筛查出60%～70%的唐氏综合征患儿。如果唐氏筛查的结果提示高风险，则需要进一步做羊水检查，或者做无创产前检查，以明确诊断。

2 你知道什么是B超“排畸”检查吗？

根据检查时的孕周不同，胎儿超声畸形筛查可以分为妊娠早期筛查和妊娠中晚期筛查。

妊娠早期筛查，俗称“小排畸”超声检查，主要用于筛查胎儿神经管畸形，是孕妇在怀孕11～14周的时候需要做的一项非常重要的超声检查。这项检查是利用超声来检测胎儿颈项透明层(NT)和胎儿鼻骨长度的值是否在正常范围，以及进行严重的胎儿畸形筛查。在此时期筛查的成功率超过95%。

妊娠18～24周的胎儿B超检查，又被称为“大排畸”超声检查，主要是对胎儿体表以及内脏大体结构进行系统观察，除了常规的产前超声检查项目以外，还包括胎儿头部、颜面部、心脏、脊柱、四肢、肾脏以及胎儿辅助结构（如胎盘、脐带、羊水等）检查。“大排畸”超声检查可以及早发现胎儿有没有明显的外观可以看得到的畸形，如无脑儿、脊柱裂、唇腭裂等。

3 产前诊断常用的技术有哪些？

产前诊断较之产前筛查能更进一步确诊某些先天性遗传性疾病。

常用的产前诊断技术包括：B超检查、经子宫吸取绒毛活检、羊水穿刺检查、脐静脉穿刺检查、胎儿镜检查等。

（1）B超检查可以发现胎儿出生缺陷，如唐氏综合征、神经管畸形、严重的先天性心脏病等。

（2）经子宫吸取绒毛活检可以发现胎儿的唐氏综合征等出生缺陷。

（3）羊水穿刺检查能为诊断唐氏综合征、神经管畸形以及苯丙酮尿症等提供依据，但对先天性心脏病和唇腭裂等出生缺陷不能提供诊断依据。

（4）脐静脉穿刺采集胎儿血液进行检查，一般是在做过超声检查和羊水穿刺检查后进行，可快速确定胎儿是否患有贫血、遗传病等出生缺陷。

（5）胎儿镜又称羊膜镜，也是可以确定胎儿是否存在一些出生缺陷的检查方法。

第二节　羊水检查

4 什么情况下会抽取羊水进行检查？

羊水检查是产前诊断常用的一种检查方法，常于孕15～20周进行该项检查。经腹壁穿刺抽取孕妇的羊水做羊水细胞染色体核型分析、基因及基因产物检测。对产前筛查怀疑有异常胎儿的高危孕妇进行羊水检测，用以明确诊断胎儿染色体病或者遗传疾病。

5 抽取羊水检查会不会对胎儿有影响?

抽取羊水可能对胎儿会有一定影响,可能会增加流产、出血、宫内感染的风险。抽取羊水时宫腔内压力改变,可能诱发宫缩,导致流产;操作过程中消毒不严格,有宫内感染的危险;穿刺过程中有误伤胎儿胎盘的危险。研究表明,羊水穿刺引起的流产发生率为0.7%,是一种安全有效的产前检查方式。尽管如此,仍需选择在有资质的医疗机构进行羊水穿刺检查。

6 羊水检查结果异常怎么办?

如果羊水检查结果异常,需要请有资质的医生进行综合判断,决定妊娠发展方向。

第三节 生殖道脱落细胞检查

7 生殖道脱落细胞检查不同的取材方式目的有何不同?

生殖道脱落细胞检查是一种简便实用的辅助诊断,常用的方法如下。

(1) 阴道涂片法,即在阴道侧壁上 1/3 处轻轻刮取黏液和细胞做涂片检查,主要用于了解卵巢和胎盘功能。

(2) 宫颈管涂片,是早期筛查宫颈癌的重要方法。将宫颈细胞刷在宫颈鳞-柱状上皮交界处轻轻旋转一周,刮取此处的细胞做镜检。如果宫颈口黏液较多,应先用干棉球轻拭干净后再取材。小刷子的摩擦力优于小刮板,用小刷子取材细胞易于脱落和检出。

(3) 宫腔吸片,在怀疑宫腔有恶变时,可采用宫腔吸片,较阴道涂片及诊刮阳性率高。

8 生殖道脱落细胞检查常用于哪些疾病的诊断?

生殖道脱落细胞检查常用于闭经、月经不调、流产和生殖道炎症、妇科肿瘤等疾病的诊断。

9 生殖道脱落细胞检查会不会很疼?

不会。因为生殖道脱落细胞检查一般是在阴道和宫颈部位取材,只需轻轻刮取少量这些部位的脱落细胞进行涂片检查,可能会有稍许局部不适,但不会感到明显的疼痛。

10 如何配合医生做这项检查?

在采集标本前 24 h 禁止性生活、阴道检查、阴道灌洗以及上药。在操作的过程中应避免紧张,身体放松,尽量配合医生完成检查。

11 检查完后需要注意些什么?

一般阴道涂片检查无特殊注意事项。宫颈取材如果有少量出血,应暂时不能同房。禁止洗盆浴。注意保持外阴清洁。按时取结果,如果结果异常,应及时就诊处理。

第四节　宫颈刷片和人乳头瘤病毒(HPV)检测

12 什么是宫颈刷片和 HPV 检测?

宫颈刷片检查是一种非常重要的宫颈癌筛检方法,也是早期监测宫颈癌的最佳方法。它通过将“细胞刷”置于宫颈管内,达到宫颈外口 10 mm 左右,在颈管内旋转数圈后取出,旋转“细胞刷”将附着于小刷子上的标本立即固定或洗脱于保存液中,再进行制片并镜下观察宫颈细胞形态、结构。

女性生殖道人乳头瘤病毒感染又称 HPV 感染,是目前世界上最常见的性传播疾病之一。目前被鉴定出的 HPV 亚型多达 100 多种,有诸多资料表明宫颈癌及宫颈癌前病变与 HPV 关系密切。HPV 因其致病性不同分为高危型和低危型两大类。高危型 HPV 的持续和反复感染是导致宫颈癌的主要原因。目前诊断 HPV 感染的方法包括肉眼、宫颈细胞学检查或者阴道镜取活体组织检查、HPV-DNA 检测等。

13 哪一类人群需要做宫颈刷片检查和 HPV 检测?

一般而言,只要是有性生活的女性,或者年龄超过 30 岁的已婚女性,就应该每年做一次宫颈刷片和 HPV 检查。医学已经证实宫颈癌与高危型 HPV 持续感染有关。通过定期做宫颈刷片和 HPV 检查,可以对宫颈癌做到早发现、早诊断、早治疗。

14 未婚女性可以做宫颈刷片或者 HPV 检测吗?

未婚女性如果没有性生活史,不需要做宫颈刷片或者 HPV 检查。

15 宫颈刷片和 HPV 检查前后有哪些注意事项?

检查前 1～2 天禁止性生活、阴道检查、阴道灌洗及上药,应避开月经期,如果生殖道炎症处于急性期,需要治疗好转后再进行该项检查。

检查完后,病人需保持会阴部清洁,暂时禁性生活和盆浴一个月。如有少量阴道流血,不必惊慌,1～2 天即可干净。如果出血量同月经量,应来医院就诊。

16 宫颈刷片检查结果异常或者 HPV-DNA 检测阳性,就能确诊是宫颈癌吗?

不能,宫颈刷片或者 HPV 检测只是宫颈癌的筛查项目,并不能明确诊断。有时即使检查结果完全正常,也不要完全忽视临床上已出现的症状,可以找有经验的医生做进一步的确诊。对于检测结果阳性的病人,也不必过度惊慌,要做进一步的检查,再进行正确的治疗。这才是宫颈刷片检查最大的意义。

第五节　妇科肿瘤标志物检查

17 什么是肿瘤标志物?

肿瘤标志物是肿瘤细胞产生的特定物质,可以通过许多途径查到,对疾病的诊断和鉴别具有意义。

18 常见妇科肿瘤标志物化验单如何解读?

常见的妇科肿瘤标志物有 CA125、CA19-9、甲胎蛋白、癌胚抗原、鳞状细胞癌抗原等。

CA125 是目前世界上应用最广泛的卵巢上皮性肿瘤标志物,临床上广泛应用于鉴别诊断盆腔包块、检测治疗后病情的进展以及判断预后,对宫颈腺癌及子宫内膜癌的诊断也有一定价值。

CA19-9 对卵巢癌、子宫内膜癌、宫颈腺癌具有诊断价值。

甲胎蛋白对于肝癌和卵巢的生殖细胞肿瘤尤其是内胚窦瘤的诊断具有较高价值。

癌胚抗原检测虽然不能作为检出恶性肿瘤的特异手段，但在恶性肿瘤的鉴别诊断、病情监测、疗效评价等方面，有重要的临床价值。

第六节　女性生殖器官活组织检查

19 什么是活组织检查？

活组织检查是在怀疑生殖器官病变处或者可疑部位取一小部分组织做病理学检查，简称活检。绝大多数的活检可以作为诊断的最可靠依据。

20 女性生殖器官活组织检查取材部位有哪些？

根据病变部位或者可疑病变部位的不同，取相应部位的组织做活检。女性生殖器官活组织取材的部位有外阴部、宫颈、子宫内膜等。

21 活组织检查最合适的时间是什么时候？

一般而言，做活组织检查应当避开月经期。如果是做外阴活检，只要不在月经期、生殖道炎症急性发作期即可取材。宫颈活检应当在宫颈刷片提示有异常的情况下进行，避开月经期和急性炎症期。

22 宫颈刷片结果异常，为什么不能直接手术，而需要先做活体组织检查？

宫颈刷片是筛查宫颈癌的重要手段，并不能作为最后确诊宫颈癌的依据，更不能由此决定是否手术。如果刷片检查结果为异常，则需要做进一步的检查，找出真正的病因和严重程度，再进行正确的诊断和治疗。而进一步的检查指的就是进行活体组织检查。

23 行活体组织检查会影响正常性生活吗？

外阴活检、宫颈活检和子宫内膜活检由于是侵入性操作，组织有创面、出血，为了防止感染和大出血，需要禁性生活及盆浴一个月，对性生活质量本身没有特殊影响。

第七节 输卵管通畅检查

24 输卵管通畅检查常用的方式有哪几种?

输卵管通畅检查主要目的是检查输卵管是否通畅，了解输卵管管腔形态和输卵管的阻塞部位。常用的方法有输卵管通液术、子宫输卵管造影术。子宫输卵管造影术是通过导管向宫腔及输卵管内注入造影剂，行X线检查并摄片，根据造影剂在输卵管以及宫腔内的显影情况了解输卵管是否通畅、阻塞的部位及宫腔形态。

25 使用造影剂会发生过敏反应吗?

目前国内外均使用碘造影剂，分为油性和水性两种。术前需要做碘过敏试验，过敏反应发生率低。

26 行子宫输卵管造影术后如何进行观察和自我护理?

子宫输卵管造影时间以月经干净后3～7天为宜，术前3天禁止性生活。术前需排空膀胱，便秘者需清洁肠道，以使子宫保持正常位置和正确显影。术前做碘过敏试验，阴性者方可行手术。术后休息2～3天，要多喝水，以利于造影剂的排出。术后根据医嘱用药，注意会阴部的清洁，防止感染。如果术后有剧烈腹痛，应及时就诊。

第八节 妇科常用穿刺检查

一、腹腔穿刺检查

27 妇科疾病为什么需要做腹腔穿刺?

妇科疾病的病变部位主要局限于盆腔及下腹部，当恶性肿瘤病人、卵巢过度刺激综合征病人有大量腹水时，或者腹腔内有出血时，可以通过腹腔穿刺术抽出腹腔体液或者血液，达到诊断、治疗的目的。

28 妇科恶性肿瘤病人进行腹腔穿刺放腹水,放得越多越好吗?

腹水并不是放得越多越好。一般而言,对于腹水严重的病人,每小时放腹水速度不超过 1000 mL,每次放腹水的总量不超过 4000 mL。避免因放腹水过多、过快导致病人出现虚脱、休克等症状,在放腹水的同时密切观察病人的生命体征变化。

二、阴道后穹窿穿刺检查

29 阴道后穹窿在哪里?

阴道是一个上宽下窄的管状通道,前壁长 7～9 cm,后壁长 10～12 cm,上端包绕宫颈阴道部,在阴道和宫颈之间形成的环形腔,称为阴道穹窿部。阴道穹窿分为前后左右四个部位,后穹窿与腹腔内的直肠子宫凹紧邻,之间隔以一层阴道壁和一层腹膜,是妇科进行腹腔穿刺的常用部位(图 1-2)。

30 什么样的疾病适合行阴道后穹窿穿刺术?

怀疑有腹腔内出血如宫外孕、黄体破裂等疾病,需要明确诊断,怀疑盆腔有积液、积脓,需要穿刺抽取内容物了解积液性质,盆腔脓肿穿刺引流或局部注射药物等,这些情况可以进行阴道后穹窿穿刺。

31 不同性质的后穹窿穿刺液意味着什么?

对妇产科女性病人而言,阴道后穹窿穿刺抽出不凝固的血液,意味着腹腔内有出血,多见于宫外孕、黄体破裂等;抽出液为巧克力色黏液,多见于巧克力囊肿破裂;抽出液为脓液,则意味着盆腔内有化脓性病变或者脓肿破裂;抽出淡红色或者淡黄色液体,意味着盆腔或者腹腔有炎症。

三、经腹壁羊膜腔穿刺

32 什么是经腹壁羊膜腔穿刺?

经腹壁羊膜腔穿刺是指在中晚期妊娠时用穿刺针经腹壁、子宫壁进入羊膜腔抽取羊水供临床分析诊断,或者注入药物或生理盐水用于治疗的一种方法。

穿刺需选择在合适的妊娠周数进行，一般产前诊断在15～20周进行。此时子宫轮廓清楚，羊水量相对较多，易于抽取。

33 羊膜腔穿刺术前术后如何进行自我观察和护理？

穿刺前需要进行预约，签署知情同意书。在穿刺当天孕妇应该衣着宽松，排空膀胱，仰卧放松。在穿刺过程中避免紧张，配合医生定位，完成穿刺过程。穿刺完毕，需要静卧半小时，避免立即下床活动。对腹部穿刺点进行充分按压，防止渗液、渗血。回家后注意穿刺点覆盖的纱布有无渗液、渗血，注意卧床休息。可以取健侧卧位，减轻腹压以及穿刺点的张力，同时应观察有无感染征象如体温升高等。

第九节　诊断性刮宫

34 绝经后阴道出血，医生让我刮宫，为什么？

绝经后有异常的阴道出血，医生需要明确阴道出血来源，证实或者排除是否有子宫内膜癌、宫颈癌，所以常会让病人进行刮宫，刮取内膜组织进行活检，以明确诊断。

35 什么是诊断性刮宫？什么是分段诊刮？

诊断性刮宫是诊断宫腔内疾病最常采用的方法。其目的是刮取子宫内膜和内膜病灶进行活组织检查以明确诊断，故称为诊断性刮宫，简称诊刮。

分段诊刮是为了区分病变是在子宫内膜还是宫颈管内膜，将宫颈和宫腔部位的内膜组织分别进行刮取。刮出物分别放入标本瓶中送病理检查，称为“分段诊刮”。

36 诊断性刮宫的时间选择？

(1) 不孕症或者功能失调性子宫出血的病人选择在月经前或者在月经来潮6 h内进行刮宫。

(2) 疑有子宫内膜结核，应于经前1周或月经来潮6 h内诊刮。

(3) 疑有子宫内膜癌者随时可诊刮。

37 月经期能进行诊断性刮宫吗?

对于不孕症或者功能失调性子宫出血的病人,应选择在月经前或者月经来潮 6 h 内刮宫,以判断有无排卵或者黄体功能不良。其他疾病需要进行诊刮,一般选择在非月经期进行。

38 诊断性刮宫后该如何进行自我观察和护理?

诊刮完毕应当卧床休息 1～2 天,注意观察阴道出血量,如果有少量阴道出血,2～3 天即可干净,为正常。注意有无感染症状,如体温升高、阴道分泌物有异味等。饮食宜清淡,营养丰富,适当补充含铁高的食物。保持会阴清洁,勤换内裤,禁性生活及盆浴 2 周。

第十节　阴道镜检查

39 什么是阴道镜检查?

医生在检查阴道内的病变时,利用放大镜可以把宫颈和阴道上皮放大 10～40 倍,便于直接观察,用以观察肉眼看不见的病变。在阴道镜的放大下,还可以在可疑的病变部位取材做活检,以提高疾病的诊断率,这样的检查称为阴道镜检查。

40 阴道镜检查适用于哪些疾病?

阴道镜检查适用于宫颈细胞学检查异常,或者提示高危型 HPV 感染,怀疑宫颈阴道有尖锐湿疣,怀疑阴道有恶性肿瘤时。

做阴道镜检查之前需要排除生殖道炎症如阴道炎、急性宫颈炎等,在检查前 24 h 内避免性生活、阴道检查、阴道上药和宫颈涂片等检查,应当避开月经期进行检查。

(周静　王培红)

第二部分

产科部分

第五章
生命的摇篮

一、神秘的子宫

1 子宫的解剖结构是怎样的?

(1) 子宫的形态:子宫是腔壁厚的肌性器官。宫腔为上宽下窄的三角形,是我们在这个世界上第一个温暖的家。未孕时,子宫只有鸡蛋那么大,怀孕后,子宫像气球一样不断膨胀,等分娩结束,经过产褥期修复,子宫慢慢回缩,最终回缩到未孕时的状态。因此,子宫又被誉为"胎儿的宫殿""生命的摇篮"。成人的子宫重约 50 g,长 7~8 cm,宽 4~5 cm,厚 2~3 cm;宫腔容积约 5 mL。子宫上部较宽,称为宫体,宫体顶部称为宫底。子宫下部较窄呈圆柱状,称为宫颈。未曾生育过的妇女宫颈外口为圆形,分娩后常有两侧裂伤而呈扁圆形。宫体与宫颈之间形成最狭窄的部分,称为子宫峡部(图 5-1)。

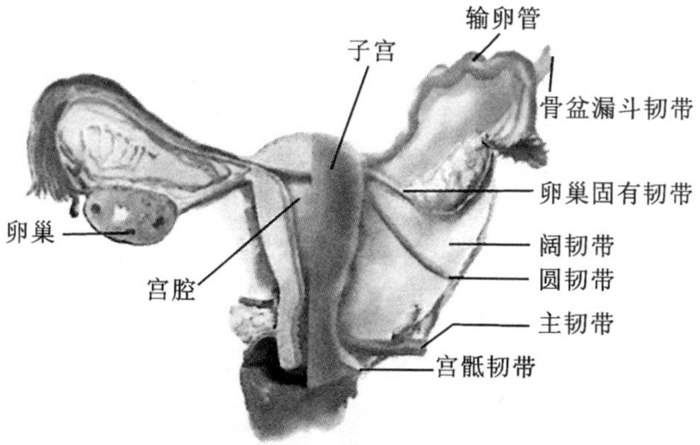

图 5-1　子宫的形态

(2) 子宫的位置：子宫位于盆腔中央，前为膀胱，后为直肠，下端接阴道，两侧有输卵管和卵巢(图1-3)。当膀胱空虚时，成人子宫的正常位置呈轻度前倾位。

(3) 子宫内膜(受精卵的土壤)：排卵后子宫内膜会发生一系列形态、生理及生化改变。内膜开始增厚，厚度可达5～10 mm，整个内膜松软且含有丰富的营养物质，为受精卵的着床做好充分准备。

二、卵子相关知识

2 卵泡是怎么发育及成熟的?

女性在性成熟期每月发育一批卵泡，其中一般只有一个优势卵泡可以完全成熟并排出卵子，一生中一般只有400～500个卵泡发育成熟并排卵(图5-2)。

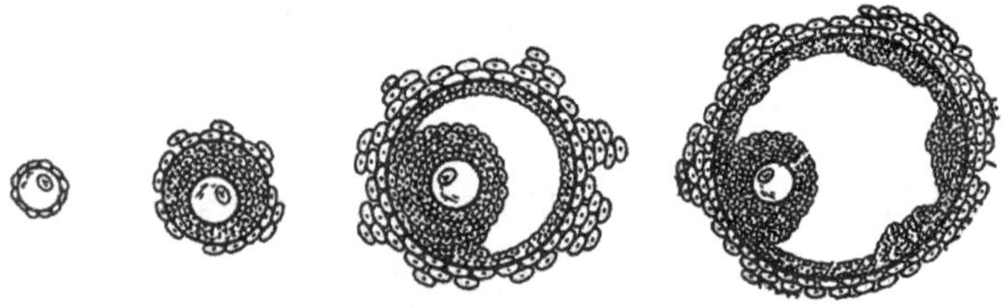

图5-2　不同发育阶段的卵泡发育示意图

3 排卵的过程是怎样的?

排卵是一个复杂的卵泡改变过程，一般发生在下次月经来潮前14天。卵子可由两侧卵巢轮流排出，也可由一侧卵巢连续排出；有时1个卵泡内可含1个以上的卵子，偶尔也可由一侧或双侧卵巢同时或先后排出2个卵子。排出的卵子受精功能为12～24 h。

4 如何监测排卵?

对于准备怀孕的妇女，一般情况下没有必要进行特别的排卵监测，避免增加心理压力。对于一些月经周期紊乱的妇女，监测排卵可能会有帮助。目前常见的排卵监测的方法有宫颈黏液的监测、排卵期疼痛的监测、基础体温、尿促黄体生成素(LH)试纸、超声监测等方法。

(1) 宫颈黏液的自我监测:排卵期宫颈黏液分泌量增多、清澈、稀薄,使得精子容易穿透,对于指导同房的时间有意义。

(2) 部分女性在排卵期卵子排出的时候有下腹部隐痛或不适,对于排卵规律的女性,这种下腹部隐痛或不适也可以作为监测排卵、指导性生活的方法。

(3) 基础体温监测:将体温计于睡前放在枕边可随手拿到之处,于次日醒来,尚未起床活动时,放在舌下测量 5 min,并记录在基础体温表上。基础体温在降到最低点的时候提示排卵。测量基础体温的方法虽然简单,但要求严格,还需要长期坚持,一般需要连续测量 3 个月以上。

(4) 尿 LH 试纸:阳性结果提示极有可能将会在 10～12 h 内出现排卵。

(5) 超声监测:一系列的连续阴道超声监测,对于了解优势卵泡的发育有帮助,适用于不孕症病人的受孕指导。

三、怀孕的过程

(1) 精卵结合:男女成熟生殖细胞(精子和卵子)的结合过程称为受精。受精发生在排卵后 12～24 h,整个受精过程约需 24 h。当精子与卵子相遇,形成受精卵,即完成受精过程。形成受精卵标志着新生命的诞生。

(2) 受精卵到达子宫的奇妙旅程:受精后 30 h,受精卵借助输卵管蠕动和输卵管上皮纤毛推动向宫腔方向移动。受精后 50 h 为 8 细胞阶段,至受精后 72 h 分裂为 16 个细胞的实心细胞团,随后早期胚泡形成。受精后第 4 日早期胚泡进入宫腔,继续分裂发育,晚期胚泡形成。

(3) 着床(受精卵的宫腔种植):受精后第 6～7 日晚期胚泡透明带消失后逐渐埋入并被子宫内膜覆盖的过程,称为受精卵着床,也称为受精卵植入(图 5-3)。受精卵顺利着床后,生命大厦的建设即从此开始。

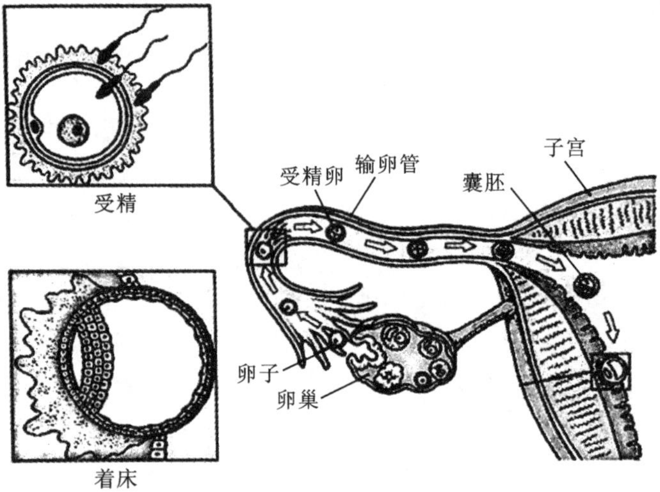

图 5-3　受精及受精卵发育、输送与着床

（熊彩霞　邓六六）

第六章
备孕进行时

一、身体准备

1 为什么备孕要补充叶酸?

妊娠的前4周是胎儿神经管分化和形成的重要时期,此期叶酸缺乏可增加胎儿发生神经管畸形及早产的危险。除此之外,还可导致眼、口唇、腭、胃肠道、心血管、肾、骨骼等器官的畸形发生。

2 如何补充叶酸?

由于当妇女发现已怀孕时通常在妊娠发生的5周以后或更晚,在神经管分化发生时,受孕者并没有意识到已经怀孕;另有研究显示,妇女在服用叶酸4周以后,体内叶酸缺乏的状态才能得到明显改善。富含叶酸的膳食有动物肝脏、绿色蔬菜及豆类食物。建议最迟应从孕前3个月开始每日补充叶酸400 μg,并保持至整个孕期,使其体内的叶酸维持在适宜水平,以确保胚胎早期有一个较好的叶酸营养状态,预防胎儿神经管及其他器官畸形的发生。叶酸除有助于预防神经管畸形外,也有利于降低妊娠高脂血症发生的危险。但叶酸并非补得越多越好,孕妇对叶酸的日摄入量上限为1000 μg。

3 孕前期为什么要积极补铁?

铁是唯一妊娠期不能单靠饮食就可满足的营养素,孕前期良好的铁营养是成功妊娠的重要条件。由于妊娠期间血红蛋白增加20%以上,母体内的胎儿还需要储存铁以备出生后1~4个月利用,孕期对铁的需要应当增加。如孕妇贫血可导致胎儿肝脏储存的铁量不足,除影响婴儿早期血红蛋白合成而导致贫血外,缺铁也影响含铁(血红素)酶的合成,并因此对胎儿及新生儿智力发育产生不可逆的影响。

4 铁的膳食来源有哪些？

建议孕前期妇女适当多摄入含铁丰富的食物（表 6-1），如动物血、肝脏、瘦猪肉等动物性食物，以及黑木耳、红枣等植物性食物以增加体内铁的储备。缺铁或贫血的育龄妇女可适量摄入铁强化食物或在医生的指导下补充小计量的铁剂（10～20 mg/d），如硫酸亚铁、乳酸亚铁、富马酸亚铁、右旋糖酐铁等，以预防育龄妇女铁缺乏和缺铁性贫血。

表 6-1 常见食物的铁含量

食物名称	含铁量	食物名称	含铁量	食物名称	含铁量
鸭肝	50.1	葡萄干	9.1	黑豆	7.0
鸭血	30.5	猪血	8.7	绿豆	6.5
猪肝	22.6	黄豆	8.2	猪肾	6.1
羊血	18.3	羊肝	7.5	猪心	4.3
鸡肝	12.0	红小豆	7.4	瘦猪肉/羊肉	3.0～3.9

5 为什么补铁同时要注意补充维生素 C？

维生素 C 又称抗坏血酸，具有氧化还原活性，能使食物中难以吸收的三价铁还原为易吸收的二价铁，从而有助于食物中铁的吸收。因此，补铁同时注意多摄入富含维生素 C 的蔬菜、水果，或在补充铁剂的同时补充维生素 C，以促进铁的吸收和体内利用。

6 孕期需要补钙吗？

钙是构成骨骼的重要成分，钙对保证骨骼的正常生长发育和维持骨健康起着至关重要的作用。孕期钙的需求量为 1200 mg/d，孕期应增加钙的摄入，以保证孕妇骨骼中钙的含量。

7 钙的膳食来源有哪些？孕期应该如何补钙？

奶和奶制品中含钙量丰富、吸收率高。其他含钙丰富的食物包括豆类、坚果类，可以连骨吃的小鱼、小虾以及一些绿色蔬菜。维生素 D 是生命必需的营养素和钙代谢最重要的生物调节因子，充足的维生素 D 可促进钙质的吸收和利用。维生素 D 的食物来源，以鱼肝油含量最丰富。因此“孕前期妇女平衡膳食宝塔”建议，每天摄入

300 g 奶类及奶制品。排除饮食中摄入钙量，推荐孕期每日补钙 600 mg。

8 孕期如何保证摄入足够的锌？

锌的缺乏可引起生长发育不良和系统功能紊乱。怀孕时锌的需要量增加，如不及时补充，可能产生锌缺乏，表现为胎儿的发育迟缓和孕妇的胃肠道疾病、免疫功能减退等。食物中锌含量差别很大，吸收利用率也不相同。一般来说贝壳类海产品、红肉、动物内脏等多是锌的重要来源，坚果类、谷类胚芽富含锌。燕麦、花生、爆米花等植物性食物也为锌的良好来源。《中国居民膳食营养素参考摄入量》推荐孕前期锌摄入量为 11.5 mg/d。

孕前需补充的各种营养素种类繁多，可遵医嘱服用维生素、矿物质、微量元素的复合物，其营养配比应适合孕前及孕期妇女对营养素的需求。

9 如何保持健康的生活方式？

健康的生活方式主要包括合理膳食、适量运动、戒烟禁酒三个方面。表现为生活有规律，无不良嗜好，讲求个人卫生、环境卫生、饮食卫生，积极参加健康有益的文体活动和社会活动等。主要包括：

(1) 合理膳食：夫妻双方应加强优质蛋白（鱼肉、牛肉、羊肉等）、微量元素（贝壳类、果仁类）、维生素（水果类等）的摄入；食物多样，不要节食、偏食、挑食；少吃、不吃刺激性食物，如油炸食品、过分辛辣的食品等；尽量满足人体各种营养需求，达到营养平衡，促进健康的目的。

(2) 适量运动：妇女在计划怀孕前 6 个月应保持与身高相称的体重，适量运动有助于保持体形。运动方式和运动量应适合个人的身体状况。慢跑、瑜伽、游泳等运动形式都是不错的选择。运动可以不要求强度，但要注重坚持。

(3) 戒烟禁酒：夫妻双方孕前吸烟、饮酒都可能影响受孕和下一代的健康。因而夫妻双方，在计划怀孕前的 3 个月甚至 6 个月应戒烟、禁酒。而且计划怀孕的妇女要远离吸烟环境，避免被动吸烟的伤害。

(4) 确保生活、工作环境的安全环保：如住在新装修的房子内就不要准备马上受孕；生活中不使用污染的水源、食品；尽量避免各类家用电器的辐射，远离化学物品和刺激性物质；确保工作的环境安全，如果孕妇所从事的工种必须接触易导致胎儿畸形的污染因素，备孕前需调换工作。

10 备孕前如何做好口腔保健？

建议准备怀孕的妇女在怀孕前6个月做一次全面的口腔检查，以便及时发现牙病并进行治疗。尤其是当你的牙齿原来就有龋齿等问题的时候，就应该及时修补。口腔科常用的X射线检查、麻醉药和止痛药等都会对胎儿产生不良影响。所以整个孕期，孕妇都是不宜拜访口腔科的，应在孕前做好口腔保健，确保牙齿健康。在智齿、冠周炎、牙周炎、根尖炎等感染急性发作，病灶牙未予治疗或拔除的情况下不建议妊娠。

二、心理准备

11 心理状态会对怀孕带来哪些影响？

(1) 心理状态不佳影响受孕：大量的研究表明，在不育不孕的诸多因素当中，精神心理因素是一个重要原因，约占5%。当精神紧张时，机体发生应急反应，导致内分泌失调，出现月经紊乱，卵巢排卵障碍，以及影响卵巢性激素的分泌，导致不孕。同时紧张也会造成子宫和输卵管发生痉挛性的收缩，宫颈分泌发生异常，这些变化都不利于精子通过宫颈、输卵管而影响受精，从而也可以导致不孕。

(2) 积极的心理状态能促进胎儿健康：研究显示，女性怀孕期间的心理状态，不仅影响自身的身体状况，而且对胎儿发育以及孩子成年后的性格、心理素质发育都有直接影响。专家指出，有心理准备的孕妇与没有心理准备的孕妇相比，前者的妊娠生活比后者更为愉快、顺利、平和。怀孕前希望有孩子的女性，知道自己怀孕后会非常高兴，积极期待孩子的出生。在孕期，她们的情绪是安定的，对怀孕态度是认真的，能积极做好孕期保健和产时配合。在这样的情况下，她们的妊娠反应轻，孕期并发症少，胎儿能成长在优良环境中，分娩时也较顺利。

12 备孕夫妻应该如何树立做好父母的信心?

新手爸妈为人父母之前可能会担心自己会不会照顾孩子，能不能很好地教育孩子。养育孩子的问题看起来既具体又琐碎，但又会让人不知所措，甚至可能会让人开始怀疑自己——能否做称职的父母？这些都不是退缩的理由，谁还没有第一次呢，一颗愿意学习的心和信心是做好父母最重要的保证。尽管在孕育孩子的过程中会有很多困难，但只要父母充满爱和自信，就一定能战胜和克服它们。

三、知识准备

13 孕前保健的意义和目的有哪些?

随着医学的进步，孕产妇的死亡率大大下降，围产儿的发病率、死亡率得到很大程度的改善。目前，孕前保健已成为围产保健中的一部分，它的实施为母亲的健康和胎儿、新生儿的健康奠定了良好的基础，孕前保健被认为是产科的预防医学。

育龄夫妇应该在孕前数月就开始进行孕前保健，在孕前认识到影响围产预后的因素，纠正影响妊娠的不良因素，从各个方面做好准备，以获得最佳的母婴结局。因此，孕前保健是围产保健中的重要环节之一。

14 孕前的健康检查包括哪些?

(1) 健康筛查：筛查内容为妇女是否正值风疹病毒、巨细胞病毒、疱疹病毒、弓形虫的急性感染期；有无性传播疾病，如梅毒、淋病等；是否处于乙肝急性期；宫颈是否存在人乳头瘤病毒的感染，是否应在孕前予以适当的治疗；有无阴道或泌尿系统的感染；是否为结核菌感染的活动期；是否为罕见血型如 Rh 阴性血。对于肥胖的妇女孕前减轻体重很必要；对异常的检查情况，孕前开始积极治疗，以减少孕期妊娠高血压综合征、妊娠糖尿病、血栓栓塞等并发症的发生。

(2) 孕前详细了解既往妊娠情况，做相应的检查，必须时需做遗传咨询。

(3) 家族史需了解有血缘亲属的患病情况，如父母患糖尿病、高血压、精神病等；了解家族中出生缺陷儿、流产、早产、难产等情况；了解家族遗传性疾病的情况及种族等情况，因为其有增加隐形遗传性疾病的可能。

15 哪些育龄夫妇需做遗传咨询?

(1) 夫妇一方或双方有单发或多发先天性异常。

(2) 夫妇一方或双方或家系成员有遗传性疾病(显性或隐性遗传)或为隐性遗传基因携带者。

(3) 生育过患遗传性疾病婴儿的夫妇。

(4) 生育过不明原因的智力低下或先天畸形婴儿的夫妇。

(5) 不育或产史不良，反复流产，有过死胎、死产、新生儿死亡。

(6) 高龄妇女或丈夫年龄过大。

(7) 长期接触不良环境，或患有慢性疾病的夫妇。

(8) 家系中多代中有多人患有同一种内科病。

(9) 近亲结婚。

(10) 药物成瘾者。

16 避孕措施使用后多久可以怀孕?

(1) 口服避孕药：后现代复方短效口服避孕药一停药，下个月就可以妊娠。如果是在服避孕药期间意外怀孕，应向医生咨询。

(2) 宫内节育器：宫内节育器是通过干扰子宫内膜，使受精卵不能着床来起到避孕作用。取出宫内节育器后短期内可恢复生育能力(即可怀孕)，不影响排卵功能。

(3) 皮下埋植避孕：取出皮下埋植剂，避孕效果即消失，月经恢复正常，即可怀孕。

(4) 输卵管绝育术：输卵管绝育术为不可逆手术，若遇特殊情况需再怀孕生育者，可行输卵管复通术后再怀孕，或行辅助生育技术，如体外受精-胚胎移植。

17 瘢痕子宫再次妊娠需注意些什么?

瘢痕子宫者在产科是指有子宫手术史的妇女，如前次剖宫产手术、子宫肌瘤挖除术史、子宫畸形矫治术后、子宫破裂史等。

(1) 瘢痕子宫再次妊娠的最佳时机：研究发现剖宫产术后2～3年子宫瘢痕肌肉化的程度达最佳状态，因此，以剖宫产术后2～3年再次妊娠为宜。

(2) 瘢痕子宫妊娠常见并发症有低置胎盘、瘢痕部位妊娠、子宫破裂、产后出血等。长期以来对瘢痕子宫的处理意见为"一次剖宫产，次次剖宫产"，但随着剖宫产手术方式的改进和产科监护水平的提高，对瘢痕子宫的产科处理也由原先绝对的手术指征转为多元化，可权衡孕妇各项情况后选择性给予阴道试产机会。

(3) 孕期监测瘢痕子宫：再次妊娠时可以通过B超了解子宫瘢痕部位的厚度及其愈合情况，并了解有无合并低置胎盘、瘢痕部位妊娠的情况。如果确诊为瘢痕部位妊娠，其凶险程度不亚于宫外孕，应立即住院，配合医生进行处理。孕晚期要注意监测瘢痕厚度、子宫瘢痕处有无压痛、有无先兆子宫破裂的风险。定期产检，做好防范。

18 准备怀孕了还能养宠物吗?

家中养有猫、狗等宠物的妇女，因为猫、狗等宠物身上可能带有弓形虫，如孕妇孕期受到弓形虫的感染则有可能导致胎儿发育异常。在备孕及怀孕期间需做到如下几点：①孕前要做弓形虫抗体的检测，了解是否具有抵抗力或近期是否有感染，并请医生做相应处理和治疗。②做到饭前洗手，防止病从口入。③孕妇尽量不与宠物粪便和分泌物接触，与宠物的亲密接触更应禁止。④家中的宠物保持清洁，勤洗澡，按时预防接种和打虫。

19 复合维生素、DHA等营养制剂必须要吃吗?

现如今，市场上孕妇营养制剂品种越来越多，复合维生素、DHA、孕妇奶粉、矿物质、α-亚麻酸、卵磷脂、钙制品、燕窝等种类繁多，让人眼花缭乱，孕妇及家人总想给胎儿最好的，特别是在吃的问题上，以为孕妇营养吃全了，小孩就会健康聪明，抱着"别人吃，我也吃，不吃就对不起胎儿"的心态来补充营养制剂，这样好吗?

理论上，如果孕妇的饮食健康、均衡，就不需要额外地服用营养制剂。但是很可能因个人饮食偏好等原因确实缺失某些营养，补充时最好征求医生的意见，科学合理补充。即使医生建议补充某种营养制剂，请记住它不是健康食物的替代品，孕妇应当继续执行健康的饮食方案。另外，新鲜的当季当地食品安全且便宜，适合孕妇食用。

四、备孕技巧

20 如何选择最佳受孕年龄？

妇女的最佳受孕年龄以24～30岁最为适宜，从生理学角度讲，此年龄段的女性全身发育已完全成熟，卵细胞的质量最高，妊娠并发症少，胎儿发育好，早产、死胎、畸形儿的发生率低；骨盆韧带和肌肉弹性好，利于分娩。过早生育，母体发育不成熟，易发生早产、难产，且过早生育，抚育能力差，不利于优生优育。35岁以后怀孕，卵细胞质量低，容易畸变，发生胎儿畸形、先天愚型（唐氏综合征）的可能性加大；妊娠并发症如妊娠高血压疾病等发生率增大；骨盆和韧带松弛，盆底和会阴弹性变小，难产、手术产机会增加。

21 如何选择最佳受孕时机？

一般认为，6—8月份是怀孕的最佳时期。因为秋冬或冬春季节交替时，气温变化较大，是病毒性疾病的高发季节，人们容易感冒、发热。怀孕前3个月的胚胎，各器官刚开始发育，母体感冒可能导致胎儿畸形。而6—8月份怀孕者，到秋冬季节胎儿各器官已发育成形，即无此忧虑。其次一般怀孕40天左右出现恶心、呕吐、厌食等早孕反应，若此时期摄入营养不足，会影响胚胎发育。6—8月份怀孕，到反应期正值8—10月份，蔬菜水果丰富，可以很好地满足母子的营养需求。在春天分娩，对产妇恢复和婴儿生长都是有利的。

22 什么是怀孕的最佳健康条件？

为了生育“优质宝宝”，备孕父母要努力使自己保持最佳的身体、精神状态，具体要做到以下几点：①精神状态良好：备孕父母一定要保持乐观开朗的精神和心理状态，避免疲劳。②远离烟酒：烟酒会影响精子活动、降低精子质量或造成精子畸形，因此烟酒对生殖细胞和胚胎发育有很大的破坏作用。准爸爸最好在受孕前3个月戒烟戒酒。③生殖系统卫生健康：备孕父母要特别注意日常生殖系统的护理。尤其是患有阴道炎、子宫内膜炎的备孕妈妈，患有前列腺炎的备孕爸爸，更要注意日常的保健。因为以上这些疾病对精子在阴道内的生存时间、精子和卵子结合以及受精卵着床都有破坏性作用。④营养补充要适当：为了保证精子、卵子的质量，准爸爸和准妈妈要适当地补充维生素以及微量元素，多吃蔬菜、水果，适当补充叶酸，可避免胎儿神经管畸形的情况产生。

23 如何抓住易孕时机?

正常的精子在女性生殖道内可存活3～5天并保持受精能力，但是卵子排卵后只有12～24 h的成功受孕能力。研究提示大多数成功的妊娠性交是发生在排卵前的6天内，这段时间受孕概率较高，之后迅速下降。因此，为增加受孕的机会，建议在估计排卵前的6日内隔日同房以增加受孕的概率。

（熊彩霞　罗丽波）

第七章
孕妇的变化和胎儿的生长发育

一、孕期小常识

1 胎龄怎么算?

(1) 教你如何推算预产期:孕妇准确的受孕时间是难以判断的,因此,在医学上常常以末次月经的第1天为起始时间来推算预产期,整个孕期的时间是280天。

根据末次月经推算预产期的方法是这样的,首先我们要知道该孕妇的末次月经的第1天,用月份的数字减去3或者加上9,日期加上7就是预产期。比如某孕妇的末次月经是2015年10月24日,那么该孕妇的预产期就是2016年7月31日,需要注意的是这种办法是以公历时间推算预产期。

如果孕妇无法提供末次月经时间,或者月经周期不规则,临床上也可以通过早孕反应出现的时间、胎动出现的时间大致推算,或者通过早期妊娠的B超检查结果来推算胎龄:一般情况下,恶心、呕吐等早孕反应出现的时间在妊娠6周左右,到妊娠12周以后自行缓解;B超检查在妊娠37~38天可以见到妊娠囊结构,妊娠42天左右可见卵黄囊,妊娠45天左右就能看到胎心搏动了,这种推算方法其实比用末次月经推算妊娠时间更加准确,但临床上除了诊断需要之外,通常不用超声检查来估算早孕时间。

胎儿在满37周,不足42周分娩都是正常的,临床上推算的预产期是40周整的时间,真正在预产期当天分娩的孩子是比较少的,所以孕妇推算的预产期时间是一个分娩的大概时间,跟实际分娩时间有出入是很正常的。

(2) 牢记孕周好交流:常常有孕妇说不清自己具体怀孕多少周

了，她们只能告诉医生怀孕几个月，但往往医生概念里的孕月和孕妇所说的月份又会有差别，医生概念里的一个孕月的时间是4周，即28天的时间，但是孕妇所说的月份极有可能是自然月，因此孕妇应牢牢记住自己的孕周，方便产前检查或就诊时与医生进行交流。

（3）确定妊娠时限：整个妊娠的时间比较长，在妊娠的不同时期有不同的特点，不同的孕周发生的问题可能会有完全不同的处理方式，所以在临床上将整个妊娠时期分为三个阶段：早期妊娠、中期妊娠和晚期妊娠。早期妊娠，简称早孕，是满12周以前的妊娠；中期妊娠指的是妊娠13周到27周末，也称中孕；晚期妊娠指的是满28周以后的妊娠，也称晚孕。如果妊娠不满28周就终止了，也就是说妊娠终止在早期妊娠或中期妊娠阶段，这种情况称为流产。妊娠在满28周但是不满37周终止，也就是晚期妊娠时期，这时候称作早产。妊娠满37周到42周期间才是足月妊娠，如果妊娠满42周终止称为过期妊娠。

2 胎儿有哪些附属物，其作用有哪些？

1）胎儿的保护罩——胎膜：附着在胎盘上及胎盘周围的膜性组织称为胎膜，其呈囊袋状包裹住胎儿和羊水，维持着羊膜腔的完整，储存着羊水并像屏障一样将其与外周隔开。胎膜分为两层，内层是羊膜，外层是绒毛膜。

完整的胎膜将胎儿与羊水同外界隔开，可以阻止细菌通过子宫壁直接进入羊膜腔内，保护胎儿不受感染，而且具有非常活跃的交换功能，维持着羊水的动态平衡。此外胎膜能够合成血管活性肽、生长因子和细胞因子及多种酶。

2）胎儿的守护神——羊水和胎盘：如果把胎儿比作一棵蓬勃生长的小树，那么胎盘就像树根一样，从母体汲取养分通过脐带输送给小树，所以胎盘的功能对胎儿的生长发育极为重要，良好的胎盘功能是维持胎儿生长发育的必要条件。

胎盘本身重量为450～650 g，直径为16～20 cm，厚2.5 cm左右，中间厚，边缘薄。胎盘分为母体面和胎儿面，胎儿面因为覆有羊膜，呈现灰白色，表面光滑，此面有脐带附着，通常位于中央或稍偏，母体面粗糙，为暗红色。

胎盘的功能是很复杂的，在母体与胎儿之间，氧气和二氧化碳通过胎盘进行交换，替代胎儿“呼吸”(图 7-1)，这是胎盘的气体交换功能。胎儿所需要的葡萄糖、氨基酸、脂肪酸等营养物质以各种方式通过胎盘提供给胎儿，替代胎儿“消化吸收”，所以胎盘有营养物质供应的功能。胎盘有排除胎儿的代谢产物的功能，替代了胎儿的“泌尿”功能。此外胎盘有一定的免疫屏障功能，但是这种屏障功能是很有限的，各种病毒容易通过胎盘侵袭胎儿，细菌、弓形虫、衣原体、支原体等可以在胎盘形成病灶，从而感染胎儿，对胎儿有害的药物也可能通过胎盘导致胎儿畸形等。胎盘可以合成数种激素和酶，对妊娠起着重要的作用，保护胎儿免受母体免疫攻击，促进男性胎儿性分化，刺激母体甲状腺活性等。

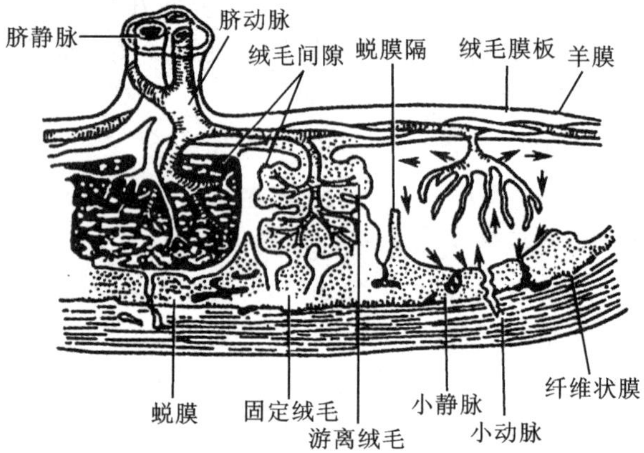

图 7-1　胎盘结构与胎儿-胎盘循环模式图

(1) 羊水对胎儿的保护作用：羊水对胎儿的保护作用也是不容忽视的，羊水像一个恒温的游泳池，胎儿漂浮在羊水中，肢体舒展，这样才不至于出现胎体粘连；如果受到外力的撞击，羊水可以缓冲撞击力保护胎儿，在临产的时候，阵痛来临子宫收缩，宫腔内的压力借由羊水分散后分布均匀，避免胎儿局部受压。对孕妇来说，羊水可以减轻胎动时给母体带来的不适感；前羊膜囊可以在分娩过程中起到扩张宫颈及阴道的作用；破膜后羊水对阴道的冲刷可以减少感染的机会。此外胎儿会吞咽一部分羊水，也会将尿液排出到羊水中，因此羊水也有保持胎儿体液平衡的作用。

（2）羊水量的变化：随着妊娠周数的增加，羊水量会逐渐增加，足月妊娠的羊水量大约为 1000 mL，其后又会逐渐减少。

（3）羊水的成分：羊水中 98%是水，另外有少量的无机盐、激素成分和大量的脱落的胎儿上皮细胞和胎儿的一些代谢产物，正因为如此，临床上可以通过抽取羊水进行细胞染色体检查或者测定羊水中某些物质的含量，可以早期诊断某些先天性的胎儿畸形。

（4）羊水的理化性质：足月妊娠的羊水略混浊，不透明，呈中性或弱碱性，pH 值为 7.20 左右，因此如果出现胎膜破裂羊水流出，医生往往会用 pH 试纸测定阴道流液的酸碱度来判断流出来的液体是不是羊水。

3）给胎儿输送营养的高速公路——脐带：脐带就像风筝的线一样，一头连着胎儿的肚脐，另一头连着胎盘的胎儿面，漂浮在羊水中。但脐带的作用可不仅仅是连接母体和胎儿这么简单，脐带中间有三条呈“品”字形排列的血管，包括一条管腔大而壁薄的脐静脉和两条管腔小而壁厚的脐动脉。这三条血管就像三条高速公路一样将营养物质从母体输送给胎儿，然后再将胎儿的代谢产物输送到母体，经由母体排出体外。

二、早孕相关知识

3 早孕的信号有哪些?

我们通常根据早孕期间的临床表现结合相关检查判断是否怀孕，在怀孕的早期可能会有哪些表现呢?

（1）停经：停经是妊娠的第一个信号。平素月经正常的女性，超过月经应该来潮的时间没有来就要考虑是否有怀孕的可能了，停经时间超过 10 天应该高度怀疑妊娠，当然月经推迟的原因有很多，有时候精神紧张、压力大也可能导致月经推迟，所以最好还是请专业医生诊断。

一般我们概念里的早孕反应指的是恶心、呕吐，但其实早孕的时候孕妇可能还会有怕冷、头晕、流口水、乏力、嗜睡、食欲下降、不喜欢油腻、喜欢口感偏酸的食物等一系列反应，这些都属于早孕反应。通常在停经后6周左右开始，12周左右自行消失，恶心、呕吐的感觉在早晨起床时明显。

(2) 尿频：膀胱位于子宫的前面，并且绝大多数孕妇的子宫本身是前倾的，所以当子宫增大之后会压迫膀胱导致尿频，妊娠12周以后增大的子宫进入腹腔，尿频的症状自然就消失了。

(3) 乳房胀痛：孕妇会发现乳房除了胀痛之外，似乎体积也逐渐增大了，有的孕妇甚至可以看到很明显的静脉走行。乳头增大，乳头和乳晕的颜色因为色素沉着而加深，乳晕周围出现深褐色的结节，医学上称之为蒙氏结节。如果是原本在哺乳期的妇女怀孕了，乳汁的分泌量会明显减少。

4 为了确定早孕可以做哪些检查呢？

首先要做的当然是妊娠试验，可以采用尿妊娠试验和血妊娠试验两种方式进行，如果妊娠试验阳性，结合临床表现可以诊断妊娠。但值得注意的是这两种方法只能确定孕妇目前是处于妊娠状态，但并不能确定是否为正常的宫内妊娠，一定要结合临床表现和B超检查等来判断。

这个时期的超声检查主要是确定宫内妊娠，排除异位妊娠、滋养细胞疾病、盆腔肿块、子宫畸形等(图7-2)。B超检查是早孕最简单快捷的诊断方法。

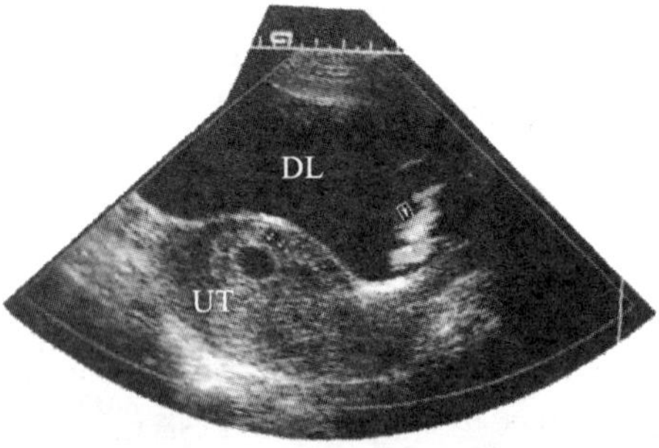

图7-2 早孕期B超图像

如果孕妇停经时间尚短，有可能没有很明显的症状，辅助检查也难以确定是否妊娠时，可以一周后再复查，避免将妊娠试验作为唯一的诊断指标。如果孕妇曾有过葡萄胎等病史，也切不可自行诊断，以免忽视对疾病的处理。

5 早期妊娠胎儿发育及监测应注意哪些问题？

（1）胎儿初长成——早期妊娠的胎儿发育：怀孕 8 周以前的人胚称为胚胎，这个时期是主要器官结构分化的时期。到了 8 周末，胚胎初具人形，头的大小约占整个胎体的一半，可以分辨出眼睛、耳朵、口和鼻子以及手指和足趾，各器官正在分化发育，超声检查可以看见早期形成的心脏并且有心脏搏动。怀孕 8 周以后的胚胎就可以称为胎儿了。

到了怀孕 12 周的时候，胎儿大约长 9 cm，体重大约 20 g，胎儿的四肢已经可以活动，外生殖器已经开始发育，部分可以分辨性别。

（2）保健手册保健康：我国对孕妇系统保健实行三级管理，推广使用孕产妇系统保健手册是为了加强对孕妇的系统管理，提高产科疾病防治与管理质量，降低孕产妇死亡率、围产儿死亡率和病残儿出生率。一般来说保健手册需要从孕妇确定早孕的时候开始建册，开始系统管理直到产褥期结束，也就是到产后 6 周的时间。保健手册应该记录每一次产前检查时孕妇、胎儿的情况及相应的处理意见。在医院住院分娩时孕妇应该将保健手册交给所在医院，方便医生全面了解孕期的相关情况。出院时医生应该将住院分娩的情况及产后产妇和新生儿的情况填写完整后交还给产妇，由产妇上交至所在区域的基层医疗保健组织，以便其对产妇进行产后访视。一般产后访视的时间是产后 3 日内、产后 14 日、产后 28 日，产后访视结束后基层保健组织会将保健手册汇总至县、区保健所进行详细的统计分析。

（3）孕期产检：产前检查是对胎儿和母体的双重监测，对胎儿而言通过产前检查能检测胎儿生长发育情况和宫内生长环境，对孕妇而言也起到了监护妊娠期各系统变化的作用，因此进行规范的、系统的产前检查对保证孕产妇及胎儿安全起到了至关重要的作用。

产前检查应从确诊早孕开始，首次产前检查在妊娠 6～8 周进行较好，首次产检的意义在于确定孕妇和胎儿的健康状况、核实孕周和预产期，同时也可以制订后续的产前检查计划。一般情况下妊娠20～36周，每4周进行1次产前检查，妊娠37周后每周1次产前检查，直到分娩，这样算来足月的孕妇产前检查的次数是9～11次。产检时医生会为孕妇预约下次产检的时间，如果孕妇有某些异常情况，医生会酌情增加孕妇的产检次数，每一位孕妇具体的产检时间应遵照产检医生的具体建议进行。

三、孕中期相关知识

6 中晚期妊娠时孕妇有哪些变化?

子宫会随着孕周而增大，主要体现在宫底的升高和子宫长度的增加。子宫增大程度可能与孕妇身高、体重、胎儿的大小、羊水量情况、胎儿个数有关系，所以测量结果可以作为临床参考。

妊娠16～20周孕妇可能就会有胎动的感觉，有一些早期并不知道自己怀孕了的孕妇可能到感觉到胎动的时候才发现自己怀孕了。

每一次常规产检的时候医生都会听胎心，能听到胎心可以确认妊娠并且表示是活胎。在妊娠20～24周以后，部分腹壁脂肪层薄的孕妇甚至还可以触摸到胎儿的身体部位。

7 中期妊娠的胎儿发育及监测应注意哪些问题?

1）中期妊娠胎儿发育：怀孕16周胎儿的身长大概有16 cm，头顶到臀部的长度大约12 cm，体重110 g左右。从外生殖器可以确认胎儿性别，这个时候的胎儿已经长出头发，开始出现呼吸运动，皮肤是深红色的，相当薄，没有皮下脂肪。

怀孕20周胎儿的身长大概有25 cm，头顶到臀部的长度大约16 cm，体重320 g左右。皮肤暗红色，出现胎脂，全身长出毳毛，可以看到少许头发。开始出现吞咽、排尿功能，胎儿运动明显增加，绝大多数孕妇能感觉到明显胎动。

孕24周胎儿的身长大概有30 cm，头顶到臀部的长度大约21 cm，体重大约630 g。各脏器均已发育，皮下脂肪开始沉积，但是皮下脂肪的量不多，所以皮肤呈现皱缩，眉毛和睫毛也开始长出来了。肺部组织的发育已经精细到细小支气管和肺泡了，所以出生后可以有呼吸，但是这个时期的孩子生存力极差，极少能存活。

2）胎心音：妊娠 12 周可以用多普勒胎心听诊仪探及胎心，妊娠 18～20 周用一般的听诊器贴在孕妇的肚皮上即可听到胎心。胎心音是双音，像钟表一样的“滴答”声，正常的胎心音速度是比较快的，每分钟 110～160 次。有些孕妇可能会购买便携式的多普勒胎心听诊仪在家里自己听胎心，那么需要注意的是每次听胎心的时间应持续 1 min 以上，还要避免把子宫的杂音、腹主动脉的搏动、脐带的杂音当成胎心音，导致错误的判断。

3）自计胎动有方法：第一次怀孕的孕妇一般在妊娠 20 周左右感觉到胎动，有过孕产经验的孕妇可能能更早体会到胎动的感觉，所以自觉胎动的时间可能略早于初孕妇。随着孕周的增加，胎儿的活动能力增强，胎动也是逐渐增强的，到妊娠 32～34 周达到高峰。妊娠 38 周后因为胎儿长大，宫腔空间相对较小，胎动也逐渐减少，正常的胎动每小时 3～5 次。

胎动计数的具体方法：从妊娠 28 周开始应每天定时数胎动，孕妇每天早、中、晚各记录胎动次数一次，一般来说在三餐后进行，可以卧床或坐位计数，每次记录 1 h，将早中晚三次的胎动次数加起来，再乘以 4 就是 12 h 的胎动次数。胎动次数在 12 h 内如果大于 30 次，说明胎儿在宫内的状况良好；如果次数小于 20 次或 12 h 内胎动次数比原来减少 50％，提示可能有胎儿宫内缺氧，应该及时就诊。如果胎动消失说明胎儿在宫内处于极度缺氧状态，此时再去医院，往往来不及抢救。有研究表明，正常胎动的次数是 12 h 内 50～950 次，也就是说胎动是一个很个性化的指标，它与孩子的状况有关，同时也与母亲对胎动感知的敏感性有关，因此两个孕妇之间的胎动无法直接拿来对比。如果每天的胎动跟平常差不多，没有显著的减少或增多就是正常的。

4）产前筛查不可少：产前的筛查最早应该追溯到孕前，通过检查筛选出其胎儿具有遗传性疾病风险增加的夫妇或个体。妊娠期间的产前筛查的主要目的是通过采取简单、可操作、无创的检查方法对发病率较高的严重遗传性疾病、胎儿先天畸形等进行初步筛查。产前筛查并不是确诊,筛查结果阳性表示患病风险高,但不是一定患病。同样,阴性结果只表明患病风险低,并不表明一定正常。所以对于筛查结果阳性的孕妇,应该进一步确诊。我国出生缺陷干预工程二级预防的重要内容就包括唐氏综合征和神经管缺陷的产前筛查,此外在妊娠中期对胎儿心脏畸形的排查也很重要。常见的筛查方法包括血清学检查和超声筛查,目前推荐采用两者联合的方式进行产前筛查。

当然根据以上两种方法来判断胎儿发生染色体疾病风险系数的过程中,还要考虑一些高危因素可能导致胎儿发生畸形的风险增加。比如孕妇年龄大于 35 岁的单胎妊娠、孕妇年龄大于 31 岁的双胎妊娠、曾经发生过胎儿染色体异常的孕妇、夫妻一方有染色体异常的、妊娠早期反复发生流产的、产前 B 超检查发现胎儿存在严重的结构畸形的。

(1) 神经管畸形:绝大多数的神经管畸形的病人并没有该疾病的家族史。超声检查在神经管畸形筛查上有明显的优势,几乎所有的神经管畸形可以通过妊娠中期的超声检查进行筛查。

神经管畸形没有固定的遗传方式,但存在各种高危因素。如果孕妇有相关高危因素,孕期一定要重点观察,加强产前筛查和诊断,比如夫妻双方有神经管畸形家族史,孕妇妊娠 28 天内暴露在某些疾病或理化性质的物质中,孕期发现与神经管畸形有关的遗传综合征和结构性畸形等。

(2) 先天性心脏病:先天性心脏病是被认可存在明显遗传因素的,但是绝大多数的先天性心脏病没有遗传背景。对于有先天性心脏病患儿分娩史的孕妇,在妊娠 20～22 周应进行仔细的胎儿超声心动图检查,因为这个时期的所有心脏结构都能通过超声检查来辨别,同时一旦发现异常需要终止妊娠时能有足够的时间。但是部分心脏的血流异常,特别是发育不良的或闭锁性疾病可能要到孕晚期才出现,所以对于高危胎儿除了妊娠中期的常规超声心动图检查外,在妊娠晚期还应该进行复查。

5) 羊水穿刺和无创 DNA:羊水中有胎儿的脱落细胞,通过无菌技术将羊水抽出进行化验可进行产前诊断，也可以用羊水细胞DNA做出基因病诊断、代谢病诊断等从而判断胎儿健康情况。羊水穿刺一般适合在中孕期，最好在怀孕15～16周进行。

如果需要进行羊水穿刺也不必过于紧张，现在的羊水穿刺基本上都是在B超定位下进行的，会预先判断胎盘的位置、胎儿情况、羊水情况，避免损伤胎盘及胎儿。可以选择羊水池较深的地方监测胎儿的情况，避免损伤胎儿，当然这种筛查方法毕竟是有创的，操作可能带来胎儿或母体损伤、宫内感染、流产等风险。

6）中孕期B超检查的意义：在妊娠18～24周一般会对胎儿进行系统的B超检查，这个时期的B超检查能显示宫腔内有几个胎儿，在子宫中分别是什么样的方位，有没有胎心搏动，胎盘的位置，有没有前置胎盘，羊水量的多少，了解胎儿的生长发育情况如通过测量胎儿的双顶径、股骨长等各条径线等来估算胎儿体重，同时还可以筛查胎儿结构上的畸形。

7）监测孕妇是否有糖尿病：一般情况下孕妇在妊娠期首次检查的时候可能会测定空腹血糖，如果此次的血糖值大于7 mmol/L，那么孕妇很有可能孕前就患有糖尿病，这种情况需要立即诊断并开始治疗。对于初次检查血糖正常的孕妇在有条件的医疗机构进行产前检查的时候，在妊娠24～28周应该进行75 g葡萄糖耐量试验，根据这些数值判断孕妇是否患有妊娠期糖尿病。

四、孕晚期相关知识

8 晚期妊娠胎儿发育有哪些变化？

（1）怀孕28周胎儿的身长大概有35 cm，头顶到臀部的长度大约25 cm，体重大约1000 g。皮下脂肪仍然不多，皮肤粉嫩，眼睛可以半张，四肢活动好，有呼吸运动，出生后可以存活，但是容易患特发性呼吸窘迫综合征。

（2）怀孕32周胎儿的身长大概有40 cm，头顶到臀部的长度大约28 cm，体重大约1700 g。皮肤深红仍然皱缩，生存力尚可，经过精心护理可能存活。

（3）怀孕36周胎儿的身长大概有45 cm，头顶到臀部的长度大约 32 cm,体重大约 2500 g。皮下脂肪较多,身体圆润,面部皱褶消失,指甲和趾甲已经达到手指或脚趾的顶端,出生后能啼哭和吸吮,生活力良好,基本能存活。

(4) 怀孕 40 周胎儿的身长大概有 50 cm,头顶到臀部的长度大约 36 cm,体重大约 3400 g。胎儿发育成熟,皮肤粉红色,皮下脂肪多,体形丰满,足底皮肤纹路清晰,男性胎儿睾丸已经降至阴囊内,女性胎儿大小阴唇发育良好,出生后婴儿哭声响亮吸吮能力极强,能很好地存活。

9 晚期妊娠需要做哪些监测?

(1) 听胎心音:如果每分钟胎心率大于 160 次或小于 110 次或胎心不规律均为异常情况,可过一段时间再听一次,如果仍然异常应该到医院就诊。

(2) 胎心监护:胎心监护在临床上应用非常广泛,能够连续观察胎心率的动态变化,了解胎心、胎动、宫缩之间的关系,从而评估胎儿在宫内的安危情况。做胎心监护可以观察胎心的变化和宫缩的关系,也可以测定胎儿宫内储备能力、对缺氧的耐受能力(图 7-3)。

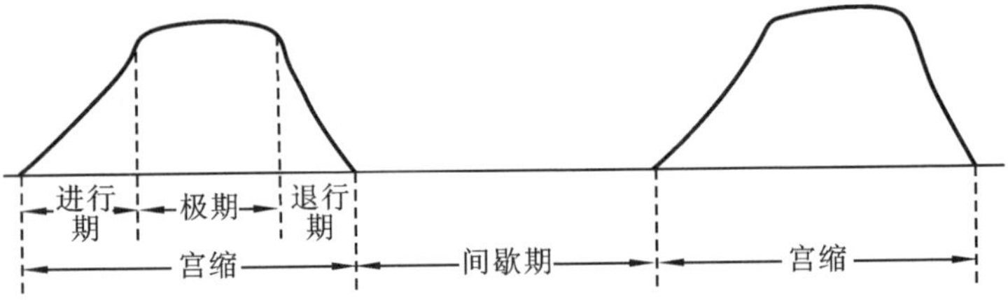

图 7-3 临产后正常宫缩节律性示意图

3) 产前 B 超检查的意义:临近分娩可能医生还会让孕妇再做一次 B 超检查,这一次检查最主要的目的是测定胎儿的各径线,估计胎儿体重、胎产式(图 7-4)、胎方位等,确定胎盘位置,确定胎盘、羊水等的情况可以协助医生决定分娩方式和对分娩中可能存在的风险进行预测,再次确定胎儿有没有结构性的畸形,同时评估胎盘的血流。

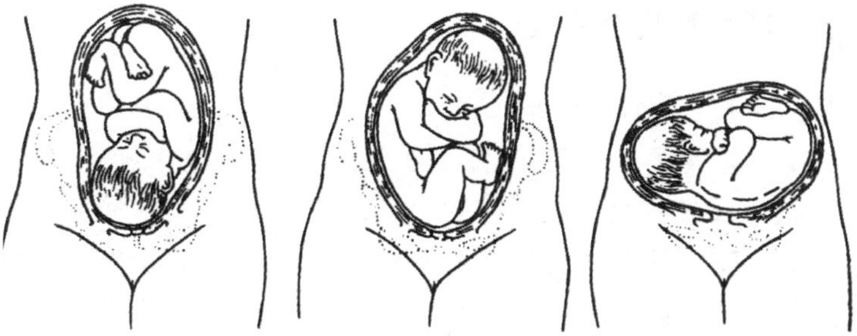

图 7-4 胎产式

10 晚期妊娠常见检查及处理有哪些?

(1) 胎儿在子宫内的姿势:我们把胎儿在宫腔内的姿势称为胎势。妊娠 28 周以前,胎儿的位置和姿势比较容易改变,妊娠 32 周以后,胎儿在宫腔内的姿势较为恒定。一般情况下,胎儿在宫腔内的姿势是胎头俯屈,下巴贴近胸壁,脊柱向前弯,四肢屈曲交叉于胸腹部前方,这样蜷缩起来的体表面积相对缩小,整个胎体成为一个头端小臀端大的椭圆形,也跟晚期宫腔的形状相适应。

(2) 阴道检查:在选择分娩方式之前,医生可能会为孕妇行阴道检查,协助判断孕妇的分娩条件。在临产过程中,动态的阴道检查结果也可以协助判断产程进展(图 7-5)。

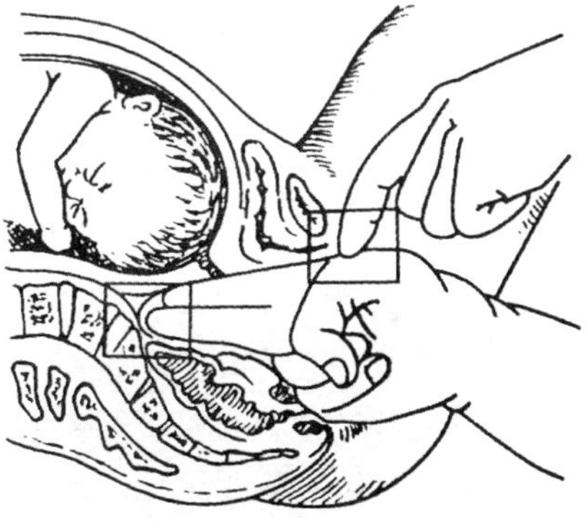

图 7-5 测量对角径

五、妊娠期母体变化

11 生殖系统有哪些变化?

(1) 妊娠期子宫的巨变:怀孕后胚胎着床、激素水平变化、胎儿在宫腔内生长发育会导致子宫发生巨大的变化,非妊娠时的宫腔容积仅有 5 mL,到足月的时候会增加到约 5000 mL,容积扩大了 1000 倍,子宫大小增加了近 200 倍,子宫壁的厚度也会因为过度膨胀而变薄,到妊娠足月时厚 0.5～1 cm。

宫颈:妊娠早期宫颈管内腺体肥大,分泌的宫颈黏液增多,保护宫腔不受感染。宫颈表面出现糜烂,称为假性糜烂。

(2) 孕期宫底高度:随着孕周的增加,胎儿不断生长发育,宫底的高度也会逐渐上升,但是胎儿入盆后,宫底高度又会稍降低,具体妊娠周期与对应的宫底高度及子宫长度见表 7-1。

表 7-1　不同妊娠周期的宫底高度及子宫长度

妊娠周期	手测宫底高度	尺测子宫长度/cm
12 周末	耻骨联合上 2～3 横指	
16 周末	脐耻之间	
20 周末	脐下 1 横指	18(15.3～21.4)
24 周末	脐上 1 横指	24(22.0～25.1)
28 周末	脐上 3 横指	26(22.4～29.0)
32 周末	脐与剑突之间	29(25.3～32.0)
36 周末	剑突下 2 横指	32(29.8～34.5)
40 周末	脐与剑突之间或略高	33(30.0～35.3)

当然,妊娠期间宫底高度的变化除了与胎儿生长发育相关外,还可能与孕妇身高、体重,胎儿的大小、个数以及羊水量情况有关系,所以测量结果只能作为临床参考。

(3) 阴道、外阴的变化:妊娠期阴道肌层伸展性增加,有利于分娩时的阴道充分扩张、伸展,利于胎儿娩出。原本酸性的阴道环境 pH 值进一步降低,有利于防止孕期生殖系统的感染。

妊娠后外阴部充血,皮肤增厚,小阴唇皮脂腺分泌增加,大阴唇伸展性增强，有利于阴道分娩时外阴充分扩张和胎儿娩出。

12 其他变化有哪些？

（1）孕期乳汁变化：怀孕早期孕妇有乳房胀的反应，乳头增大、着色，乳晕上的皮脂腺肥大，形成散在的小隆起，称为蒙氏结节。乳腺腺管、乳腺腺泡的发育，都是为了接下来的泌乳做准备的。怀孕期间一般并无明显乳汁分泌，在妊娠晚期，挤压乳房有时候可有少许稀薄的黄色液体溢出，这就是初乳。

（2）心脏负担加重：怀孕以后子宫增大，膈肌升高会导致心脏向左、向上、向前移位，孕妇的血容量会增加10%左右，每分钟心脏跳动的次数也会增加10～15次，每一次心跳也要输出更多的血液才能保证胎儿的生长发育，因此孕期心脏的负担加重，在妊娠32～34周时达到高峰。

（3）肾脏负担加重：孕妇和胎儿的代谢产物需要经过肾脏排出，所以孕妇的肾脏负担增加，尿量增加。

怀孕早期，子宫增大压迫膀胱可以导致尿频，孕12周以后压迫逐渐解除，尿频症状消失。到了妊娠晚期胎儿入盆，再次压迫到盆腔又会再次导致尿频，甚至有的孕妇在大笑或咳嗽等腹压增加的时候出现尿液外溢的情况。

妊娠中期以后孕妇容易发生肾盂肾炎，子宫轻度右旋对右侧输尿管产生压迫，所以孕妇肾盂肾炎常以右侧多见。

（4）呼吸变化：妊娠后期，增大的子宫导致腹肌活动减少，孕妇以胸式呼吸为主，孕期的呼吸次数没有明显变化，但是呼吸变得较深，易发生上呼吸道感染，平卧休息的时候子宫对肺部也会有挤压，部分孕妇会有呼吸困难的感觉，这时候可以稍垫高床头缓解相关症状。

（5）食欲变化：早孕时期，一半左右的孕妇会出现早孕反应，一般出现在妊娠6～12周，12周以后自行消失。部分孕妇在孕期会出现唾液增多，牙龈出现充血、水肿、增生，刷牙时可能会出现少量的牙龈出血。

孕期子宫增大到一定程度后对胃部产生挤压，胃内的酸性胃内容物可以反流至食管下段，产生灼热感，就是我们平常说的烧心的感觉。

（6）内分泌变化：怀孕后卵泡不再发育成熟，也没有排卵，催乳素的水平随着孕周增加而升高，到分娩前达到高峰，促进乳腺的发育，为乳汁的产生做好准备。

（7）面部和腹部的妊娠纹：大家最熟知的孕期皮肤变化就是妊娠纹，妊娠纹的产生是因为子宫逐渐增大，腹壁的皮肤弹力纤维被逐渐拉伸最终出现过度伸展而断裂，皮肤上就会出现紫色或淡红色的裂纹。产后妊娠纹会变成银白色，因为这种皮肤弹力纤维的断裂是无法修复的，所以妊娠纹无法消退。

妊娠期孕妇的黑色素也会增加，所以孕妇容易出现色素沉着，主要体现在面部、乳头、乳晕、腹白线、外阴等地方。有的孕妇的面部会出现褐色的斑，呈现出蝶形分布，这种斑称妊娠斑，产后会逐渐消退。

（8）孕妇特有姿势改变：妊娠晚期孕妇会出现特有的姿势改变，因为身体重心前移，为了保持身体平衡，孕妇会将腰部向前挺出，头部、肩部向后仰。这种姿势对腰部的关节和韧带的拉伸比较严重，孕妇常常觉得腰骶部及肢体疼痛不适，往往休息后会稍缓解。

六、缓解妊娠不适

13 早孕期常见不适及应对措施有哪些？

（1）恶心呕吐：首先，应该避免空腹。清晨起床时缓慢，避免突然起身，先吃几块饼干或面包，每天少食多餐，两餐之间可以进一点液体食物，饮食清淡，避免油腻难以消化或有刺激性气味的食物，给予精神鼓励和支持，减少心理困扰。如果妊娠 12 周以后还感到恶心，影响孕妇进食，甚至出现营养状态的恶化，应该考虑妊娠剧吐的可能，需要就医诊断，必要时住院治疗。

（2）尿频：孕期的尿频如果单纯是因为压迫引起的，可以不必处理，孕妇也大可不必为此减少摄入量，如果感觉有便意的时候及时排便，不要强忍小便，产后这种现象会逐渐消失。如果除了尿频，孕妇还有尿痛、尿不尽等感觉，建议孕妇不要忽视，及时就医。

（3）孕期白带增多：妊娠的最初 3 个月和最后 3 个月里白带增

多的现象会比较明显，是妊娠期正常生理变化，孕妇应该注意保持会阴部的清洁卫生，勤换内衣裤，每日清洁外阴或经常洗澡。孕期不可行阴道冲洗或坐浴。平时穿透气的棉质衣物，经常更换。如果白带有异味或者呈现豆腐渣样、泡沫样、黄色等异常状况请及时就医。

14 晚孕期常见不适及应对措施有哪些？

（1）减轻下肢水肿的方法：首先建议适当采取左侧卧位，减轻增大的子宫对下腔静脉的压迫；其次垫高下肢，避免长时间的站、坐位，也可以避免水肿加重。对于需要长时间站立的孕妇，可以两侧下肢轮流休息，适当按摩下肢，促进血液回流。另外，饮食上也需要适当控制，不能摄入过多的盐分，否则也有可能会加重水肿。

（2）预防孕期下肢、外阴静脉曲张：避免长时间站立、行走或两腿交叉，时常抬高下肢，促进下肢血液回流，可以穿弹力裤或弹力袜，避免穿紧身衣裤，影响血液回流。会阴部静脉曲张者，可以在臀下垫枕头，抬高髋部休息。

（3）预防和缓解便秘：孕妇常常会有便秘的情况发生，那么怎么预防便秘呢？每天早上可以喝一杯开水，增加肠道的水分，软化大便；孕期多吃容易消化的、纤维含量丰富的食物，比如新鲜的蔬菜、水果，可以起到润肠通便的作用；适当的运动也能促进肠道蠕动，加速肠道的排空；养成定时排便的好习惯。

便秘严重的孕妇可能还需要在医生的指导下使用缓泻剂，比如开塞露、甘油栓等可以润滑粪便，使其更容易排出体外，但是孕期是不能使用导泻作用强的刺激性泻药和大剂量渗透性泻药的，也不应该灌肠，因为这些方法有可能刺激母体诱发宫缩，引起流产或早产，所以如果孕妇有使用相关药物的需要，应该及时联系医生听取专业建议。

（4）缓解妊娠腰背痛：孕妇平时穿低跟鞋，避免久站、搬重物或长时间弯腰做事情，避免行走过多或总保持一种体位；休息的时候，腰背部可以垫枕头来缓解疼痛；洗澡、伸懒腰、做深呼吸及局部按摩都可减轻疼痛，必要时应该卧床休息；局部采取热敷的方法；饮食中含钙质要丰富。严重的腰背部疼痛可能还要口服药物止痛，另外如果腰痛很明显，应该及时就医查找原因，按照病因治疗。

(5) 预防妊娠纹：要想摆脱妊娠纹首先得从预防开始。在怀孕之前要注意锻炼身体，经常做腹部的按摩，增强皮肤的弹性。怀孕后坚持适度的运动，比如散步等。保证膳食营养均衡，避免摄入过多的热量和碳水化合物，导致体重增加过快。整个孕期的体重增长控制在 11～14 kg。目前市面上有一些针对孕妇用的保健品，可以刺激真皮的纤维增生，增加皮肤弹性，预防妊娠纹。建议在使用该类保健品之前先咨询医生。

(6) 助眠小窍门：为了促进孕妇更好地睡眠，在身体允许的情况下应该每天坚持户外活动，如散步等，睡前尽量避免可能影响睡眠的食物，比如咖啡、茶、油炸食物等，可以听轻音乐，喝一杯热牛奶，用梳子梳头，按摩头部，温水洗脚等。如果孕妇感到压力较大，家属应该帮助其进行适度的压力调节，尤其是丈夫对孕妇的体贴与关心对缓解孕妇的心理压力是很重要的。

(7) 孕期运动有助于分娩：对于健康的孕妇来说，孕期运动通常只要不感觉特别疲劳或可能伤及自身及胎儿，孕妇没有必要限制运动，孕期运动的主要原则是适量。如果孕妇在孕前已经有进行有氧锻炼的习惯，孕期可以继续，但是不能加大强度或增加新的有氧训练项目。对于平时活动量非常少的孕妇，不要参加比散步活动量更大的运动。如果孕妇有妊娠期高血压疾病，怀疑胎儿生长受限或者是多胎妊娠等，静养可能对胎儿更有利。

孕中期可以进行安全、科学的孕期体操，有利于自身的健康和胎儿的生长发育。

15 如何保证合理营养?

不容置疑，孕妇在妊娠期间需要的营养高于非孕期。在妊娠期增加营养，关键在于所进的食物应该保持高热量，含有丰富的蛋白质、脂肪、糖类、微量元素和维生素，但是同时应该注意的是，现在很多孕妇认为孕期应该大补，时常会出现营养过剩的现象，这样会导致巨大儿，甚至出现微量元素过剩引起的中毒反应。因此孕期增加营养供应是必须的，但应该合理营养才能保证健康的妊娠。

对孕期体重增长的监测是判断孕期营养状况的一个方法。比较理想的孕期体重增长速度是妊娠早期，12 周以前增长 1～2 kg；妊娠中晚期，每周增长 0.3～0.5 kg，总增长量 10～12 kg，对于肥胖的孕妇，妊娠中晚期每周增长 0.3 kg，总增长量 7～9 kg 即可。如果每周增重不足或过多，应该注意调整能量摄入。

1）孕期贫血需补铁：妊娠 4 个月以后，大约有 300 mg 的铁元素进入胎儿体内和胎盘中，大约 500 mg 铁储存在孕妇体内，在有需要的时候会合成血红蛋白。铁几乎是所有的微量元素中唯一不能从平时的食物里得到补充的，胎儿造血及酶的合成又需要较多的铁，孕妇体内储备的铁量不够，所以需要额外补充铁剂，以免发生缺铁性贫血。我国营养学会建议孕妇每日的膳食应提供铁元素 28 mg，但事实上铁很难从膳食中得到补充，所以建议孕妇从妊娠 4 个月开始每天口服硫酸亚铁 0.3 g。

2）补钙：胎儿接近足月的时候体内含钙大约 30 g，绝大多数是在妊娠的最后 2 个月内累积的，大部分的钙存储在孕妇骨骼中，需要时被动员出来参与胎儿的生长发育。妊娠期增加钙的摄入，目的是保证孕妇骨骼中的钙不至于为了满足胎儿生长发育而被大量消耗。我国营养学会建议从妊娠 16 周起每天摄入钙 1000 mg，到了妊娠晚期增加到 1500 mg。

3）锌、碘、硒、钾不可少：锌是蛋白质和酶的组成部分，对胎儿的生长发育很重要，如果孕妇后 3 个月摄入锌不足，可能导致胎儿生长受限、矮小症、流产、性腺发育不良、皮肤病等。妊娠期碘的需要量增加，如果膳食中的碘供给不足，可能发生胎儿甲状腺功能减退和神经系统发育不良。我国营养学会推荐妊娠 3 个月后，每日从饮食中获取锌 20 mg，整个妊娠期每日膳食中碘的供给量为 175 μg，提倡在整个孕期服用含碘食盐。另外硒、钾也是机体需要的重要元素。一般这些元素都可以通过食物补充。

4）不可或缺的维生素：维生素能参与机体重要的生理过程，是生命活动中不可或缺的物质，主要是从食物中获取的。维生素可以分为水溶性维生素和脂溶性维生素，水溶性维生素包括维生素 C 和 B 族维生素，脂溶性维生素有维生素 A、维生素 D、维生素 E、维生素 K。

(1) 维生素 A:又称为视黄醇,主要存在于动物性食物中,比如牛奶、动物的肝脏等,如果体内缺乏维生素 A,孕妇容易发生夜盲、贫血、早产等,胎儿可能发生唇裂、腭裂、小头畸形等。我国营养学会推荐的每日膳食中孕妇应摄入的视黄醇当量为 1000 μg。

(2) B 族维生素:对孕妇而言,在 B 族维生素中最重要的就是叶酸了,妊娠早期叶酸缺乏容易导致胎儿神经管缺陷畸形。叶酸的重要来源是谷类食物,我国营养学会推荐的每日膳食中孕妇应摄入的叶酸含量为 0.8 mg,在妊娠的前 3 个月最好每天口服叶酸 5 mg。

(3) 维生素 C:在形成骨骼、牙齿和结缔组织的过程中维生素 C 发挥着重要的作用,因此孕妇应多吃新鲜的水果和蔬菜。我国营养学会推荐的每日膳食中孕妇应摄入的维生素 C 含量为 80 mg,另外建议口服维生素 C 200 mg,每天 3 次。

(4) 维生素 D:鱼肝油含量最多,其次为动物肝脏、蛋黄、鱼类,如果孕妇缺乏维生素 D 可能影响胎儿的骨骼发育,我国营养学会推荐的每日膳食中孕妇应摄入的维生素 D 含量为 10 μg。

16 孕期如何谨慎用药?

在妊娠这个特殊时期内,药物在孕妇体内的代谢和药效也和未怀孕的时候有明显的区别。有些药物可以通过胎盘屏障,影响胚胎及胎儿发育,尤其是在妊娠的最初 2 个月内,因此孕期用药更需谨慎。

当然在孕期孕妇如果出现相应的疾病状态,也是有可能导致胎儿生长发育异常的,所以有些孕妇对孕期用药顾虑重重,甚至拒绝应用一切药物以致贻误治疗,这也是不对的。在怀孕期间所发生的内外科疾病或者妊娠并发症等合理用药往往是必须的。因此对于孕期用药应该把握相应的原则,请孕妇到正规医院就诊,在医生的指导下用药,不能擅自使用药物,同时也不能随意改变药物的用法、用量等。

17 怀孕能否进行性生活?

怀孕中能够进行性生活是毋庸置疑的。专家们指出怀孕 4 个月以后的健康孕妇是完全可以进行适度的性生活的,大可不必对孕期性生活呈现完全排斥和恐惧的状态。但是妊娠的前3个月和后3个月,应该避免性生活,以免流产、早产和感染等。当然对于有流产史、阴道出血、胎膜早破、做过宫颈环扎手术、阴道感染等异常情况的孕妇应该禁止孕期性生活。

如果孕妇对自己的身体状况是否能进行孕期性生活有疑惑,最好是向孕妇的产检医生咨询,并按照其指导执行。同时孕期进行性生活的前提是夫妻双方应该相互理解和体谅,男性应动作轻柔,孕妇一旦有任何不适应该及时与丈夫沟通。

18 如何判断异常症状?

孕妇出现阴道流血,妊娠12周以后仍然持续呕吐,寒战发热、腹部疼痛、头痛、视力模糊、胸闷、心悸、气短,突然出现不可控制的阴道流液,胎动计数突然减少等应该及时前往医院就诊。临近预产期的孕妇,如果出现宫缩,宫缩间隔5～6 min一次,每次持续30 s以上,那么表示孕妇已经临产了,应该入院待产。如果阴道突然有大量液体流出,可能胎膜已经破裂,这时候应该尽量保持平卧并尽快送往医院。

19 胎教真的有用吗?

胎教是为了开发胎儿潜在能力而施行的胎儿教育。广义的胎教指的是为了促进胎儿生理上和心理上的健康发育,同时能帮助孕妇顺利度过孕产期所采取的精神、饮食、环境、劳逸等方面的保健措施。狭义的胎教是根据胎儿各感觉器官发育成长的实际情况,有针对性地、积极主动地给予适当、合理的信息刺激,使胎儿建立起条件反射,从而促进其大脑机能、运动机能、感觉机能及神经系统机能的成熟。

有的研究表明胎儿16周开始有完好的触觉和味觉,18周的胎儿对光线刺激已经会产生反应,20周的胎儿就有听觉能力,此时的胎儿可以做梦、记忆和思考。也就是说,除了体格上的生长发育之外,胎儿的心智发育已经开始了,所以理论上来说胎教的确可以起到刺激胎儿建立相关条件反射的作用。但目前尚缺乏胎教和婴儿远期运动机能、感觉机能以及神经系统机能成熟之间的相关性研究。

但不管怎么说胎教概念的引入能让孕妇在怀孕期间,配合医生科学地调节母体内外的环境,自觉保持良好的身心卫生,可以尽量减少母体的非健康状态及不良情绪对胎儿发育造成的不良影响。不仅能为胎儿提供良好的条件,包括饮食营养,同时能有意识地给予胎儿的感觉器官以良性刺激,促进胎儿大脑发育、身心健康,为出生后智力发育及健康成长奠定良好的基础,从这个层面上来说胎教是有一定积极意义的。

20 当妈妈,你真的准备好了吗?

孕晚期由于子宫极度膨胀,孕妇各器官的负担也达到高峰。由于体形的变化和运动不便,许多孕妇会产生心理上的一些变化,产生紧张与矛盾的心理,从而导致情绪的不稳定、精神压抑等问题。预产期越临近,孕妇对分娩的恐惧、焦虑越加重:何时该到医院?分娩该如何应对?万一生不下来怎么办?各种担心,因此稍有风吹草动就到医院,甚至尚未临产没有任何异常状况的时候就赶到医院缠住医生要求提前住院。孕晚期,孕妇需要注意以下问题。

(1)了解分娩的原理及有关知识:克服分娩的恐惧,最好的办法是让孕妇自己了解分娩的全过程及可能出现的情况及应对措施,并对孕妇进行分娩的有关训练。现在市面上有很多关于孕期、分娩等相关知识的科普书籍,相关的网络资源也很丰富,同时许多医院也开设有妈妈课堂或孕妇学校,在怀孕的早中晚期对孕妇进行分娩的有关训练,指导分娩时的配合等,这些都有利于减轻孕妇的心理压力。

(2)做好分娩准备:孕妇自身应该参与到分娩准备的过程中来,准备分娩时所需的物品、婴儿用品,联系分娩医院,考察住院环境等,这些本身也是对孕妇的安慰。孕妇如果了解到家人和医生为自己做了大量的工作,对意外情况也有所考虑,心理压力会相应减轻。另外孕妇身边应该有值得信任的家人,这样孕妇也会安心一些。

(3)身体没有意外情况时,不宜提前入院。毫无疑问,临产时在医院是最安全的,但是提前入院的时间并不是越长就越安全。首先医疗资源有限，不可能让尚未临产没有特殊状况的孕妇长时间呆在医院；另外，陌生的住院环境、病房的其他病人、必需的医疗检查等都可能会给孕妇施加额外的压力，影响到孕妇的情绪，反而不利于分娩。

（陈倩　邓六六）

第八章
正常分娩

一、分娩基本知识

1 什么是分娩?

人们常说“十月怀胎,一朝生产”,这只是传统意义上的分娩。临床上的分娩是指妊娠满 28 周(196 日)及以上,胎儿及其附属物(胎盘、胎膜、脐带、羊水)自临产开始到由母体娩出的全过程,包括早产、足月产和过期产。

2 什么是早产?早产的危害有哪些?

(1) 妊娠满 28 周至不满 37 周(196～258 日)期间分娩称为早产。

(2) 早产对新生儿的危害大于对产妇的危害,此时出生的新生儿称为早产儿,因各器官发育尚不健全,出生孕周越小,体重越轻,后期生存质量越差。目前随着早产儿治疗、监护及护理技术的不断进步,早产儿的生存率逐渐上升,伤残率下降,后期生存质量得到明显改善。

3 什么是足月产?

妊娠满 37 周至不足 42 周(259～293 日)期间分娩称为足月产。

4 什么是过期产?有什么危害?

(1) 妊娠满 42 周(294 日)及以上分娩称为过期产。

(2) 过期妊娠的胎儿表现为过度成熟的状态,随着胎盘功能的减退,胎儿窘迫、胎粪吸入综合征、新生儿窒息及巨大儿等围产儿发病率及死亡率明显增高;对于母亲而言,产程延长和难产率明显增高,导致剖宫产率和母体产伤增加。

5 你适合顺产吗？影响分娩的因素有哪些？

顺利生下一个孩子需要多方面条件的配合，决定分娩的四大因素包括产力、产道、胎儿和精神心理因素。分娩是多因素综合作用的结果，是母亲和孩子的一场完美配合过程。在这个过程中需要母亲有坚强的毅力、良好的体力、足够的信心。顺产，无论是对母亲还是对孩子，都益处多多。

1）产力：是将胎儿及其附属物从宫腔内逼出的力量，包括子宫收缩力（简称宫缩）、腹壁肌及膈肌收缩力（统称腹压）和肛提肌收缩力。

2）产道：胎儿娩出的通道，分为骨产道和软产道。

（1）骨产道：妇女站立状态下，骨盆入口平面与地平面形成的角度称为骨盆倾斜度，一般为60°，此倾斜度过大会影响胎头的衔接和娩出。

（2）软产道：由子宫下段、宫颈、阴道及骨盆底软组织构成的弯曲通道。

3）胎儿：胎儿能否顺利通过产道，取决于胎儿的大小、胎位和有无造成分娩困难的胎儿畸形。

（1）胎儿大小：胎儿过大会因为相对头盆不称导致胎儿不能顺利通过产道，造成难产。

（2）胎位：产道是一纵行通道，纵产式的胎体纵轴与骨盆轴一致，比较容易通过产道。纵产式分为头先露和臀先露，头先露有利于胎儿娩出，臀先露时较胎头周径小且软的胎臀先娩出，阴道扩张不充分，导致胎头娩出困难。肩先露时胎体纵轴与骨盆轴垂直，分娩更困难。

（3）胎儿畸形：某些胎儿发育畸形导致某一部位异常如脑积水、联体儿等，由于胎头或胎体过大，就难以通过产道完成分娩。

4）精神心理：孕妇的精神心理因素能影响机体内部的激素平衡、适应性和健康。

（1）临床表现：部分孕妇对分娩缺乏认识，难以承受分娩阵痛及分娩过程中的一系列压力；还有部分孕妇了解到关于分娩的负面消息，害怕阵痛、产后出血、难产、顺产不成转剖宫产受两次罪，担心胎儿安全或者性别与预期不符，常常表现为焦虑、不安和恐惧，听不进医护人员的解释，不能很好地配合分娩过程。

（2）后果：孕妇的消极情绪往往容易导致自身心率加速、呼吸急促，导致子宫收缩乏力、产程进展缓慢、宫口扩张不明显、胎先露下降受阻、产程延长及孕妇体力提前虚耗过度，从而导致胎儿缺血缺氧，发生胎儿窘迫，且孕妇发生产后出血的概率增加。

二、分娩前的准备

6 你做好顺产的思想准备了吗?

分娩前多与有生育经验的长辈、朋友谈谈自己的疑惑与担忧，与丈夫分享自己对分娩的想法，分散注意力，缓解焦虑和紧张。适当了解有关分娩的信息，毫不知情甚至不做产检或者过度了解分娩的负面消息都不利于顺产。对于分娩知识的疑惑应请教正规医院的医生，了解专业的产科知识，正确评估产道及胎儿的具体情况，选择合适的分娩方式。

7 产前应为孕产妇和新生儿准备哪些物品?

一般在妊娠满 32 周以后可以逐步准备好生产时孕产妇和新生儿的各种用品，将产时必备的物品整理好放在待产包里，置于显眼易取的位置，当出现胎膜早破、早产和临产症状时方便携带入院。孕产妇的必备品：产褥垫、卫生巾、换洗衣物（包括内衣裤、月子服）、吸奶器。新生儿的必备品：奶粉、奶瓶、尿不湿、隔尿垫、软勺、储水容器、小碗、口水巾、纱布或纯棉衣物（连体服或上衣下裤均可）。

8 产前哪些运动有助于顺产?

妊娠期适当运动可以减轻身体的不适，伸展会阴部肌肉，使分娩得以顺利进行；同时强化肌肉，有助于产后恢复。有流产、早产倾向，严重妊娠合并症的孕妇应停止锻炼。

产前运动包括以下几个动作。

（1）腿部运动：以手扶椅背，左腿固定，右腿做 360°的转动，完毕后还原，换腿同法，可增进骨盆肌肉的强韧度和会阴肌肉的延展性。

（2）腰部运动：手扶椅背，吸气同时手背用力，将身体重心集中于椅背，脚尖立起使身体抬高，腰部伸直后使下腹紧靠椅背，然后慢慢呼气，手背放松脚还原。此运动可减轻腰背部疼痛，还可在分娩时增加腹压及会阴部肌肉的延展性。腿部运动和腰部运动可在妊娠早期开始。

（3）盘腿坐式（图 8-1）：平坐于床上，两小腿平行交接，一前一后，两膝远远分开，两小腿不能重叠，可强化腹股沟肌肉和关节处韧带的张力，预防抽筋，伸展会阴部肌肉。

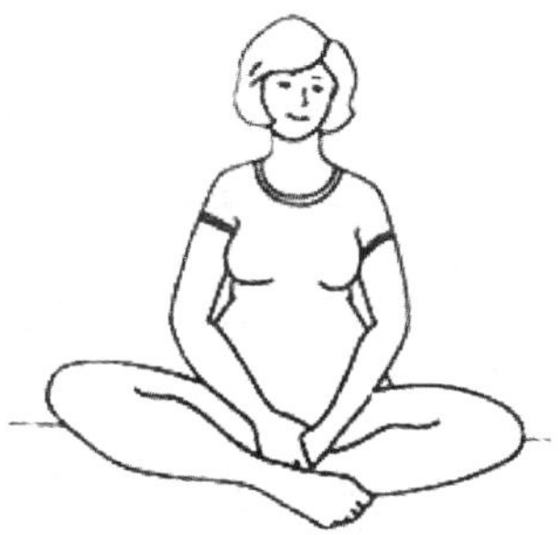
图 8-1　盘腿坐式示意图

（4）盘腿运动：平坐于床上，双脚合十，两膝分开，两手放于两膝上，然后用手臂的力量将膝盖慢慢压下，配合深呼吸运动再把手放开，持续 2～3 min，可加强小腿肌肉张力，避免腓肠肌痉挛。盘腿坐式和盘腿运动可在妊娠 3 个月后进行。

（5）骨盆与背部摇摆运动（图 8-2）：仰卧位时双腿屈膝，两腿分开与肩同宽，用足部和肩部的力量，将背部和臀部轻轻抬起，然后并拢双膝，收缩臀部肌肉，再分开双膝，将背部和臀部缓缓放下，重复运动 5 次，可增强骨盆底及腰背部肌肉的韧性和张力。

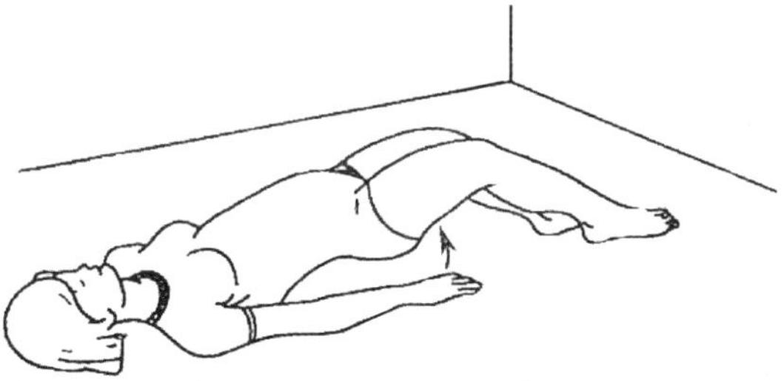
图 8-2　骨盆与背部摇摆运动示意图

（6）骨盆倾斜运动（图 8-3）：双手和双膝支撑于床上，两手背沿肩部垂直，大腿沿臀部垂下，利用背部与腹部的缩摆运动，亦可采取仰卧式或站立式。

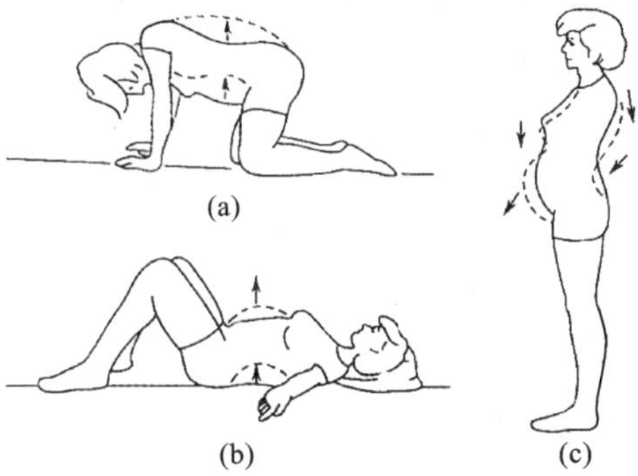

图 8-3　骨盆倾斜运动示意图

(7) 脊柱伸展运动:平躺仰卧,双手抱住双膝关节使双膝弯曲,头部与上肢向前伸展,使脊柱、背部至臀部肌肉弯曲呈“弓”字形,将头与下巴贴近胸部,然后放松恢复平躺姿势。骨盆与背部摇摆运动、骨盆倾斜运动和脊柱伸展运动可以减轻腰背部酸痛,通常于妊娠 6 个月以后进行。

(8) 双腿抬高运动(图 8-4):平躺仰卧,双腿垂直抬高,足部抵住墙,每次持续 3～5 min,可伸展脊椎骨,锻炼臀部肌肉张力,促进下肢血液循环。

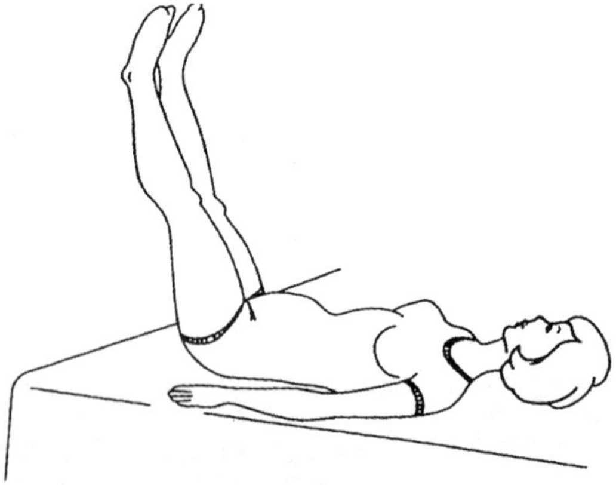

图 8-4　双腿抬高运动示意图

9 分娩前如何进行呼吸练习?

(1) 廓清式呼吸:所有呼吸运动在开始和结束前均深吸一口气后再完全吐出,以减少快速呼吸所造成的过度换气,保证胎儿的氧气供应。

(2) 意志控制的呼吸:孕妇用很轻的方式吸满气后,再用稍强于吸气的方式吐出。宫缩早期,用缓慢而有节奏的胸式呼吸,频率为正常呼吸的1/2;随着产程进展,宫缩频率和强度增加,改为浅式呼吸,频率为正常呼吸的2倍;当宫口开大7~8 cm时,孕妇的不适感最强,可选择吹气式呼吸,先快速地呼吸4次后用力吹气1次,并维持此节奏,也可根据孕妇具体情况将呼吸次数和吹气次数调整为6∶1或8∶1。

(3) 腹式呼吸:孕妇平躺,集中精力提升腹肌,缓慢地呼吸,每分钟呼吸1次(30 s吸气,30 s呼气);分娩末期,腹式呼吸不足以应对时,可改用快速的胸式呼吸。此法可以转移注意力,减轻全身肌肉的紧张性,迫使腹部肌肉升起,使子宫在收缩时不受限制,维持子宫良好的血供。

三、分娩信号

10 什么是假临产?

孕妇在分娩发动前常表现为假临产。当你出现以下症状时,请保持镇定,放松心情,不必慌忙地住院治疗,可以暂时观察一段时间。假临产的特点如下:每次宫缩持续时间短(<30 s)且不稳定,间歇长而不规律,宫缩强度不会持续增加。宫缩常在夜间出现,清晨消失。我国产科著作《达生篇》里讲道,要以“睡,忍痛,慢临盆”六字为临产要言。此时第一要忍痛为主,“不问是试痛,是生产,照常吃饭睡觉,自然易生,且试痛与正生,亦要疼久,看其紧慢,方辨得清。”这是老祖宗对生产应对的精辟总结。

11 为什么临近分娩会有轻松感?

多数孕妇在妊娠晚期会自觉上腹部较以前轻松,进食量增加,呼吸较前轻快,是胎先露进入骨盆入口导致宫底位置下降的缘故,称为胎儿下降感，又称轻松感。

12 出现“见红”意味着马上要生了吗？

见红是分娩即将开始比较可靠的征象，但是不一定意味着马上就要临产了。大多数孕妇在临产前 24～48 h 内(少数长达一周)，因宫颈内口附近的胎膜与子宫壁剥离，毛细血管破裂后少许出血与宫颈管黏液混合在一起经阴道排出。此时不必惊慌，不用去医院。

13 真正临产的标志是什么？

真正临产的标志可以与假临产相鉴别。规律且逐渐增强的宫缩持续 30 s 或以上，间歇 5～6 min 甚至更短。镇静药物无法抑制宫缩。

当孕妇自觉宫缩越来越紧密、规律，10 min 内出现三次宫缩，每次持续大于 30 s，此时可到医院准备待产。

14 胎膜破裂与阴道分泌物增多有什么区别？该如何应对？

胎膜破裂时孕妇会感觉到阴道内有液体流出，量多时会浸润内裤、护垫、卫生巾甚至是外裤，量少时仅感觉外阴比平时湿润，与阴道分泌物增多有些许相似，最简便的判断方法就是使用 pH 试纸进行酸碱度测试。因正常阴道液呈酸性，羊水呈碱性，受试者在小便前放置 pH 试纸于阴道口，避免尿液污染，待试纸浸润后观察是否变色，若变色则表示胎膜破裂，反之则可排除。

发生胎膜破裂后应取平卧位，防止脐带脱垂，同时保持会阴清洁，勤换卫生巾及产褥垫，防止逆行感染，根据孕周、胎儿和母体情况以及当地的医疗救治条件，决定相应的治疗处理措施。

15 宫缩是什么感觉？

每位孕妇在临产后因对疼痛的敏感性和忍受程度不同而对宫缩的感觉体验都不一样，开始一般表现为偶尔的腹部发紧，继而在腹部发紧的基础上表现为整个下腹部发硬，随着产程进展，宫缩强度增加，逐渐规律，成为人们常说的“十级痛”，通常描述为“痉挛性、压榨性、撕裂样疼痛”，不只限于下腹部，常反射至腰骶部、盆腔、大腿根部。约 50%的孕妇认为是难以忍受的剧烈疼痛，35%的孕妇认为是中等程度的疼痛，15%的孕妇仅有轻微的疼痛感。

16 不规则宫缩时该如何应对?

宫缩不规律时应保证睡眠、充分休息、适当活动、保存体力,疼痛时调整呼吸,进清淡易消化饮食,保持大便通畅,定时排空膀胱,放松心情,与家人、病友、医护人员多交流,缓解焦虑情绪。

四、正常分娩

17 第一产程注意事项有哪些?

1) 第一产程的分期:第一产程称为宫口扩张期,指从临产开始到宫口完全扩张即开全(10 cm)为止。表现为出现规律宫缩、宫口持续扩张、胎头明显下降以及胎膜破裂。

2) 第一产程的进展:第一产程的进展因人而异,有的进展快,有的进展慢甚至不明显,初产妇一般需 11~12 h,经产妇较初产妇快,一般需 6~8 h。

第一产程进展速度取决于多种因素。通俗地讲,宫缩越强,宫颈成熟度越高,胎儿与母亲骨盆条件越匹配,第一产程进展就越快。

3) 规律宫缩:正常情况下宫缩是有规律的,每次宫缩由弱渐强(进行期),维持一段时间(极期),一般持续 30 s 左右,随后由强渐弱(退行期),直至消失进入间歇期,一般 5~6 min。规律宫缩似浪潮般,一阵赶一阵涌来。

规律宫缩出现后应调整呼吸来缓解疼痛,防止不自主地过早运用腹压导致疲劳和宫颈水肿,此法可以转移注意力,减轻全身肌肉的紧张性,维持子宫良好的血供,保证胎儿的氧气供应。

4) 胎膜破裂:胎膜破裂简称破膜,胎先露将羊水阻断为前后两部分,在胎先露前面的羊水称为前羊水,约 100 mL,形成的前羊膜囊称为胎胞,宫缩时胎胞支撑宫颈管,有利于扩张宫口。随着宫缩的加强,羊膜腔内的压力增加达到一定程度时,胎膜自然破裂。正常破膜多发生于宫口开全时。

破膜后前羊水流出,胎先露直接压迫宫颈,反射性诱发宫缩的加强,胎先露进一步下降,后羊水在宫缩的作用下持续推动胎儿下降,这个过程中会有少许后羊水流出,所以发生胎膜破裂不必过分担心羊水会流干。临床上仅有少许病例在破膜后导致羊水过少。

5）第一产程中的配合：

(1) 心理配合：第一产程时间漫长，孕妇容易产生焦虑、紧张和急躁的情绪。对疼痛敏感的孕妇常表现为宫缩时大喊大叫，全身不由自主绷紧，双手握拳或抓住附近的物体用力抵抗，而此时的精神状态影响宫缩和产程的进展，容易引起宫颈水肿及软产道裂伤。应在宫缩即将来临时就开始调整呼吸，全身尽量放松避免过早使用腹压，可适当改变体位，腰骶部胀痛时可用手拳压迫骶尾部减轻不适感。

(2) 饮食：为保证分娩时的精力和体力，孕妇可少食多餐，进清淡易消化流质饮食，避免难消化的饮食导致便秘，影响胎头下降以及分娩时的呕吐；应摄入充足的水分和矿物质，补充宫缩时随汗液流失的盐分。

(3) 排尿与排便：鼓励孕妇每 2～4 h 排尿一次，以免膀胱充盈影响宫缩及胎头下降，同时预防产后尿潴留，排尿困难者行导尿术。初产妇宫口扩张＜4 cm，经产妇宫口扩张＜2 cm，鼓励孕妇自解大便，排尿与排便过程中遇到宫缩，调整好呼吸，防止借势使用腹压导致胎儿突然娩出。

(4) 活动：宫缩不强、未破膜、无严重妊娠并发症的孕妇可适当活动，宫缩时暂缓活动。活动时借助可推行的器具，防止跌倒，亦可坐在瑜伽球上缓解阵痛，同时借助坐姿进一步扩张宫口。

6）分娩镇痛：

(1) 分娩镇痛的优点：对于对疼痛敏感的孕妇来说，分娩镇痛不失为一个好的选择，对产妇和胎儿副作用小，起效快，不影响宫缩及孕妇活动，孕妇在镇痛过程中意识清楚，可以配合助产士。

(2) 分娩镇痛的时机：孕妇进入临产至第二产程均可用药，目前认为没有分娩镇痛禁忌的孕妇，当出现规律宫缩、疼痛评分＞3分时即可开始。

18 第二产程的注意事项有哪些？

第二产程又称为胎儿娩出期，是指从宫口开全到胎儿娩出的全过程，初产妇需 1～2 h，不超过 3 h；经产妇通常数分钟即可完成，有的长达 2 h，但不应超过 2 h。

(1) 调整呼吸和屏气：第二产程中的呼吸与第一产程中的呼吸调节完全不同，不需要浅式呼吸来缓解阵痛，而是合理运用腹压来帮助胎儿娩出，结束第二产程。

呼吸和屏气方法：孕妇双脚脚掌蹬于产床的脚踏上，双手呈提水状握住产床把手，宫缩时深吸一口气屏住，脚蹬手拉，借助腹压如排便样向下屏气用力，将力气集中于肛门处，感觉力气用到最大时憋住 5 s，如果此时宫缩未消失立即换气再重复用力，争取一阵宫缩用力 2～3 次，如此反复屏气能加速产程进展。宫缩完毕孕妇全身放松、正常呼吸，避免快速吐气导致出现于阴道口的胎头回缩。

(2) 轻松应对会阴切开：当会阴过紧或胎儿过大时，预计分娩时会阴撕裂难免者、分娩过程中母儿有病理变化需要立即结束分娩者、预防早产儿因会阴阻力引起颅内出血者，可选择会阴切开术。会阴正中切口的产妇采取舒适卧位的同时宜合拢双腿，减轻切口张力，促进伤口愈合；会阴侧切的产妇宜采取健侧卧位，减少伤口的张力，缓解疼痛。每日勤更换卫生垫，清洁会阴部恶露，大小便后清洁肛门及尿道口，保持会阴部清洁，防止伤口感染。侧切伤口一般在产后 5 天左右拆线，正中切口于产后 3 天拆线，部分产妇因营养问题、生殖器炎症、会阴局部血液循环不良导致伤口愈合不良、伤口水肿时，可适当延长拆线时间。

(3) 会阴切开与自然裂伤的不同：会阴切开的伤口是人为干预的结果，外层缝线需要拆线。自然裂伤的伤口大部分仅需内缝合，不需要拆线，对合伤口自然，愈合较快。

(4) 阴道助产：当分娩进展不顺利时，经医生评估可能需要阴道助产。常用的阴道助产方式包括胎头吸引术和产钳术，即使用一定的器械来帮助孕妇娩出胎儿。

(5) 阴道助产的新生儿注意事项：对于应用阴道助产出生的新生儿，应静卧避免搬动，密切观察新生儿面色、反应及四肢张力变化，观察头皮产瘤的位置、大小，做好标记，密切观察有无扩大，同时仔细检查有无头皮血肿及损伤，及时处理。

19 第三产程注意事项有哪些?

第三产程称为胎盘娩出期,从胎儿娩出后到胎盘剥离和娩出的全过程,需 5～15 min,不超过 30 min。

20 新生儿出生后的处理有哪些?

(1) 胎儿在出生前已具备呼吸道、肺循环及呼吸肌的发育。新生儿降临到这个世上呼吸到第一口空气同时伴随着第一声啼哭,充分扩张其肺部。新生儿的呼吸道清理在经过产道的挤压时就已经开始。在胎肩娩出前助产士挤压出口鼻内的黏液与羊水来初步清理呼吸道,新生儿娩出后还要经过吸痰吸出口鼻中残存的黏液,避免发生吸入性肺炎,部分新生儿在呼吸道清理完毕时会大声啼哭。

(2) 脐带处理:新生儿脐带的处理非常重要,在脱落前,脐带残端需要保持干燥、清洁,脐带残端会自然脱落。

(3) 早接触早吸吮:母婴早接触早吸吮是指新生儿出生后 30 min 内与母亲进行皮肤接触并吸吮乳头,同时母亲开始哺乳新生儿。

通过早接触早吸吮,新生儿可以感受到母亲皮肤的温暖,听到母亲的声音和心跳,建立良好的母子情感,让母亲摆脱分娩时的痛苦和疲累,促进母亲泌乳,从而促进子宫收缩减少产后出血。新生儿的吸吮反射在出生后 10～30 min 内最强,强大的吸吮反射有利于初乳的分泌,为成功的母乳喂养打好基础。

五、正常分娩过程中的社会心理支持及配合

21 焦急等待的过程中,待产室外的家属能做些什么?

待产室外的家属在等待的过程中不免焦急,但因产房的隔离制度,为了避免产妇、新生儿的感染,应避免频繁询问,甚至私自进入产房,保持安静,耐心等待。此时可以做好迎接新生儿和产妇的准备,收拾好病房的环境,准备好产妇产后的饮食、更换的衣物、消毒好新生儿的器具,备好凉水,分散等待过程中的焦虑情绪。

22 家属陪产的优缺点有哪些?

分娩过程中因孕妇对医院环境的不熟悉,对产程的进展无法预

知，心里有想法不好意思也不方便向助产士开口，所以开展家庭式产房，允许丈夫、家人陪产，通过精神上的鼓励、心理上的安慰、体力上的支持等使孕妇顺利度过分娩全过程。家属陪伴分娩能缩短产程，减少产科干预，降低剖宫产率，减少围生期母儿病率。家属陪伴的缺点是容易发生交叉感染，部分孕妇在产程进展过程中不能忍受阵痛，面对丈夫及家人时情绪完全失控，不利于产程进展。

23 当孕产妇与新生儿出现各类状况时家属该如何面对及抉择?

分娩的过程中随时可能发生孕妇及胎儿的突发状况，例如产程进展不佳、发生胎儿窘迫等，此时医生会与待产室外的丈夫及家人交代病情，争取家属的同意选择进一步的处理办法。此时家属应该保持冷静，听取医生对病情的讲解，衡量各种利弊，配合医生选择合适的分娩方式，保障母儿的安全，切忌互相推诿、互相指责甚至辱骂医务人员、拒绝了解病情，进而影响治疗的最佳时机。

24 丈夫如何应对初为人父的喜悦?

当产妇和新生儿一同被推出产房时，丈夫别光顾着抱新生儿，询问新生儿性别、体重和拍照，应该同时安慰和感谢妻子，此时丈夫的言行对产妇的影响最大。

25 当新生儿性别与家属预想不符时，家属该如何调整?

也许新生儿性别会与家属预想不符，但是家属切忌在产妇面前流露不开心的情绪，避免产妇情绪波动过大引发产后出血，同时不良情绪会诱发产妇的产后抑郁情绪，影响家庭的稳定性。新生儿的健康最为重要，何况产妇刚刚经历了分娩的疼痛和劳累，此时最需要家属的支持与安慰。

六、产程进展不佳时的应对及处理

26 产程进展不佳时就只能选择剖宫产吗?

许多孕妇过了预产期还没有临产，有的在第一产程潜伏期宫缩弱而且短，间隔时间长，有的宫颈管消退及宫口扩张缓慢，但是这都不是剖宫产的硬性指征，可以选择引产来诱发或加强宫缩，促进宫颈成熟和宫口扩张。

27 引产的方式有哪些?

临床上引产的方式主要包括缩宫素引产、前列腺素制剂促宫颈成熟、水囊引产及人工破膜引产。水囊引产是利用水囊增加宫内压和机械性刺激宫颈管,诱发引起子宫收缩,促使胎儿和胎盘排出的终止妊娠的方法。人工破膜引产是用人工方法使胎膜破裂,引起前列腺素和缩宫素的释放,诱发宫缩。

(彭轩峦　邓六六)

第九章
异常分娩

一、异常分娩的诊断和处理

1 什么是异常分娩?

世界卫生组织(WHO)将符合以下条件的分娩定义为正常分娩。

(1) 妊娠满37~42周自然临产。

(2) 从临产到分娩结束始终为低危状态,并顺利分娩。

(3) 头先露,自然分娩。

(4) 产后母婴状况良好。

与之相反的,异常分娩就是指分娩活跃期宫颈扩张及第二产程胎头下降延缓或停滞。其他如子宫收缩乏力、持续胎位不正、头盆不称、产程延长或无进展等,均指分娩功能障碍,统称异常分娩。

2 产程减缓及停滞的原因是什么?

分娩的过程是产力、产道、胎儿及产妇的精神心理状态等多因素彼此影响、相互适应的动态进展过程,任何因素阻碍这一进程使产程停滞或延缓均会导致难产。在多数情况下,难产是由一个或多个因素引起的(表9-1),部分原因可随分娩处理改变或消除,部分则可通过正确的诊断和适当的治疗来纠正,还有一部分可以随着时间而自行纠正,但仍有一部分需要产科干预(图9-1)。

表9-1 异常分娩(难产)的病因和危险因素

病因	类型	解释
宫颈性难产	分娩启动时宫颈后位不成熟,宫颈瘢痕,纤维性宫颈,"坚硬的宫颈内口"或子宫下段增厚	宫颈不成熟可致潜伏期延长。宫颈瘢痕、疾病、损伤或者结构异常可能增加宫颈阻力

续表

病因	类　型	解　释
心理性难产	母体焦虑或恐惧、疲劳、严重疼痛	增加的儿茶酚胺抑制宫缩
胎儿性难产	胎位异常、不均倾位、胎儿巨大或俯屈不良或未衔接	悬垂腹、骨盆的大小和形态可致胎位异常
医源性难产	临产和第二产程误诊、选择性引产(初产妇)、不恰当地应用缩宫素、孕妇不活动、药物、脱水、干扰、疲劳	误诊、不必要的干预或限制可延缓或干扰产程进展
骨盆性难产	骨盆狭窄或畸形	孕产妇活动和直立体位可增加骨盆径线
子宫性难产	不协调子宫收缩、宫缩乏力或无效宫缩	可能继发于恐惧、饥饿、脱水、仰卧位、头盆不称或子宫结构异常

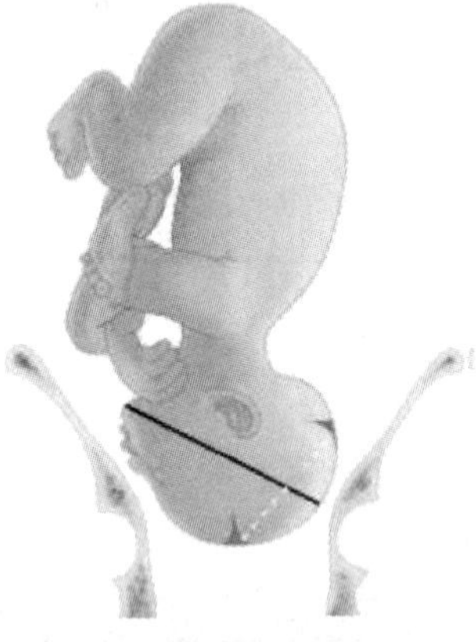

图 9-1　胎儿俯屈不良

3 产妇精神状态对产程的影响有哪些?

现在医学认为,产妇的状态在分娩的过程有非常重要的决定作用。除了母婴安全外,疼痛是产妇和医务人员的主要关注内容。分娩的疼痛被定义为一种人人想避免或减轻的不愉快的身体感觉。

在分娩前孕期教育中,鼓励产妇向医生描述自己的忧虑、恐惧、喜好等想法,平等沟通,建立信任。生产过程中,确保舒适安全的分娩环境;产妇每 1～2 h 排空一次膀胱,充盈的膀胱会增加疼痛,影响胎头下降,宫缩可能会降低产妇对排尿的敏感度,所以需旁人提醒;确保产妇摄入足够的液体,但不能过量，在感觉口渴时口服液体是一种安全、简便的方法，可以饮用果汁、茶、水等产妇喜欢的饮品；鼓励产妇尝试不同的运动和体位使自己感觉舒适，放松臀部、盆底、大腿、腹部和腰骶部的肌肉。

4 促进产程进展的方法有哪些？

1）临产前期及潜伏期促进产程的方法：

（1）白天可保持正常活动和休息（虽然可能不能入睡），尽可能做一些愉快的分散精力的活动，但要避免过度疲劳。如果白天不能休息，建议尝试一些分散注意力的方法，如步行、家人陪伴散步、看电影电视或者听音乐、准备产后饮食或新生儿衣物等。

（2）鼓励好友、家人陪伴。

（3）进食选择容易消化的碳水化合物（如蔬菜、水果等），避免油腻和添加很多调味品的食物。

（4）当强烈的宫缩一阵接着一阵时，产妇再也不可能通过散步、聊天来分散注意力，必须要集中精力使用应对技巧，如放松、自我镇静、缓慢呼吸等。

（5）产妇要学会定期数宫缩，每次数 4～5 阵，注意频率、持续时间、间歇时间以判断宫缩的效果。

2）活跃期促进产程的方法：

（1）胎方位异常时导致的产程延长：当怀疑胎位异常、头盆不称或巨大儿时，产妇的体位、运动可改变重力作用及骨盆的径线，同时也可改变宫腔内及骨盆关节的压力，胎头的位置也随之改变。研究表明，产妇改变体位可诱发较强的宫缩，原因是胎儿体位的移动或是子宫血液循环的改善，如膝胸卧位（图 9-2）可促进胎儿旋转。同时产妇随意变换体位，借助分娩球（图 9-3）、产程车（图 9-4）可促进宫缩加强。

（2）当产妇疲劳、担心和害怕时，按摩、音乐、暗光、淋浴或其他任何使产妇安心、放松和促使产程进展的方法都可以使用。耐心倾听，善于诱导其转移情绪可减轻其顾虑。

（3）乳房刺激、指压可以用于刺激宫缩频率。

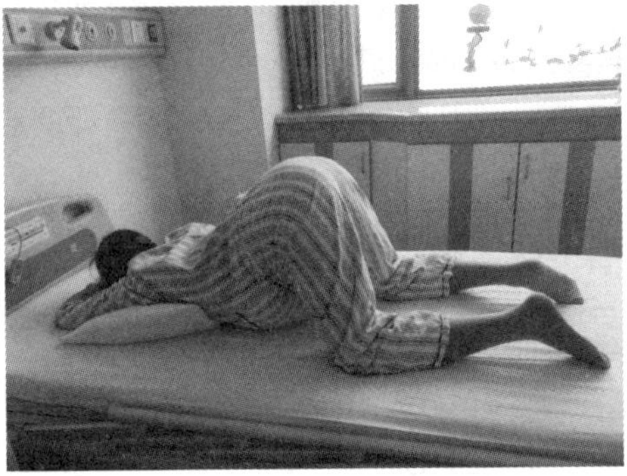

图 9-2　膝胸卧位

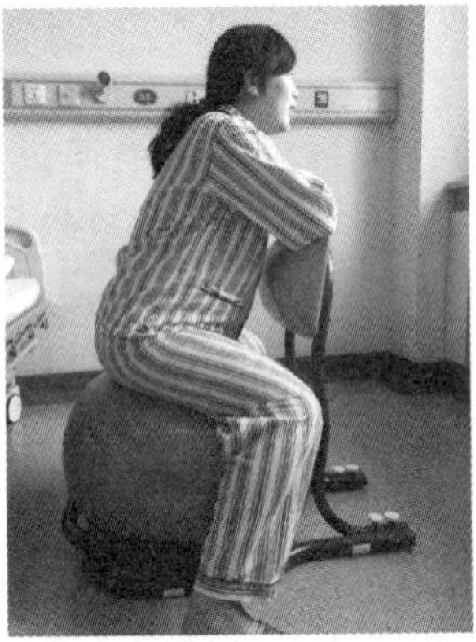

图 9-3　分娩球的使用

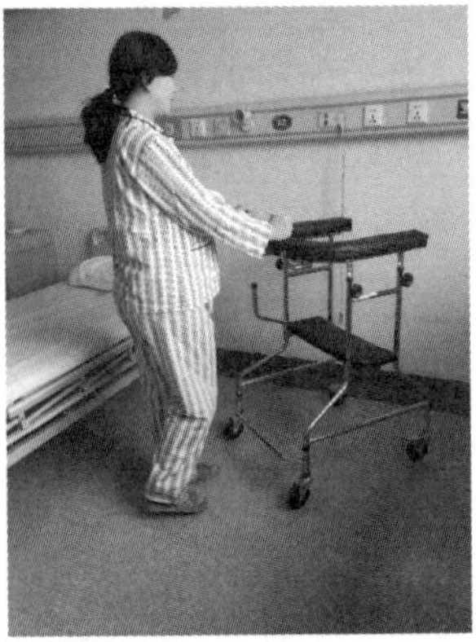

图 9-4　产程车的使用

3）第二产程促进产程的方法：

(1) 如果第二产程潜伏期超过 20 min，可以改变体位，如坐位（坐在床上或便器上）、蹲位或步行，试着像排便样用力（吸气-憋气-向下用力）。

(2) 不要求以规定的方式和体位用力，可以用各种体位，宫缩时可以屏住呼吸、呻吟，甚至吹气、叫喊。

(3) 硬膜外镇痛下的有效用力：硬膜外镇痛常常会影响产妇用力及用力的效果，尤其是当产妇不知道要用力时（因麻醉后屏气感减退），可在助产士的鼓励指导下屏气用力，20～30 min 更换一次体位更有效。

(4) 当精神困扰导致的第二产程延长时，鼓励产妇表达自身的感受，助产士会提供一些有利的信息，说一些善解人意的话，给产妇更多的时间调整心理状态，鼓励产妇宫缩间歇时放松会阴，宫缩时鼓起会阴。如果产妇害怕用力排出大便，可以在助产士的协助下坐在坐便器上，坐便器可反射性地使骨盆底松弛。一旦觉得要生了，及时告知助产士，转移到产床准备接生。

5 难以经阴道分娩时如何处理?

产程中发现胎头呈高直位(图 9-5)、不均倾位(图 9-6)、先露异常时，应结合母儿情况，适时终止阴道试产，行剖宫产结束分娩。骨盆绝对狭窄或胎儿过大，明显头盆不称，肩先露及臀先露尤其是足先露时，应行剖宫产术。产力异常发生病理缩复环时，无论胎儿是否存活，应立即制止宫缩并尽早行剖宫产术。

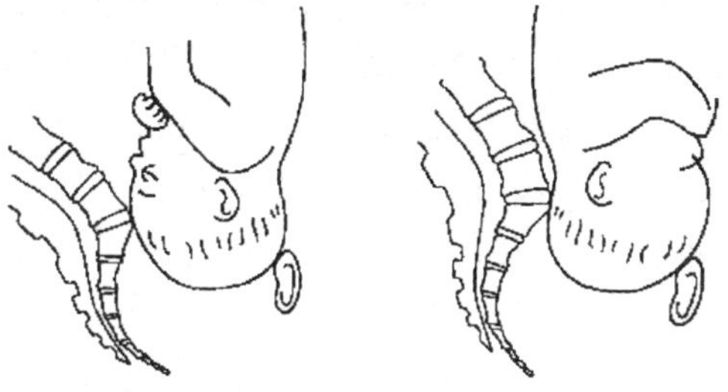

(a)高直前位　　(b)高直后位

图 9-5　胎头高直位

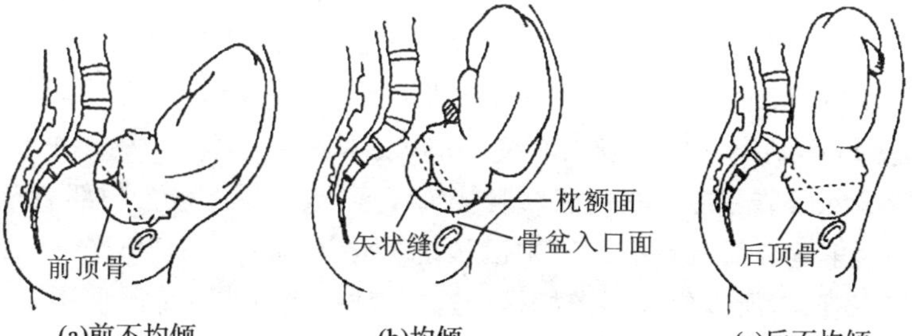

(a)前不均倾　　(b)均倾　　(c)后不均倾

图 9-6　胎头均倾及不均倾位

6 有哪些非药物缓解疼痛的方法？

难产时，除了促进产程进展外还有一个重要的目标，就是让产妇将疼痛控制在可忍受的范围内，如果可能，尽量不干扰其自由活动。

(1) 频繁改变体位(产程进展缓慢时 20～30 min 更换 1 次)可以缩短产程并显著减轻产妇的疼痛。而当产程进展良好，胎儿能耐受宫缩时，无须改变体位。

(2) 节律性的运动能减轻疼痛和缓解焦虑。

(3) 放松、自然节律呼吸、呻吟以及屏气用力使很多产妇感觉已经掌握了控制疼痛的方法，这有助于度过漫长而令人不安的分娩期。

(4) 经验丰富的导乐或者分娩支持人员为产妇提供情感支持、身体舒适措施，可以极大地缓解产妇的焦虑、不安情绪。

(5) 热敷：热敷能提高局部皮肤的温度，以及促进血液循环和组织代谢，并能缓解肌肉痉挛和提高孕妇对疼痛的耐受性。具体操作：可用湿热毛巾、加热垫或热水袋热敷下腹部、腹股沟、大腿、腰骶部、肩部或者会阴部，或者直接温水淋浴。热敷温度不宜过高，产妇对温度的感觉可能发生变化，甚至对于导致烫伤的过热温度无反应。必要时在热敷物外包裹一到两层毛巾以避免烫伤。当孕妇自觉过热不适或工作人员担心有潜在损伤时，可停止热敷。

(6) 冷敷：冷敷对于肌肉骨骼和关节疼痛尤其有用。寒冷可减轻肌肉痉挛(较热的作用更持久)，能通过降低组织温度来降低局部感觉、减慢疼痛以及其他感觉神经元信号传导(常见为寒冷造成的麻木感)。寒冷也可减轻肿胀和冷却皮肤，使用冰袋、冷冻胶袋、填充冰块的乳胶手套、冷冻湿毛巾或者其他冷的物体冷敷腰骶部或会阴，擦拭产妇出汗的部位(如脸、手掌或手臂)。第二产程于肛门处放置冷冻胶袋或冷水塑料瓶缓解痔疮疼痛，或产后冷敷会阴部减轻肿胀和缓解缝合后的疼痛。因中国传统文化认为冷敷对产时或产后身体健康有害，所以应询问产妇是否选择冷敷、热敷或者都不选用。

(7) 水疗：水疗(淋浴或盆浴)可以显著缓解产妇的肌肉紧张、疼痛和焦虑。浴盆的浮力和温暖感可以立刻减轻疼痛，使产妇放松,加快活跃期进展。而这些作用的效果取决于多种可变因素,如水的深度和温度、盆浴持续的时间、入浴池时宫颈扩张的程度、产妇的文化认知及心理因素等。为达到最佳效果,水位应与肩同高且水温与体温一致,产妇应等待至活跃期再盆浴,并在水中浸泡 1～1.5 h。淋浴时,产妇取自觉舒服姿势,调至适宜水温,水直接喷淋在产妇想喷淋的部位。产妇盆浴进入深水时,其体液平衡状态会改变。沐浴 1～1.5 h 后应停止 30 min。若产妇由于药物或其他原因所致平衡能力差或者站立不稳,有禁忌证如出血或胎儿窘迫等,停止使用水疗。

(8) 抚触及按摩:各种形式的抚触,包括轻拍或者按摩产妇的肩膀或者手掌,轻抚其脸颊或头发,都能传递给产妇一种关怀、安慰、理解或者非语言的支持。抚触要根据产妇自身的文化背景进行操作,特别是由非家庭成员如亲密朋友或其他人进行操作时。产妇的舒适程度亦有个体差异。如果感觉不舒服,应该停止抚触。产程中按摩是一种旨在促进产妇放松及减轻疼痛的抚触。它可针对身体某一特定部位,如手、足、头皮、背等,用或者不用按摩油、乳液或者爽身粉。当产妇看起来紧张、害怕或者焦虑,产妇描述某个部位疼痛,产妇不想接受或者无效果时,则不应该进行抚触及按摩。

二、剖宫产相关知识

7 什么是剖宫产?

剖宫产是指妊娠 28 周或以上,经腹切开子宫取出胎儿及其附属物的手术;剖腹取胎是指切开腹壁(不切开子宫)取出腹腔内胎儿的手术,一般仅用于腹腔妊娠、子宫破裂胎儿排入腹腔等特殊情况;剖宫取胎术是指妊娠不足 28 周,经腹切开子宫取出胎儿及其附属物的手术。

目前全球剖宫产率均有上升,但在我国显得更为突出。剖宫产率的增加,是多种因素的综合结果:初产妇,尤其是高龄初产妇比例的增加;臀位时为了避免胎儿后出头困难、胎儿窒息、骨折及产道损伤。随着手术技术的提高,良好的麻醉以及严密的监护,使得很多以前认为剖宫产的禁忌证变成适应证,对各种高危妊娠的处理观点在不断改变。还有选择“吉时”、民众法律意识的提高、医疗诉讼的增多等等社会因素，都是导致剖宫产率上升的原因。

8 是选择横切口还是竖切口?

目前剖宫产主要以子宫下段剖宫产为主，以横切口为多。这种手术方式进入腹腔损伤组织少，比其他术式时间短，胎儿娩出快。切口低，有利于愈合，减少瘢痕，术后疼痛减轻，肠功能恢复较快。

9 如何应对术后瘢痕?

除了关心剖宫产对婴儿的影响外，很多母亲还会顺带问一句：手术切口能不能小一点，瘢痕会不会很大？产妇在剖宫产后都留有不同程度的瘢痕，影响了美观。

瘢痕的产生与剖宫产手术的伤口深及皮肤的真皮层有关。真皮层一旦受到损伤，伤口愈合后就会留下增生的细胞组织，也就是难看的瘢痕。美容切口和美容缝合的方式能在很大程度上减少瘢痕的产生，但对于一些特殊体质的人来说，仍然不可避免会产生瘢痕，那么有什么办法来应对术后瘢痕呢？

(1) 促进伤口愈合：实施了剖宫产手术的产妇在产后一定要合理饮食，均衡营养，以利于伤口的愈合。要避免吃辣椒、葱、蒜、芒果、香菜等辛辣刺激、光敏感性的食物，避免皮肤受到刺激而发生瘢痕增生。

(2) 适当按摩：伤口愈合后，可采用按摩的方式使瘢痕变软并减轻。按摩时可以涂抹精油或维生素来辅助，以薰衣草精油、维生素 C、维生素 E 较为常用，它们可淡化瘢痕，使皮肤逐渐恢复弹性，改善瘢痕的形状。

(3) 手术治疗：手术治疗是瘢痕最彻底的治疗手段，只要手术规范、精细、术后护理得当，手术后新瘢痕完全可以变成一条细线。

(4) 激光疗法：对于一些表浅的瘢痕，激光治疗可以使瘢痕模糊、淡化，创伤较小，但对于凹陷性瘢痕几乎很难有效，有时会引起色素改变。

(5) 外敷药物：外用药物能控制术后瘢痕增生，使用较方便、无创、副作用小，对哺乳等无影响，但作用小且相对缓慢，它们的预防作用大于治疗作用。

10 剖宫产的指征有哪些?

虽然现在医学发达,手术的安全性已经有了很大的提高,但手术毕竟是手术,还是有一定的风险概率的。

产力、产道、胎儿情况和产妇的精神心理因素是决定阴道分娩是否顺利的主要因素。经采用切实有效措施未能奏效时,为了确保孕妇及胎儿的安全,则应该选择剖宫产终止妊娠。比如下列这些情况就需要考虑剖宫产。

1) 胎儿因素:

(1) 胎儿异常如脑积水、联体儿或者胎儿头径太大:在分娩时,胎头过大,而产妇的骨产道和软产道不能达到胎儿头部大小那么大的口径,强行自然分娩,可引起胎儿臂丛神经损伤、锁骨骨折、颅内出血、肩难产、新生儿窒息,甚至死亡。同时也会伤及产妇软产道,甚至子宫破裂。

(2) 胎儿缺氧:胎儿宫内缺氧严重会导致胎死宫内,或者出生后出现脑瘫。还有一种情况是在分娩过程中出现缺氧,也容易造成胎儿窒息,伤及胎儿。

(3) 胎儿胎位异常:有些胎儿在子宫内胎位异常,如臀位(图 9-7)、横位(图 9-8)或头位异常如面先露(图 9-9)等。其中以持续性枕横位、持续性枕后位多见。当胎头位置异常,使胎头径线与骨盆不相称,胎头通过骨盆的径线增大,会导致胎儿娩出困难。

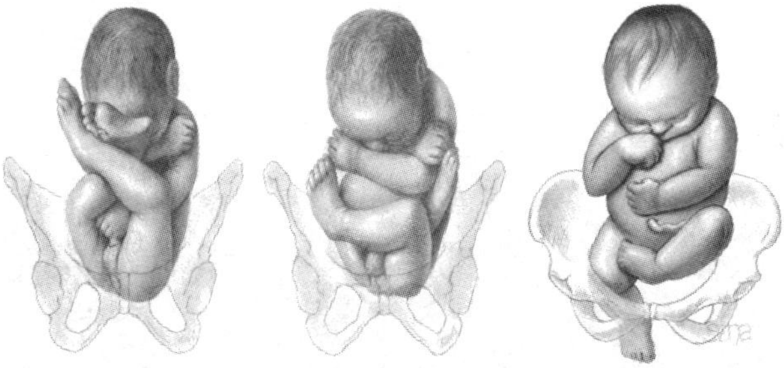

(a) (b) (c)

图 9-7 各种臀位

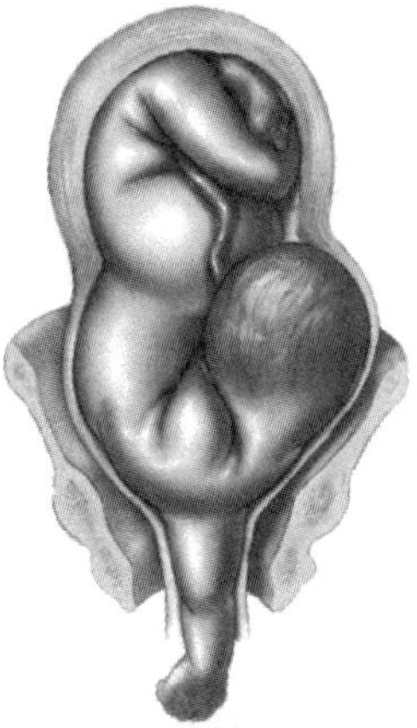

图 9-8　横位

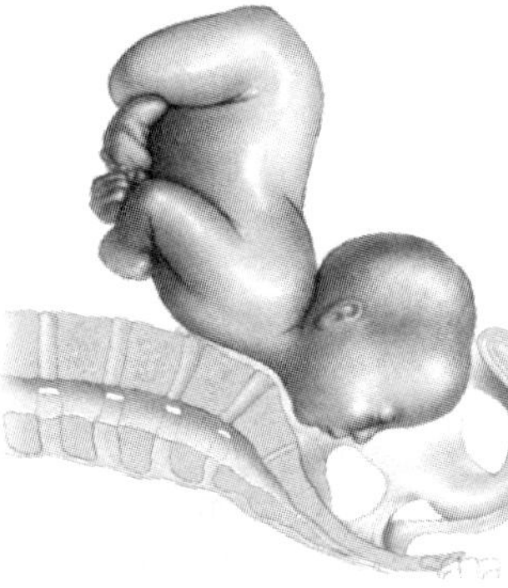

图 9-9　面先露

2）母体因素：母亲有严重的下生殖道阻塞（如巨大湿疣）、严重的妊娠合并症、不能耐受长时间的分娩（如子痫、妊娠糖尿病等）。

3）母体和胎儿适应证：

（1）前置胎盘（图 9-10）：怀孕 28 周后若胎盘附着于子宫下段，甚至胎盘下缘达到或覆盖宫颈内口，其位置低于胎先露部，称为前置胎盘。前置胎盘是妊娠期严重并发症，处理不当会危及母儿生命。在这种情况下进行生产，宫颈一旦打开就会大出血。如果是剖宫产，在进行手术前可以确定胎盘的位置，开刀时可以尽量避开胎盘，以减少出血。

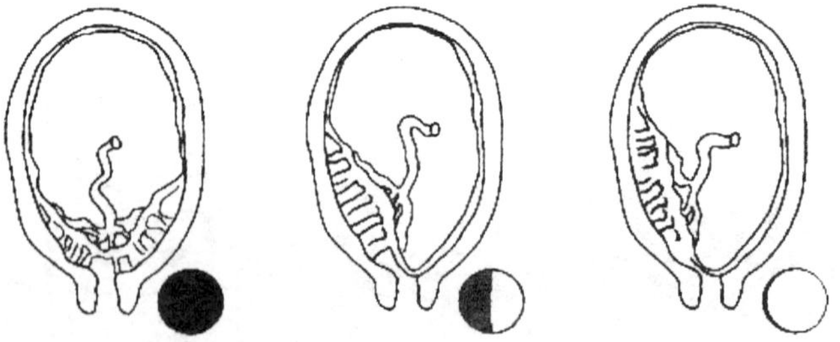

(a)完全性前置胎盘　(b)部分性前置胎盘　(c)边缘性前置胎盘

图 9-10　前置胎盘的临床类型

（2）胎盘早剥（图 9-11）：胎盘早剥是妊娠 20 周后或分娩期，正常位置的胎盘在胎儿娩出前，部分或全部从子宫壁剥离。胎盘早剥是妊娠晚期严重的并发症，往往起病急、进展快，如果处理不及时，可危及母儿生命。

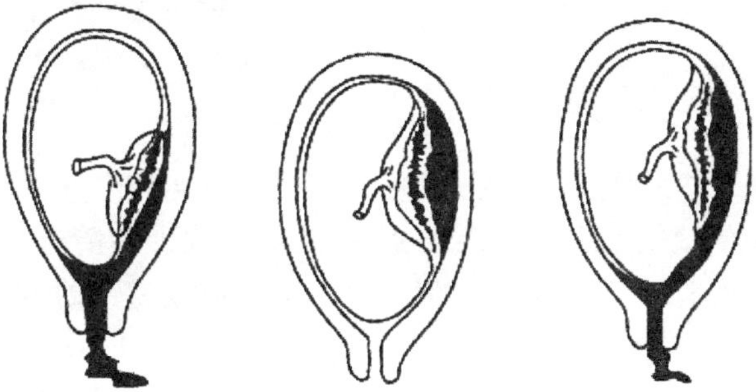

图 9-11　胎盘早剥的类型

（3）脐带脱垂（图 9-12）：当胎膜破裂时，脐带脱出于胎先露部的下方，经宫颈进入阴道内，甚至经阴道显露于外阴部，称为脐带脱垂。脐带受压于胎先露部与骨盆之间，引起胎儿缺氧，甚至胎心音完全消失。若脐带血循环阻断超过 7 min，则会胎死宫内。一旦发现脐带脱垂，胎心尚好，应在数分钟内娩出胎儿。

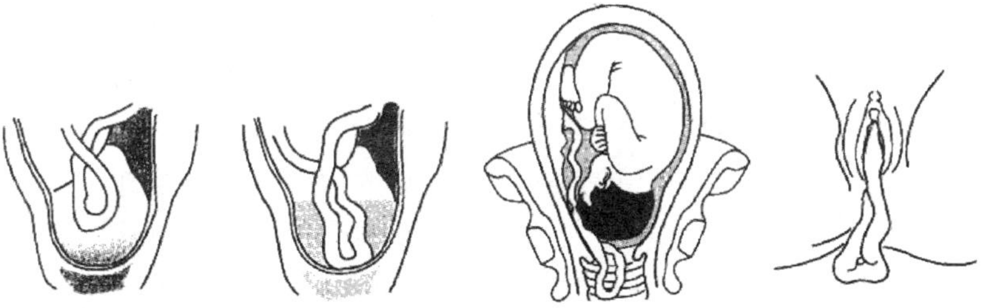

图 9-12　脐带脱垂和脐带先露

11 剖宫产有哪些好处？

当我们谈到剖宫产时，我们往往会更多地介绍剖宫产的适应证以及弊端，其实，剖宫产还是有一些我们不得不承认的好处。例如，剖宫产的妇女发生尿失禁的机会更少。有研究显示,26%的初产妇在产后 6 个月随访时会有尿失禁,其中发生率最低的是选择性剖宫产(5%),其次是分娩过程中的剖宫产(12%)、自然分娩(22%),最高的是产钳阴道分娩(33%)。剖宫产还有减少分娩时的疼痛,减少与阴道分娩相关的恐惧和焦虑,减少阴道分娩时意外发生的死产等优点。

12 剖宫产的禁忌证和常见并发症有哪些?

剖宫产并无绝对的禁忌证,它的禁忌证属于相对性。

(1) 胎儿方面的禁忌证:死胎、胎儿畸形或者胎龄过小、体重过低估计胎儿生后无法存活的,原则上不应采取剖宫产的方式终止妊娠,应尽量争取阴道分娩或者毁胎取出。若胎儿严重畸形,无法经阴道毁胎取出;或者是产妇软产道严重畸形,如阴道横隔高且坚厚,无法经阴道切开者;阴道狭窄位置高、程度重、范围广;严重的骨盆狭窄或变形;重型胎盘早剥,产妇病情严重,宫口未开,或仅部分开大,不能短时间内经阴道分娩者,为抢救产妇,应行剖宫产。

(2) 产妇方面的禁忌证:当产妇有严重的合并症,一般情况极差,不能耐受手术;或腹壁、宫腔已有严重感染,且已具备阴道分娩条件者;过度肥胖或因其他原因不能保持剖宫产体位者,应尽量以阴道分娩终止妊娠。

(3) 剖宫产常见并发症:与麻醉相关的如低血压、头痛等;与出血有关的如子宫收缩乏力、前置胎盘、羊水栓塞等;术后还有其他并发症,如肺炎、血栓栓塞、子宫内膜炎、伤口感染等。

总之,剖宫产是难产或其他产科急症的救命良方。但作为外科手术的一种,剖宫产存在会产生并发症和被滥用的危险,这些危险会严重危害母亲和胎儿的健康。在医疗过程中,一味地增加剖宫产比例而不考虑手术安全和手术质量,并不能促进健康结局。

13 剖宫产围手术期的处理有哪些?

1) 术前准备:当产妇产前检查已明确手术指征,或有可能施行剖宫产术的待产妇,需住院观察,选择合适的时机施行剖宫产。术前 6~8 h 产妇需禁饮食,不吃任何食物,勿过度屏气和大声呼叫,使用正确的呼吸方法。

2）孕妇术前的心理调适：一般来说，孕妇在剖宫产前出现害怕焦虑、恐惧情绪在所难免。但过分的焦虑恐惧对手术过程非常不利，既往不愉快的分娩经历，或者对剖宫产认识不足，都容易导致孕产妇出现不良的心理问题。孕产妇的心理问题更多表现为对自身安全及胎儿安全的担忧、对手术结局未知的恐惧，可表现为躯体症状，出现呼吸急促或呼吸困难、心悸、肌肉紧张、咬指甲、来回踱步、反复翻弄东西等，或者表现为睡眠障碍，如入睡困难、浅睡易醒、易惊多梦等。对待孕产妇的这类心理问题，良好的沟通有利于消除孕产妇的恐惧和陌生感。同时，来自家属的支持，尤其是新生儿父亲的理解和关爱，可很好地减轻孕产妇的心理负担。

3）新生儿的处置：术前会有新生儿复苏人员和物品的准备。新生儿娩出后，由接婴人员进行一系列处理。当婴儿一般情况良好时，婴儿会被抱至母亲怀中，进行皮肤接触，既有利于母婴感情的建立，又能减轻术中的疼痛，同时为母乳喂养打下良好的基础。

4）术后一般处理：产妇回病房后，放置会阴垫了解阴道的出血量，还需要特别注意子宫收缩情况。导尿管一般术后 24 h 拔出，拔出后需要多饮水，尽早自解小便，在无尿意的情况下主动排尿。在起床过程中，运用起床三步法缓慢起床，预防跌倒。

采取正确的哺乳姿势早接触、早吸吮、早开奶，以利于乳汁的分泌，避免乳腺炎的发生，同时可加强子宫收缩减少产后出血；保持外阴清洁，勤换会阴垫，防止生殖道的上行性感染。

产妇术后 6 h 可进流质饮食，一方面可促进乳汁分泌，另一方面可满足机体营养需求，利于产后恢复，促进切口愈合。产妇可少食多餐，摄入营养丰富易于消化的饮食。

勤翻身，早日下床活动，有利于子宫复旧，促进肠功能恢复，减少肠粘连，避免和减少静脉血栓的形成，促进盆底和腹部肌肉张力的恢复，但不能过早做重体力劳动。

5）剖宫产术后的腹胀处理：急诊剖宫产病人常因术前禁食时间不够，或产妇大声喊叫、屏气，造成胃内大量气体积存；麻醉亦可导致胃肠蠕动变慢；术后许多产妇因为疼痛，不敢翻身，更不愿下地活动，肠蠕动恢复延迟；饮用牛奶、豆浆、糖水或过早、过量进食，都可导致胃肠道产气量增加。剖宫产术后一旦发生腹胀，可以用以下方法缓解：①胃肠解压、肛管排气。②新斯的明 0.15 mg 肌内注射。③口服白萝卜汤，每次 200 mL，每天 3 次。④尽早下床活动，每日增加活动量。⑤控制进食量，饮食清淡易消化。⑥顺时针按摩腹部，不但有利于积气排出，同时还可促进子宫恢复。

6）剖宫产术后尿潴留的处理：剖宫产术后拔除导尿管 6 h 发生排尿困难，点滴而下，甚至闭塞不通者，称为剖宫产后尿潴留。

剖宫产术后因腹壁松弛，腹腔压力下降，加之膀胱括约肌张力增高导致排尿困难，又由于膀胱过度膨胀后，膀胱逼尿肌失去了有效的收缩力成为无张力膀胱，以致尿液潴留。在心理因素方面，产妇在拔除导尿管后由于排尿姿势改变、害羞、不习惯、伤口疼痛而不敢用力，往往容易造成术后尿潴留。另外，剖宫产术后，使用自控镇痛泵也是增加尿潴留发生的原因。同时由于许多产妇在术前，往往都经过试产，在试产过程中由于胎先露压迫膀胱，造成膀胱黏膜充血、水肿，也是引起尿潴留的原因。一旦发生尿潴留，可影响子宫收缩，造成宫缩乏力，导致产后出血。一旦发生拔除导尿管后尿潴留，可使用以下方法处理。

（1）听流水声：利用条件反射缓和排尿抑制，使产妇产生尿意。

（2）热敷法：将热毛巾或热水袋置于产妇下腹部膀胱区，利用热敷使松弛的腹肌收缩，升高腹压而促使排尿。

（3）按摩法：将手置于产妇下腹部膀胱膨隆处，向左右轻轻按摩 10～20 次，再用手掌自产妇膀胱底部向下推移按压，以减少膀胱余尿。

（4）热气熏蒸外阴法：产妇取蹲位，将盛有开水的水盆置于产妇会阴部，利用水蒸气刺激尿道周围神经感受器而促进排尿。

（5）肌内注射或者右侧足三里穴或者双侧三阴交穴穴位注射新斯的明 0.5～1 mg，以促进膀胱平滑肌收缩而排尿。

（6）开塞露塞肛法：利用排便促使排尿的神经反射原理，采用开塞露塞肛，促进逼尿肌收缩、内括约肌松弛而排尿。

（7）指压穴位法：产妇取蹲坐位，左手扶于产妇腰部，右手以拇指按压关元穴由腹部向后、向下，由轻到重按压，同时嘱产妇下腹部放松屏气并用力排便，直至膀胱排尿，停止按压。

(8) 应用多功能治疗仪：利用电磁波进行磁疗，电磁波本身有解除平滑肌痉挛的作用，并能促进神经传导功能的恢复，解除膀胱括约肌的痉挛，促使尿液排出，操作简单，见效快，无副作用，是一种有效的物理疗法。

14 有了麻醉就不疼吗？关于剖宫产疼痛知多少？

剖宫产术因为麻醉的原因可以减少产时的疼痛，被广大女性所喜爱和接受。可是，是不是生产完了也会不疼呢？或者能否多加药物，缓解产后伤口的疼痛呢？

剖宫产术的麻醉需要考虑到胎儿和产妇两个方面的要求，既要使产妇镇痛完善，又要对胎儿无明显的呼吸抑制及其他不良影响。尽管目前麻醉方法有很大的改进，安全性大大提高，但还是存在麻醉风险。

术后疼痛的程度亦因人而异，年龄、性别、个性、对疼痛的认识、周围环境的影响等都是影响疼痛的因素。由于术后疼痛是多因素的综合结果，在某种程度上不能以病因处理，疼痛又往往随着伤口的愈合而减轻、消失。因此，处理只能是症状治疗，主要时间是术后24～48 h，尤其是术后最初的几小时。

在很多医院，产妇都要求使用视觉类比量表(VAS 量表)，0 分(无痛苦)到 10 分(极度痛苦)定期地评估她们的痛苦。此外，还有脸谱法，其包括了从微笑到忧郁到痛苦的表情图像，由此可以得出疼痛的程度。根据疼痛的程度以及产妇主诉对疼痛的应对能力，给予相应的止痛方法。缓解疼痛的方法主要有药物治疗和物理治疗两种。

由于存在个体差异，每个人对药物的敏感性不同，镇痛药物产生的不良反应有轻有重，如产妇自诉呼吸困难、胸闷，甚至面色青紫、呼吸频率减慢等严重的延迟性呼吸抑制，术后 2～8 h 发生于面、胸部的瘙痒，血压下降，恶心、呕吐等，应遵医嘱对症处理。

总之，剖宫产的病人应得到高质量的安全有效的镇痛。镇痛方法有多种，目前国内最推崇的仍是病人自控硬膜外镇痛(PCEA)，大量的临床已证实其安全有效性，且不影响产后宫缩，也不会增加阴道出血，而在促进泌乳和产后恢复方面有正面作用。

15 剖宫产术后再次妊娠分娩应注意哪些问题？

二孩政策的全面开放，越来越多的产妇面临一个问题：上次是剖宫产，这次怀孕还是要再“挨一刀”吗？什么样的情况可以选择阴道试产呢？其实，并非所有剖宫产史孕妇都可以选择阴道分娩，合理选择对象，加强产程观察，谨慎使用缩宫素，可以提高试产成功率。

1）剖宫产后再妊娠阴道试产应具备的条件和适应证：

（1）前次剖宫产术式为子宫下段切口，术中无切口撕裂且术后切口愈合好，无感染。

（2）前次剖宫产距此次妊娠时间 2 年以上。

（3）前次剖宫产指征不复存在，又未出现新的剖宫产指征。

（4）此次妊娠具备阴道分娩条件，分娩诸因素不存在异常情况，试产过程中产程进展顺利。

（5）胎死宫内或胎儿有严重畸形者。有较好的医疗监护设备，具备随时手术、输血和抢救的条件。

2）剖宫产后再次妊娠经阴道分娩的禁忌证：①前次剖宫产的指征依然存在；②前次剖宫产为古典式、“T”形子宫切口，或虽为子宫下段切口但愈合不良或术后感染；③有子宫破裂史；④此次妊娠距上次剖宫产不足 2 年（相对禁忌证）；⑤本次妊娠存在明显的产科指征；⑥有 2 次以上的剖宫产史；⑦有严重内科合并症及产科合并症，多胎妊娠；⑧试产失败或出现先兆子宫破裂；⑨高龄初产，前次剖宫产未经阴道试产；⑩不具备抢救急症病人的条件；⑪子宫瘢痕处有胎盘附着；⑫家属及本人要求行剖宫产，并同时结扎输卵管者；⑬下段瘢痕厚度＜3 mm。

3）剖宫产后再妊娠经阴道分娩的产科处理：

（1）瘢痕子宫再次妊娠的最佳时机：术后 2～3 年子宫瘢痕肌肉化的程度达最佳状态，但随着时间的延长，子宫瘢痕肌肉化的程度越来越差，并逐渐退化，瘢痕组织失去原结构，失去弹性，故剖宫产术后 2～3 年是子宫切口愈合的最佳时期。

(2) 超声评价妊娠期子宫瘢痕的愈合情况：如瘢痕厚度≥3 mm，子宫下段各层次回声连续、均匀，则提示瘢痕愈合良好，有试产条件。若瘢痕厚度＜3 mm，可见局部前羊膜囊或胎儿隆起，或见到子宫前壁间羊水中的胎脂强光点或强光斑，则提示子宫即将破裂，应立即行剖宫产。

(3) 孕妇应提前入院，且理解试产利弊。

(4) 密切观察产程进展情况，尤其是子宫破裂的先兆症状，尽早发现异常并及时处理。

(5) 产程开始后应做好剖宫产手术的各项准备，试产过程中严格掌握缩宫素使用指征，从低浓度、小剂量开始，严密观察宫缩频率及强度，尤其是子宫形态，观察子宫下段有无压痛，以及胎心和羊水性状，尿液色泽，确保母婴安全。

(6) 若出现产程进展延缓或停滞，应及时行阴道检查，出现异常及早处理。

(7) 尽量缩短第二产程，必要时行助产术结束分娩。

4) 重复剖宫产的注意事项：重复剖宫产因盆腔粘连、瘢痕组织增生弹性差、血管曲张等原因，手术困难变大，易增加出血，损伤相邻器官，且不利于伤口愈合。建议病人同时行输卵管结扎术，以免增加再次妊娠的风险。

三、双(多)胎分娩的处理

16 双(多)胎定会早产吗?

近年来随着辅助生殖技术的发展，双(多)胎的发生率越来越高。双(多)胎妊娠时，由于子宫膨大，压力高，容易发生胎膜早破和早产。双胎妊娠时胎盘面积大，有时扩展到子宫下段及宫颈内，形成前置胎盘导致产前出血。

17 双(多)胎可以顺产吗?

(1) 对双胎分娩方式的评估需要考虑多因素的影响。除了双胎绒毛膜性以外，胎儿的胎方位、孕周、胎儿健康情况、复杂性双胎并发症、母体的妊娠合并症和并发症及宫颈成熟度等均需要纳入考虑的范围。

排除医学指征角度来看，当地的医疗水平，不仅是指产科并发症的纠正和阴道助产能力，还包括早产儿的救治能力，孕妇及家属对早产儿是否积极救治，甚至经济状况都是需要纳入统筹考虑的范围。

双胎特定的剖宫产指征中只有单羊膜囊双胎和联体双胎。单羊膜囊双胎整个妊娠期及分娩过程中均可能发生脐带缠绕的宫内事故而导致不可预测的胎死宫内，故建议剖宫产手术。

连体双胎由于其胎儿的形态特殊性，试产过程中引起梗阻性难产的风险极高，除非在较小孕周发现连体胎儿，可以经阴道分娩。

（2）当双胎的胎位均为头位时，阴道分娩和剖宫产相比在围产儿不良结局上的差异没有统计学意义，鼓励孕妇在做好急诊剖宫产的情况下，尝试阴道分娩。

（3）当双胎的先露胎儿为头位，第二胎儿为非头位时，或先露胎儿是臀位时，因为宫颈得不到充分的扩张，导致后娩出的胎儿娩头困难；第二个胎儿易发生脐带脱垂、胎盘早剥、胎儿窘迫等产科急症。鉴于上述并发症的严重性，大多数的产科医生会建议先露胎儿非头位的双胎孕妇选择剖宫产。

18 如何选择双(多)胎的分娩时机？

不同孕周分娩的新生儿及围产儿发病率和死亡率有明显的差异。通过研究发现，双胎妊娠中围产儿的死亡率随孕周增加逐渐降低，至孕 38 周达到最低，之后开始上升。

对于双绒双胎妊娠建议分娩孕周范围为 38～39 周，38 周后可以进行选择性剖宫产，但是对于一些有意愿阴道分娩的双胎，可以在严密加强监护的情况下等到 39 周之后再进行引产，以期待自然临产而尽量减少人为干预，从而可以提高阴道分娩成功率。对于单羊膜囊双胎的分娩孕周，建议在 32～34 周酌情分娩，有助于降低不良围产结局的发生。

（王培红　罗丽波）

第十章
分娩常见并发症

一、早产

1 什么是早产?

WHO将早产定义为妊娠大于20周不满37周分娩者。目前我国的早产定义为自末次月经第一天开始计算,妊娠满28周不满37周的分娩者。由于新生儿重症监护技术的不断提高,使早产婴儿存活的孕周不断提前,20～28周娩出的胎儿为可以存活的有机儿。早产是引起围产儿患病和死亡的最主要原因。随着围产医学的不断发展,早产儿尤其是极早产儿(胎龄24～27周)的生存率不断提高,但其围产期结局并未得到改善,呼吸窘迫综合征(RDS)、神经行为功能发育延迟、听力和(或)视力障碍等近远期并发症仍然很高。目前,早产的病因并不完全清楚,是多因素、多机制的综合作用结果。

2 早产的高危因素有哪些?

(1) 人口学特点:高龄、社会地位低、经济条件差。

(2) 行为因素:吸烟、药物成瘾。

(3) 产科病史:早产史、未足月胎膜早破史、晚期流产史、宫颈手术史。

(4) 此次妊娠情况:体外受精、多胎、下生殖道流血、感染等。

3 早产的预防有哪些措施?

早产的预防分为一级预防(降低人群风险)和二级预防(甄别高风险个体和治疗)。

一级预防主要是孕前知识的普及,防治胎膜早破,做好围产期保健以预防营养不良、贫血等。

二级预防是针对有既往早产史或宫颈过短的孕妇，进行干预处理。主要方法如下。

(1) 宫颈环扎：宫颈环扎可使34周前早产率降低30%。

(2) 特殊类型孕酮：孕酮能使有早产高风险的单胎妊娠早产率降低22%、围产儿死亡率降低42%，但在多胎妊娠中无效，甚至有害。

4 早产的分娩方式有哪些？

对于早产的处理，主要取决于产科医生对于母体的耐受能力、妊娠并发症对母儿的危害程度、早产儿生存力的估计和现有的处理早产的方法及新生儿重症监护水平。适时选择恰当的分娩方式以及处理好分娩过程中的各个环节可以减少各种因素对胎儿及新生儿的损害，降低新生儿发病率和病死率。

1) 根据孕周选择：

(1) 超早早产(妊娠＜28周)：新生儿并发症多且严重，生存能力极低，阴道分娩是理想的选择。

(2) 早早产(妊娠28～31周)：胎肺多不成熟，新生儿并发症多，应选择期待疗法；如果没有出现严重并发症，可期待治疗至34周，再适时终止妊娠。但是如果期待过程中出现不可抑制的规律宫缩伴宫口扩张及胎头下降等分娩发动迹象，或出现宫内感染或胎儿窘迫，则无论孕周多少，均需尽快终止妊娠。

(3) 妊娠满32～33周：新生儿并发症迅速减少，成活率明显升高。此时胎儿的发育达到较好的成熟度，对阴道分娩的挤压已有相当的耐受性。阴道分娩的危害性比32周前明显下降。

(4) 妊娠≥34周：胎儿的成熟度和新生儿并发症已基本和足月儿相似，分娩方式的选择可依足月妊娠的选择标准。

2) 未足月胎膜早破(PPROM)的选择：分娩方式的选择不仅要考虑孕周及胎儿的情况，更应注意破膜时间的长短。破膜超过48 h仍未临产者，为减少母婴并发症可行剖宫产尽快结束妊娠。若破膜合并宫内感染时，必须立即终止妊娠，如胎儿尚有抢救价值，应立即剖宫产。

二、脐带脱垂

5 什么是脐带显露和脐带脱垂?

如果胎膜早破时,脐带位于胎先露部的前方或一侧,称为脐带先露或隐性脐带脱垂。胎膜破裂后脐带脱出于宫颈口外,降至阴道内或露于外阴部称为脐带脱垂,发生率为 0.4%~10%。不论隐性脐带脱垂或显性脐带脱垂,均因脐血流减少而致胎儿心率异常,如能解除脐带受压,脐血流量能迅速恢复,胎心率可恢复,否则,脐血流量持续减少,则有持续胎心率减慢,胎心消失,引起胎儿心肌缺氧,甚至胎儿死亡的危险。

6 脐带脱垂的原因有哪些?

凡胎儿先露部与子宫下段、骨盆入口平面不能严密衔接者都可能发生脐带脱垂,臀位足先露为脐带脱垂的主要原因。

(1) 胎位异常:以臀位足先露、横位肩先露及复合先露时最常见,因为胎儿先露部与骨盆之间空隙较大,脐带容易滑脱。

(2) 头盆不称:骨盆狭窄或胎头方位异常,高直位,胎头浮动与骨盆未衔接。

(3) 胎儿因素:早产儿、多胎妊娠儿、畸形儿。

(4) 羊水过多:破水时,脐带随羊水冲出。

(5) 胎盘因素:前置胎盘、球拍胎盘、低置胎盘。

(6) 脐带因素:脐带过长,脐带附着于胎盘边缘者。

7 怎么预防脐带脱垂?

出现了脐带脱垂,及时地发现并积极有效地处理,可以尽量保证新生儿的顺利娩出和避免新生儿合并症的发生。尽管如此,防患于未然,预防更重要。

(1) 高危孕妇应早住院监护,胎位不正常可适当放宽剖宫产指征。

(2) 孕期及时纠正异常胎位,积极预防胎膜早破及早产,臀位在预产期前 7~10 天入院待产,足先露列为剖宫产指征。

(3) 入院时提倡 B 超检查,产程中加强监护,严密监测胎心变化，及时发现胎心异常，尽早诊断。

8 怎样处理脐带脱垂?

（1）显性脐带脱垂的处理：解除脐带受压，果断选择分娩方式。具体处理方法：抬高臀部（图 10-1），以湿生理盐水纱布包裹外露的脐带轻轻还纳于阴道内，减轻脐带受压。术者的手应堵住阴道口以避免脐带脱出于阴道口外，同时减少先露的下降，并果断选择分娩方式，若胎儿存活可立即行剖宫产，如已进入第二产程且判断能阴道分娩者给予阴道助产术。

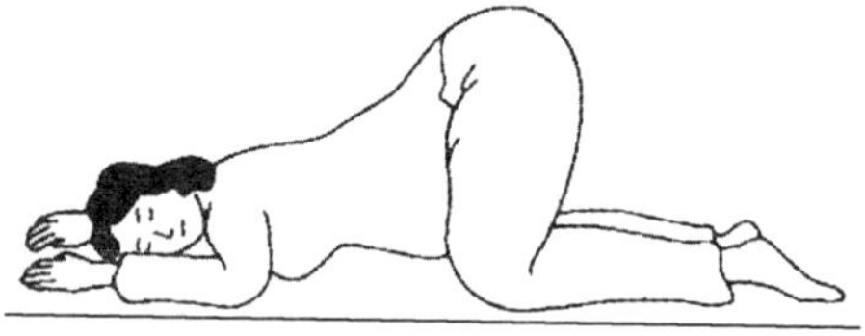

图 10-1 膝胸卧位还纳脐带

（2）隐性脐带脱垂的处理：对有脐带脱垂高危因素者应引起高度重视。剖宫产是首选的处理方法。如进入第一产程破膜后出现显性脐带脱垂，按显性脐带脱垂处理。进入第二产程者，除非可给予阴道助产短期结束分娩者，其他情况均应给予剖宫产。

各种分娩方式的比较显示剖宫产的围生儿病死率最低。所以有这么一种说法：不是所有的脐带脱垂都需要剖宫产，但剖宫产是解决脐带脱垂所致胎儿宫内窘迫快而有效的方法。准备剖宫产术的同时可以施行一些相关的辅助处理，目的是减轻脐带血管的受压，恢复正常的血供及减轻胎儿宫内窘迫，如抬高臀部，堵住阴道口避免胎先露下降压迫脐带及脐带外露，并请儿科医生一起做好抢救新生儿的工作。

9 如何进行脐带还纳?

用生理盐水纱布轻裹脐带并上送至阴道，并堵住阴道口避免其脱出，直至胎儿娩出。一方面减少了脐带的受压，另一方面减轻了体外冷空气对胎儿血管的刺激，从而改善了围生儿预后。

三、胎儿窘迫相关知识

10 什么是胎儿窘迫?

胎儿窘迫是指胎儿在子宫内缺氧或酸中毒,危及健康和生命的综合症状。发病率为2.7%～38.5%。胎儿窘迫分为急性胎儿窘迫和慢性胎儿窘迫。

急性胎儿窘迫多发生在分娩期,多因脐带异常、前置胎盘、胎盘早剥、宫缩过强、产程延长及产妇低血压等引起。

慢性胎儿窘迫多发生在妊娠晚期,往往延续到临产并加重,在临产都表现为急性胎儿窘迫,多因妊娠高血压疾病、糖尿病、严重贫血及过期妊娠所致。

11 胎儿窘迫的表现

胎儿窘迫可表现为胎动减少或羊水被胎粪污染;胎心率出现异常,可高于正常(心动过速)、低于正常(心动过缓)或变异消失。

12 如何识别胎儿窘迫?

胎儿窘迫至今尚缺乏确诊手段,临床主要有如下方法对其进行监测。

(1) 胎动:胎动是表明胎儿存活的良好标志。胎动计数是妊娠期检测胎儿宫内状况的一种简便方法。

(2) 胎心率电子监护:胎心率电子监护能分辨出胎心率的瞬间变化,并可连续动态监护。

(3) 羊水情况:胎儿在羊水中,羊水可防止子宫壁对胎体或脐带的直接压迫所致的胎儿窘迫,临床上可监测羊水量和性状是否异常,了解胎儿是否缺氧,判断胎儿宫内安危情况。当发生胎儿窘迫时则出现羊水污染,根据羊水污染的程度的不同,羊水污染可分为三度。Ⅰ度为浅绿色;Ⅱ度为深绿色或黄绿色;Ⅲ度为棕黄色,黏稠。但不是所有的羊水污染都表示存在胎儿窘迫。

13 胎儿窘迫应如何处理?

(1) 一般处理:取左侧卧位,吸氧,纠正酸中毒。

(2) 病因治疗:如宫缩过强则停用缩宫素,使用宫缩抑制剂。

(3) 终止妊娠：短时间内能结束分娩者，尽快阴道分娩。若短时间内不能完成分娩者，选择剖宫产。

四、胎盘滞留

14 什么是胎盘滞留？有哪些危害？

正常情况下，在胎儿娩出后，宫底降至脐平，产妇感到轻松，宫缩暂停数分钟后又重新出现，胎盘开始剥离，偶尔有胎盘没有自子宫壁剥离而停滞在宫腔内，称为胎盘滞留。当全部或部分胎盘滞留于宫腔时，子宫不能完全收缩，因此会造成大量持续出血。

15 胎盘滞留该如何处理？

若无出血，一般可等待，但不应超过 30 min。若阴道出血多则显示胎盘已部分剥离，应设法取出，可选择徒手剥取胎盘(图 10-2)。

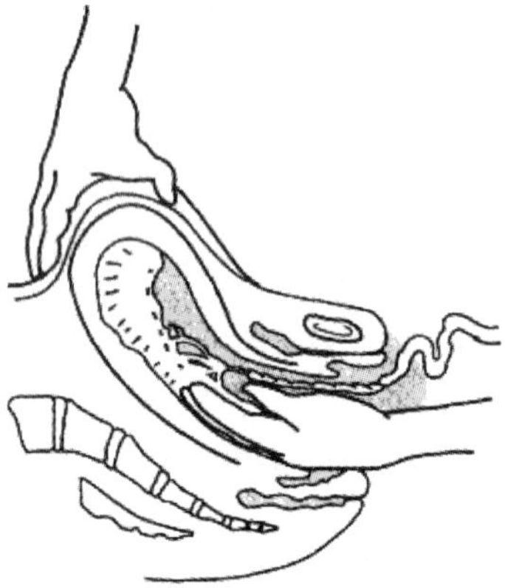

图 10-2　手取胎盘术

五、肩难产的预防

16 如何预防肩难产？

肩难产是分娩中的一种紧急情况，即在胎儿头部娩出后，胎肩嵌顿在产妇的耻骨联合处。肩难产发生在阴道分娩或助产分娩(运用产钳或胎头吸引)中，通常是难以预计的，它造成胎儿不能开始呼吸或因脐带受压导致胎儿缺氧，是产科中的急症。其中，胎儿巨大以及母亲肥胖、患有糖尿病是主要高危因素。

17 肩难产高危因素有哪些?

见表 10-1。

表 10-1 肩难产高危因素

产前高危因素	产时高危因素
估计胎儿巨大	第一产程活跃期延长或停滞
母亲糖尿病	第二产程延长
母亲肥胖	第二产程胎头下降延缓或停滞
过期妊娠	胎头“乌龟征”
骨盆狭窄或畸形	使用胎头吸引器或产钳助产
既往肩难产史	
孕妇体重增加过多	

18 如何处理肩难产?

一旦发生肩难产，医务人员会立即要求产妇停止用力并让她改变体位来增加出口空间，医生可能会通过挤压下腹部的方式压迫胎肩(图 10-3)，使用旋转手法娩出胎儿后肩(图 10-4)；把病人转为“四肢着床”体位，增加骨盆前后径，转动及重力作用有利于解除嵌顿，

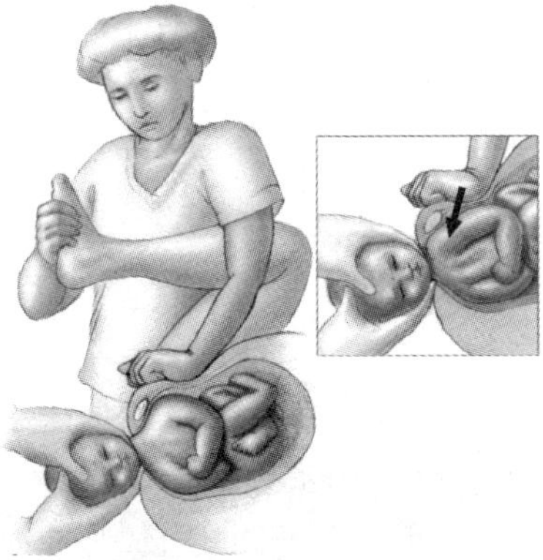

图 10-3 母体大腿屈曲

(将母亲的髋部屈曲，使大腿压向腹部，且耻骨上加压)

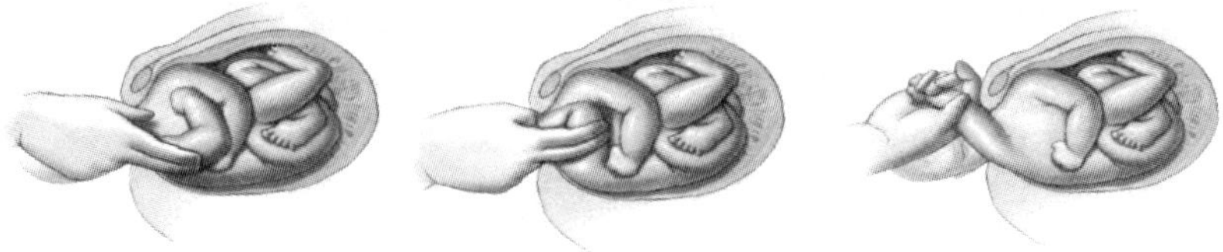

(a) (b) (c)

图 10-4 旋转手法

轻轻向下牵拉，娩出后肩；或将胎儿推回阴道内，令胎头俯屈，复位，胎头复位后紧急剖宫产，此种方法需要麻醉、手术组人员给予松弛子宫药物，但如果脐带已钳夹或剪断，不可施行。

总之肩难产虽然发生率低（占阴道分娩总数的 0.2%～2.1%），但严重危害母胎安全，且肩难产难以预测和不可预防，预计与准备是成功处理的关键。

19 肩难产产后检查内容有哪些?

见表 10-2。

表 10-2 肩难产产后检查内容

产 妇	新 生 儿
查产道损伤 防止产后出血 防止感染 注意膀胱功能	查产伤：臂丛神经损伤，胸锁乳突肌血肿，锁骨、肱骨骨折等

六、会阴撕裂伤

20 什么是会阴撕裂?

当胎儿通过产道时会因为过分牵张，使阴道口和肛门连接处发生撕裂。会阴撕裂可发生于阴道黏膜层，有时可深达肌层，并延伸至肛门。小范围撕裂亦可发生于阴道上壁，有时宫颈和阴唇也可累及。

21 会阴撕裂的高危因素有哪些?

许多因素会增加会阴撕裂的风险，包括首次阴道分娩会阴扩张不充分、前次严重产道撕裂、器械助产分娩、巨大儿、枕后位而非前位分娩，有时，会阴侧切会进一步延伸。会阴撕裂伤需要进行手术缝合，还原解剖位置。

22 会阴撕裂如何分型？

见表 10-3。

表 10-3 会阴撕裂的分型

分型	累及组织
Ⅰ度	最常见的撕裂仅累及阴道皮肤及黏膜，没有累及肌层，通过缝合即可治愈
Ⅱ度	阴道肌层受累，通常使用可吸收线来进行缝合，需要几周时间来恢复
Ⅲ度	撕裂累及阴道组织、皮肤，以及肛周肌肉，所有的受累组织都需要缝合
Ⅳ度	撕裂累及肛门括约肌，需要进行大量缝合

七、产后出血

23 产后出血是正常的吗？

不管在发展中国家还是发达国家，产后出血都是孕产妇死亡的主要原因。迄今为止，许多国家和地区对如何治疗和抢救产后出血病人已经积累了丰富的经验，对预防产后出血的发生亦采取了许多有效的措施，但产后出血仍是孕产妇死亡的重要原因之一。

目前新的产后出血定义包括早期产后出血和晚期产后出血，胎儿娩出后 24 h 内失血量超过 500 mL，剖宫产时超过 1000 mL，为早期产后出血。产后 24 h 的出血定义为晚期产后出血。产后出血病人可能有生命危险，需要立即治疗。

24 产后出血的原因有哪些？

产后出血是由子宫肌纤维的结构特点和血液凝固机制共同决定的。产后出血的高危因素可以概括为四个“T”：Tone（张力）、Trauma（损伤）、Tissue（组织）、Thrombin（凝血）。

25 产后出血的处理方法有哪些？

（1）任何一次分娩都有发生产后出血的风险。产妇需及时告知医生不适症状，对产后进行性心率增快的孕产妇，首先要警惕产后出血的发生，对分娩前已存在出血高危因素的孕妇，应从最严重的情况出发，做好尽可能充分的应对准备。

（2）对于阴道分娩者，需密切观察及正确处理产程。产后 2 h 是发生产后出血的高发时段，需要密切观察子宫收缩情况和出血量的变化。因充盈的膀胱会影响子宫收缩，所以产妇需要及时排空膀胱，若无特殊情况，在分娩半小时内实行母婴早接触早吸吮，刺激子宫收缩。

（3）对于剖宫产分娩者，预防宫缩乏力亦是最重要的措施。提倡胎儿娩出后，胎盘娩出前，预防性使用子宫收缩剂。

（4）产后出血的初始治疗包括检查子宫、抗生素预防治疗、视觉详细评估下生殖道、按摩子宫（图 10-5、图 10-6）以及缩宫素 5～10 U 缓慢静脉注射。若使用药物仍失败，建议求助手术或介入治疗之前，先用宫腔球囊压迫止血。如果药物治疗及宫腔球囊治疗仍无法有效控制出血，可考虑采用手术（图 10-7）或子宫动脉栓塞进行介入治疗。

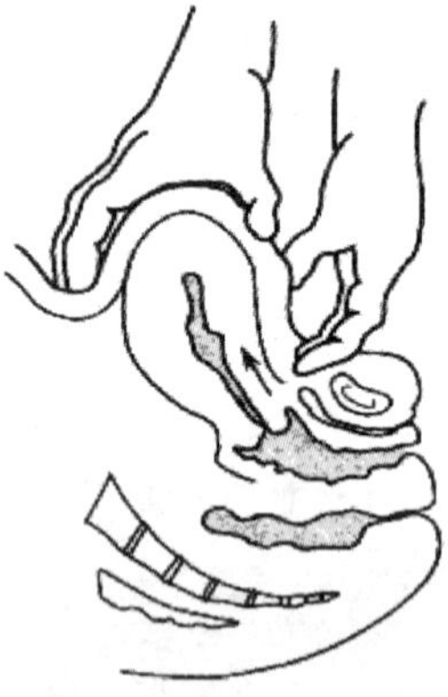

图 10-5　腹壁按摩宫底

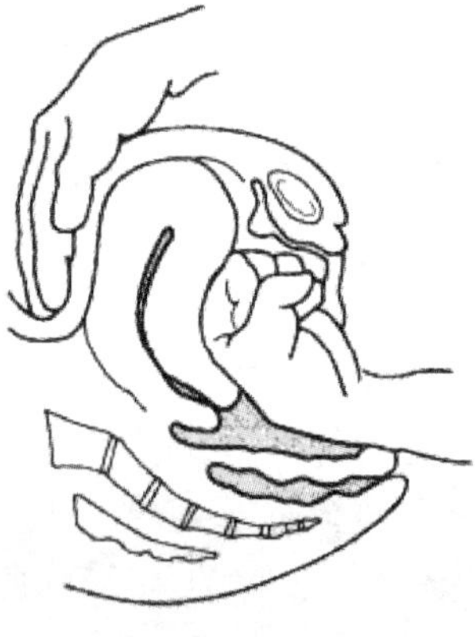

图 10-6　腹壁-阴道双手按摩宫底

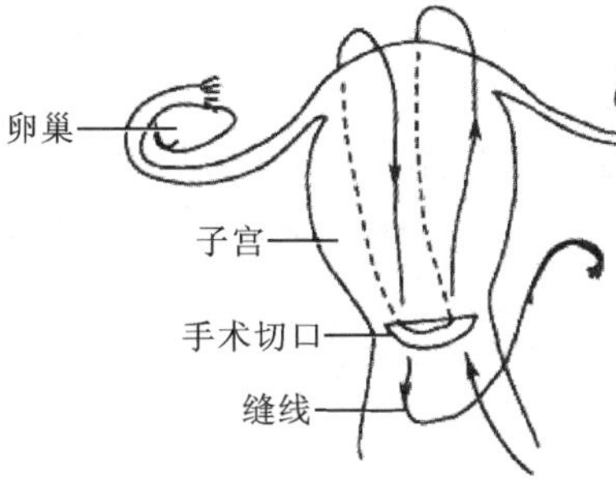

图 10-7　B-Lynch 缝合简易图

八、羊水栓塞

26 什么是羊水栓塞?

羊水栓塞是指产妇在围产期,羊水因各种原因进入母体血液循环,羊水中的有形物质(角化上皮、胎脂、胎粪)和促凝物质导致的急性肺栓塞、过敏性休克,弥散性血管内凝血、肾功能衰竭或猝死的严重并发症。现在研究表明,羊水栓塞主要与母体和胎儿抗原产生过敏反应有关,因此也有些学者建议命名为“妊娠过敏反应综合征”。虽然羊水栓塞是低概率事件,但死亡率极高。

27 羊水栓塞的病因和诱因有哪些?

正常孕期及分娩过程几乎无羊水进入母体循环,羊水进入母体血循环的机制尚不十分清楚,任何导致羊水经破裂的羊膜及已开放的血窦进入母血循环的生理或病理因素都可能成为引起羊水栓塞的诱因。

28 如何抢救羊水栓塞?

羊水栓塞难以预防,一旦发生,对医生团队的应急能力及医院本身应急系统的协调有效性是极大的考验。羊水栓塞的抢救重点主要是支持和对症治疗,主要有恢复心肺功能、恢复子宫张力、纠正凝血功能、缓解肺动脉高压等方法。对于产前发生的羊水栓塞,及时娩出胎儿既可以改善新生儿结局,又不影响母亲的预后,但是在母亲血流动力学不稳定,又尚未发展成致命性心律失常时,决定分娩可能确实会影响产妇的结局。心肺复苏时紧急剖宫产遵循“4 分钟原则”：如果心肺复苏无效，胎儿可以存活，4 min 时紧急剖宫产，5 min 时（1 min 内）娩出胎儿。这些决策在所有医学实践中是有困难的，必须根据抢救现场的具体情况做出最佳决策，围死亡期的剖宫产手术的决定是复杂的，在这种情况下，没有统一的处理标准。

（罗丽波　邓六六）

第十一章
妊娠特有疾病

第一节　妊娠期高血压疾病

一、妊娠期高血压疾病基础知识

1 什么是妊娠期高血压疾病?

妊娠期高血压疾病是妊娠与血压升高并存的一组疾病,发生率为5%～12%,严重影响母婴健康。

2 妊娠期高血压疾病的高危因素有哪些?

妊娠期高血压疾病的病因尚未完全明确,目前认为主要有以下因素可致孕妇患上该病:①遗传因素:调查显示40%的妊娠高血压疾病有家族史。②初产妇年龄<18岁或年龄>40岁。③有慢性高血压、肾炎、糖尿病、抗磷脂综合征等病史的孕妇。④初次产检时BMI≥35 kg/m^2(BMI(体重指数)=体重/身高^2,其中体重的单位为kg,身高的单位为m)。⑤营养不良的孕妇。⑥孕妇子宫张力过高,如出现羊水过多、双胎、糖尿病巨大儿等情况。⑦血钙的降低也是妊娠高血压疾病易发的因素之一。

二、妊娠期高血压疾病的健康教育

3 妊娠期高血压疾病的孕妇如何测量血压?

测量血压前至少安静休息5 min,测量取坐位或卧位,注意肢体放松,袖带大小合适,通常测量右上肢血压,袖带应与心脏处于同一水平。做到四定:定时、定手臂、定体位、定血压计。

4 妊娠期高血压疾病的孕妇日常护理有哪些?

(1) 注意产检:每1～2周做一次产检。注意观察有无水肿、头痛等不适。一旦有异常应提早就诊。可每天早晚各监测血压一次,并做记录。

(2) 适当休息:保证充足睡眠,充分休息。可适当选择左侧卧位,有利于改善子宫胎盘的血供,有利于血压恢复。

(3) 适量运动:适量的运动可预防孕期疾病,可以做一些轻度的体力活动,如散步和简单的家务劳动,能使孕妇精神放松并有助于控制体重。

(4) 保持心情愉快:孕妇平时精神放松,可以适当听喜爱的轻柔音乐。

(5) 合理饮食:控制食物的摄入总量,补充蛋白质,多吃含钙以及锌、维生素C和维生素E的食物,减少动物脂肪的摄入,不建议限制食盐及液体的摄入。

5 妊娠期高血压孕妇在使用硫酸镁时应注意哪些问题?

血清镁离子有效治疗浓度为1.8～3.0 mmol/L,超过3.5 mmol/L时即可出现中毒症状。使用硫酸镁必须具备以下条件:①膝腱反射存在(图11-1)。②呼吸≥16次/分,一呼一吸为一次呼吸。③尿量≥400 mL/24 h。孕妇应备好便盆和有刻度的量壶,每次小便于便盆里,再倒入量壶中测量出小便量,并记录。每次小便量相加得出24 h总量。④在静滴硫酸镁冲击剂量时,部分孕妇可能会出现心慌、胸闷、燥热等不适症状,一般在半个小时冲击剂量治疗结束后相关症状会自行缓解。如仍有不适,应及时向医护人员反映,及时处理。

6 发生子痫后怎么办?

如果在院外发生子痫抽搐,身边的人应立即使孕妇平卧,将毛巾等软物塞入口腔舌头上,以防唇舌咬伤和舌后坠,将病人头偏向一侧,保持呼吸道畅通,并立即将孕妇送往附近医院就诊。

7 妊娠期高血压疾病能顺产吗?

妊娠期高血压的孕妇究竟能否顺产,并非绝对,取决于孕龄及

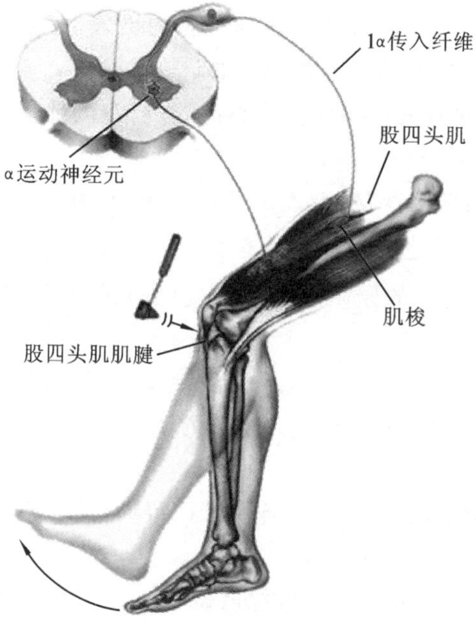

图 11-1　膝腱反射

母亲和胎儿的状况，治疗及分娩方式的终极目的在于在对母儿损伤最小的前提下终止妊娠，分娩可健康成长的婴儿。如果本身血压很高（一般达到 160/110 mmHg），尿蛋白（+++），分娩的时候可能发生子痫和其他并发症的风险要大一些，所以医生会建议妊娠期高血压的孕妇选择剖宫产，但如果孕妇具备一定的顺产条件且妊娠期高血压症状轻微，还是可以听取医生的建议进行阴道试产，顺利生下健康的婴儿。

8 怎样预防妊娠期高血压疾病?

1）定期产检：加强健康教育，孕妇掌握孕期卫生的基础知识，自觉进行产前检查。

2）指导孕妇合理饮食和休息：

（1）适度锻炼：妊娠期应适度锻炼，合理安排休息，以保持妊娠期身体健康，避免体重增加过度或体重减轻过度。

(2) 合理饮食:孕妇应进富含蛋白质、维生素、铁、钙、镁等微量元素的食物及新鲜蔬果,减少动物脂肪的摄入,妊娠期不推荐严格限制盐的摄入,也不推荐肥胖孕妇限制热量摄入。

(3) 保持足够的休息和愉快心情,适当左侧卧位可增加胎盘的血供。

(4) 补钙:低钙饮食(摄入量<600 mg/d)的孕妇建议补钙。

9 妊娠期高血压疾病吃什么好?

饮食上应遵守的原则是:饮食中包含充分的蛋白质和热量,钠盐和液体不过分限制。

(1) 戒酒、辛辣食品:避免进刺激性食物,如含有酒精的各种饮料(菜肴中也不要用酒作佐料)、辛辣的调味品,以及含挥发油、辣素多的蔬菜,如生姜。

(2) 少喝浓汤:过浓的鸡汤、肉汤、鱼汤,经代谢后可产生过多的尿酸,也会加重肾脏的负担。

(3) 宜吃新鲜蔬菜、水果:绿叶蔬菜和水果中含有较多的维生素 C,尤其是西红柿、橘子、鲜枣等,可以适量食用。

(4) 宜吃润肠食物:怀孕后膨大的子宫压迫肠管,加上身体不适,喜静厌动,因此孕期便秘尤为多见。

10 产后出院指导应注意哪些问题?

(1) 产褥期处理(产后 6 周内):重度子痫前期产后应继续使用硫酸镁 24~48 h 预防产后子痫。子痫前期孕妇产后 3~6 天,高血压、蛋白尿等症状仍可能反复出现甚至加重,如血压≥160/110 mmHg 应继续给予降压治疗。

(2) 远期随访(产后 6 周后):孕妇产后 6 周血压仍未恢复正常,应于产后 12 周再次复查血压,排除慢性高血压,并建议内科会诊。计划再生育者,如距离本次妊娠间隔时间小于 2 年或者大于 10 年,子痫前期复发的风险会增加。孕妇应加强筛查和自我健康管理。养成健康的生活习惯,健康饮食、规律锻炼、控制体重。

第二节　妊娠期肝内胆汁淤积症

一、妊娠期肝内胆汁淤积症的基本知识

11 什么是妊娠期肝内胆汁淤积症？

妊娠期肝内胆汁淤积症（ICP）是妊娠中、晚期特发性疾病，发病时，皮肤会出现瘙痒、黄疸、皮肤抓痕和病理胆汁淤积，有可能会导致流产、早产、胎儿窘迫、死产以及产后出血等，主要危及胎儿，使围产儿发病率和死亡率增高。

12 妊娠期肝内胆汁淤积症有哪些症状？

（1）瘙痒：无皮肤损伤的瘙痒是ICP的首发症状，约80%孕妇在妊娠30周后出现，有的甚至更早。瘙痒程度不一，经常呈持续性，白天较轻，晚上加剧。瘙痒一般从手掌和脚掌开始，然后渐渐向肢体近心端延伸甚至可以发展到面部，瘙痒症状多于分娩后24～48 h缓解，少数孕产妇在产后1周或1周以上缓解。

（2）黄疸：10%～15%孕妇出现轻度黄疸，一般不随孕周的增加而加重。有黄疸的孕妇出现羊水粪染、新生儿窒息及围产儿死亡的概率会显著增加。

（3）皮肤抓痕：皮肤出现因瘙痒所致的条状抓痕。

（4）一般没有明显消化道症状，少数孕妇会出现上腹不适。

二、妊娠期肝内胆汁淤积症的健康教育

13 妊娠期肝内胆汁淤积症对孕妇和胎儿有什么影响？

（1）对孕妇的影响：ICP病人伴发明显的脂肪痢时，脂溶性维生素K的吸收减少，致使凝血功能异常，导致产后出血。

（2）对胎儿的影响：胆汁酸毒性作用使围产儿发病率和死亡率明显升高，可发生胎儿窘迫、早产、羊水胎粪污染。此外，尚有不能预测的胎儿突然死亡、新生儿颅内出血等。

14 妊娠期肝内胆汁淤积症的孕产妇如何自我监测?

(1) 无症状或症状较轻的孕妇提前住院观察,遵医嘱增加产前检查次数,口服降胆汁酸的药物,监测血清胆汁酸指标。

(2) 加强胎心监护,遵医嘱监测胎心、胎动情况。自数胎动,如果明显感觉胎动较前减少,则应及时汇报医生处理。

(3) 皮肤护理:保持皮肤清洁,用温水清洗,不宜用碱性肥皂或热水烫洗皮肤。勤剪指甲,勿抓挠引起皮肤损伤。瘙痒严重者,可用炉甘石洗剂涂擦。

(4) 床单被褥松软、干净,衣服应选择全棉布料,宜宽大减少摩擦。

(5) 饮食应给予高热量、高蛋白、高维生素、低脂肪的食物,不宜过冷、酸辣、油腻,多吃牛奶、蔬菜、瓜果、鱼类。

(6) 孕周小、治疗好转出院的孕妇应定期产检,监测肝肾功能、胆汁酸等,如出现皮肤瘙痒、黄疸、胎动异常等,需及时就诊治疗。

第三节　妊娠期糖尿病

一、妊娠期糖尿病的基础知识

15 什么是妊娠期糖尿病?

妊娠期糖尿病主要是指妊娠前糖代谢正常,妊娠期才出现的糖尿病。

16 妊娠期糖尿病的高危因素有哪些?

(1) 糖尿病家族史和妊娠分娩史:不明原因的死胎、死产、流产史、巨大儿分娩史、胎儿畸形和羊水过多史、妊娠期糖尿病史。具有这些病史的孕妇患糖尿病的风险比正常孕妇要高。

(2) 胰岛素分泌受限:对于胰岛素分泌受限的孕妇来说,容易出现糖尿病或者使本来就有的糖尿病加重。

(3) 高龄妊娠:年龄越大,孕妇诊断妊娠期糖尿病的孕周越小。

(4) 肥胖:肥胖是发生糖耐量减低和糖尿病的重要危险因素。

（5）种族：妊娠期糖尿病具有明显的地域性和种族相关性。

17 妊娠期糖尿病有哪些症状？

（1）饥饿感：饥饿感是妊娠期糖尿病早期常见的症状。

（2）口渴：在妊娠期糖尿病早期时，孕妇常常容易出现不明原因的口渴，不停喝水仍感到口干，孕妇需警惕是否患上妊娠期糖尿病。

（3）皮肤瘙痒：没有皮疹等症状出现，但皮肤特别容易干燥瘙痒。

（4）容易感到疲乏：疲乏可能是糖尿病导致的，也可能是怀孕劳累导致的。当孕妇时常感到劳累时，需要观察自己是否同时出现其他妊娠期糖尿病的病征。

（5）头晕：糖尿病病人很容易发生血糖低的症状。有的孕妇会头晕，甚至晕倒。这个时候就一定要去医院验血糖了。

由于妊娠期糖尿病早期症状和妊娠反应类似，在早期很难发现。鉴于妊娠期糖尿病会对母婴造成不良影响，因此，孕妇一旦发现自己同时出现上述症状时，就应引起注意，及早到医院检查身体。

二、妊娠期糖尿病的健康教育

18 妊娠期糖尿病对孕妇和胎儿有什么影响？

妊娠期糖尿病如果不及时治疗，对孕妇和胎儿的健康极其不利。对于孕妇来说，妊娠期糖尿病可增加母亲出现高血糖、高血压及先兆子痫等的发生机会；对于胎儿来说，它可导致流产、胎儿宫内发育迟缓、胎儿畸形、巨大儿、新生儿窘迫综合征、新生儿高胆固醇血症等。同时，妊娠期糖尿病对母婴的远期影响也是不可忽视的，它可导致母婴日后患上糖尿病等慢性病的风险较普通人增大。

19 妊娠期孕妇血糖监测方法和目标是什么？

（1）自我血糖监测方法：运用血糖仪自行测定血糖水平。①不需要胰岛素治疗的妊娠期糖尿病孕妇，在随诊时每周至少监测一次全天血糖，包括空腹血糖（FBG）及三餐后 2 h 血糖共 4 次。②需要胰岛素治疗的妊娠期糖尿病孕妇，应每日监测三餐前 30 min、三餐后 2 h 及夜间血糖共 7 次，根据血糖监测结果，及时调整胰岛素用量。

（2）血糖控制标准：妊娠期糖尿病孕妇应控制在餐前血糖≤5.3 mmol/L 及餐后 2 h 血糖≤6.7 mmol/L，夜间血糖不低于 3.3 mmol/L。

20 妊娠期糖尿病如何配合治疗？

妊娠期糖尿病的治疗一般先考虑饮食治疗，若病情无法控制才考虑使用胰岛素药物治疗。

（1）饮食治疗：是糖尿病的一项基础治疗，应严格执行和长期坚持饮食控制。咨询医生进行医学营养治疗和运动指导。

（2）药物治疗：有些孕妇即使经过医学营养治疗和运动指导后，血糖仍存在异常，最好应用胰岛素以控制血糖水平。

（3）孕期母儿监护：孕早期每周检查一次，直至妊娠第 10 周。妊娠中期应每两周检查一次，除调整胰岛素用量外，还应同时进行眼底检查。妊娠 32 周以后应每周检查一次，除了注意孕妇的情况外，还应密切关注胎儿的发育、胎盘功能等，必要时住院治疗。

21 妊娠期糖尿病医学营养治疗应注意哪些问题？

妊娠期糖尿病发病除了遗传和孕妇自身因素外，多与孕妇孕期饮食不当，进高营养高热量食物过多有关，故饮食应均衡营养。

（1）每日摄入总热量应控制在 7531～9205 kJ。

（2）碳水化合物是关键。碳水化合物的摄入量占总能量的 50%～60%。饮食上应该多选粗粮，并且不需要太过复杂，在可摄取的分量范围内，多摄取高纤维食物，如以糙米或五谷米饭取代白米饭。

（3）蛋白质的进食量占总能量的 15%～20%。鱼肉蛋奶是优质蛋白质的主要来源，尤其鱼类，是高质量的蛋白质来源，脂肪少。特别要多吃一些豆制品和五谷杂粮，增加植物蛋白质。胎儿的发育主要靠优质的蛋白质。

（4）脂肪供给要适量。推荐脂肪的摄入量占总能量的 25%～30%。可以食用橄榄油、核桃油等植物油，里面含有较高的 DHA，对胎儿的大脑和视力的发育大有好处。并可适量进食一些坚果，如核桃、花生等，增加脂肪的供给，这也是胎儿大脑发育不可缺少的物质。

(5) 膳食纤维：推荐每日摄入量 25～30 g。孕妇需要多吃富含纤维素的蔬菜，如西红柿、绿叶蔬菜等，可以吃柚子、猕猴桃、草莓、青苹果等糖分相对较低的水果，但高糖分的水果如荔枝、甘蔗、香蕉等尽量少吃或不吃。还有一些藻类食物(如紫菜、海带等)都可以控制血糖上升。

(6) 补充维生素和矿物质。多吃一些蔬菜补充维生素 C，吃五谷杂粮补充维生素 B、维生素 E、维生素 A，经常吃一些含铁、锌和含钙高的食物，如牛奶、鱼、虾皮、蛋黄、海产品、绿叶菜等以补充矿物质。

(7) 少食多餐，定时定量。孕中期后可以每天吃 5～6 顿，每顿八分饱最好。早、中、晚三餐的能量应占每日总能量的 10%～15%、30%、30%，每次加餐的能量可占 5%～10%，有助于防止餐前过度饥饿。

22 妊娠期糖尿病孕妇该如何运动？

运动能将人体摄入的多余糖分转化为能量，防止血糖积聚，是预防糖尿病最有效的方法。

(1) 运动治疗的方法：餐后 30 min 进行中等强度的有氧运动，步行是最简单的有氧运动。可以到室外散散步，或者做一些适合孕妇做的瑜伽等。

(2) 运动的时间：可自 10 min 开始，逐渐延长至 30 min，其中可穿插必要的间歇。

(3) 运动的频率：适宜的频率为 3～4 次/周。

(4) 运动时的注意事项：运动时避免低血糖发生，应随身携带饼干或糖果，有低血糖征兆时及时食用。

23 妊娠期糖尿病新生儿如何喂养？

新生儿出生后容易发生低血糖，应严密监测血糖变化，行末梢血糖检测，如果血糖＜2.4 mmol/L，应喂 10%葡萄糖液 10 mL，尽早开奶。于 2 h 后再次检测血糖。注意保暖及预防新生儿呼吸窘迫综合征的发生。鼓励母乳喂养，产后母乳喂养可减少产妇胰岛素的应用，且子代发生糖尿病的风险下降。

24 妊娠期糖尿病孕妇的产后随访应注意哪些问题?

妊娠期糖尿病的孕妇及其子代均是糖尿病患病的高危人群。建议所有妊娠期糖尿病的孕妇在产后 6～12 周进行随访，应了解健康的生活方式、合理的饮食，适当地锻炼，坚持母乳喂养。

第四节　妊娠剧吐

一、妊娠剧吐的基础知识

25 什么是妊娠剧吐?

妊娠剧吐是指孕妇妊娠 5～10 周频繁恶心呕吐，不能进食，排除其他疾病引发的呕吐，体重较妊娠前减轻不低于 5%，体液电解质失衡及新陈代谢障碍，需住院输液治疗。妊娠剧吐的发生率为 0.5%～2%。

26 妊娠剧吐的症状有哪些?

妊娠剧吐主要以频繁恶心、呕吐为重要的症状，最开始为早晨的反应严重，随着病情发展而呕吐频繁，并不再局限于晨间。妊娠剧吐的主要症状包括以下几种。

(1) 妊娠剧吐多见于年轻的初孕妇，一般在停经 40 日左右出现早孕反应，逐渐加重直至频繁呕吐不能进食，呕吐物中有胆汁或咖啡样物质。

(2) 严重呕吐引起失水及电解质紊乱，引起代谢性酸中毒。

(3) 体重较之前减轻不低于 5%，并且面色苍白、皮肤干燥、尿量减少，严重时还会出现血压下降。

二、妊娠剧吐的健康教育

27 妊娠剧吐和早孕反应呕吐有什么区别?

大部分女性妊娠期间都会出现早孕反应，其中包括头晕、疲乏、嗜睡、食欲不振、偏食、厌恶油腻、恶心、呕吐等。妊娠剧吐与普通呕吐有所不同，主要表现为频繁恶心呕吐，不能进食，以至于发生电解质失衡及新陈代谢障碍，甚至危及孕妇生命。

28 妊娠剧吐有哪些危害？

（1）影响胎儿发育：妊娠前三个月，是胚胎初步分化的关键期，这个时候需要大量的蛋白质和核酸，如果此时由于妊娠剧吐而导致营养缺乏，会造成胎儿严重的营养不良。

（2）影响孕妇情绪：妊娠剧吐会导致孕妇对进食甚至是妊娠产生抗拒、恐惧心理，新生儿出生之后，孕妇容易感到情绪激动、胆小脆弱等。

（3）并发症：妊娠剧吐、进食困难会引起维生素 B_1 的缺乏，可表现为中枢神经系统症状，包括眼球运动障碍、精神和意识障碍、急性期言语增多，以后逐渐精神迟钝、嗜睡，个别发生木僵或昏迷。妊娠剧吐还可致维生素 K 缺乏，并伴有血浆蛋白及纤维蛋白原减少，孕妇出血倾向增加，可发生鼻出血，甚至视网膜出血等。

（4）妊娠剧吐严重时会引起肾前性急性肾衰竭。一些孕妇会出现短暂的肝功能异常。

29 妊娠剧吐饮食如何调节？

（1）补水、补钙、补维生素。怀孕 2～3 个月，胎儿的骨骼开始形成，这个时候孕妇应适当补充钙。不少孕妇妊娠剧吐期间吃些酸性的食物也是可以的，但建议吃新鲜的水果类食物，如杨梅、石榴、樱桃、葡萄、橘子、苹果等，这些食物一般含有较多的维生素 C。妊娠剧吐容易导致失水及电解质紊乱，所以在饮食方面应该补充水分以及所需要的微量元素，吃流质食物。

（2）少吃多餐，不吃油腻和辛辣食物。孕妇恶心、呕吐现象的产生，主要是由于增多的雌激素对胃肠内平滑肌的刺激作用所致。轻微的恶心呕吐可以不必进行治疗，少吃多餐，恶心会得到部分缓解。此外，要注意调节饮食，避免难以消化的食物，多选择淀粉类食物如面包、饼干、土豆、米饭等。

（3）妊娠剧吐严重时禁食、禁水，需住院治疗。

30 妊娠剧吐时日常需注意什么?

(1) 有妊娠剧吐症的孕妇在恶心呕吐频繁时应该完全休息,避免疲倦,还要减少在视线范围内引起不愉快的情景和异味。尽量让孕妇的心情舒畅,压力减少。

(2) 由于孕妇剧烈呕吐过后会出现害怕进食的状况,家人要予以解释和安慰。孕妇最好少食多餐,并且细嚼慢咽,进食后避免马上躺下。

(3) 呕吐时做深呼吸和吞咽动作(即大口喘气),呕吐后要及时漱口,注意口腔卫生。

(4) 家人应该关心、体贴孕妇,解除不必要的顾虑。孕妇平时要保持心情愉快,避免急躁和情绪激动;如出现呕吐导致体温上升、脉搏增快、皮肤无弹性、精神异常等症状要及时就医。

(王培红　程湘玮)

第十二章 妊娠合并内外科疾病

第一节 妊娠合并心脏病

一、妊娠合并心脏病的基础知识

1 妊娠合并心脏病有哪些症状?

(1) 轻微时的表现为轻微活动即有心慌、胸闷、气短,休息时脉搏在 110 次/分以上,呼吸在 20 次/分以上等。

(2) 较严重时表现为咳嗽、咯血及粉红色泡沫样痰、唇面发绀、颈静脉怒张、下肢明显水肿、静卧休息时呼吸和脉搏仍快、肺底部有持续性湿啰音及肝脾肿大和压痛等。

(3) 栓塞:妊娠期间血液处于高凝状态,易并发静脉栓塞和肺栓塞。

(4) 口周颜面发绀,有劳力性呼吸困难,经常性夜间端坐呼吸、咯血,经常性胸闷、胸痛、心悸、气短等。

(5) 有发绀、杵状指(图 12-1)、持续性颈静脉怒张。

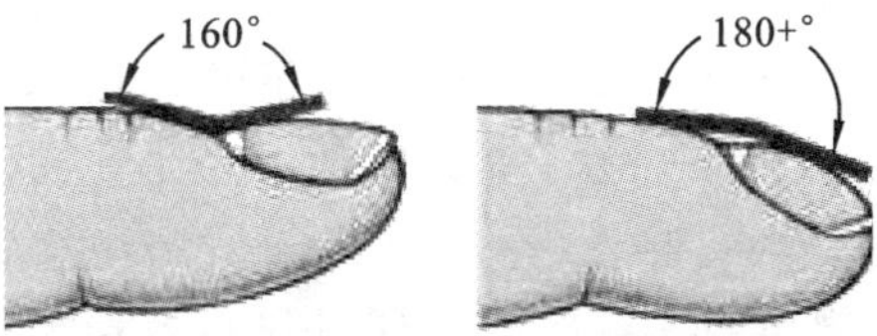

(a)正常手指 (b)杵状指

图 12-1 杵状指

2 心脏病孕妇心脏功能是如何分级的?

心脏病孕妇心脏功能分为4级。

Ⅰ级:一般体力活动不受限制。

Ⅱ级:一般体力活动轻度受限制,活动后心悸、轻度气短,休息时无症状。

Ⅲ级:一般体力活动明显受限制,休息时无不适,轻微日常工作即感不适、心悸、呼吸困难,或既往有心力衰竭史者。

Ⅳ级:一般体力活动严重受限制,不能进行任何体力活动,休息时有心悸、呼吸困难等心力衰竭的表现。

二、妊娠合并心脏病的健康教育

3 心脏病病人能怀孕吗?

心脏功能Ⅰ～Ⅱ级,既往无心力衰竭史,也没有其他并发症的病人可以妊娠。心脏功能Ⅲ～Ⅳ级,既往有心力衰竭史,有心脏疾病病史者,妊娠期极易发生心力衰竭,不宜妊娠。

4 心脏病孕妇孕产期应注意什么?

1)妊娠期:

(1)决定是否继续妊娠:凡不宜妊娠的心脏病孕妇,应选择治疗性人工流产。

(2)定期产检:能及早发现心衰的早期征象。妊娠20周前,应每2周产检一次。妊娠20周后,应每周产检一次。如发现早期心力衰竭征象,应立即住院。孕期顺利者,也应在36～38周提前住院待产。

(3)防治心力衰竭:①休息:保证充足的休息,避免过劳和情绪激动。可适当采取左侧卧位,避免仰卧。②饮食:饮食中应富含多种维生素、优质蛋白、食物铁,孕4个月起限制钠盐摄入,每天不超过4 g,减少水钠潴留。③预防和治疗引起心力衰竭的诱因:预防上呼吸道感染,纠正贫血。④合理管理体重:以体重每周增长不超过0.5 kg,整个孕期不超过12 kg为宜。

2）分娩期：

（1）阴道分娩：心脏功能Ⅰ～Ⅱ级者，如果没有产科并发症，原则上可经阴道分娩。

（2）剖宫产：有产科指征及心功能Ⅲ～Ⅳ级者，应选择剖宫产。不宜再妊娠者，可同时行输卵管结扎术。

3）产褥期：应预防感染、注意哺乳问题和避孕等。

（1）密切监护：产后3日内，尤其是产后24 h，仍是发生心力衰竭的危险时期。

（2）预防产后并发症：产后出血、肺水肿、血栓栓塞是严重的并发症，极易诱发心力衰竭，应重点预防。

（3）心脏功能Ⅲ级以上的产妇，产后不宜哺乳。

（4）产后必须定期复查，注意心功能情况。

5 妊娠合并心脏病对孕妇和胎儿有什么影响？

1）妊娠合并心脏病对孕妇的危害：妊娠期、分娩期及产褥期均可能使患有心脏病的女性心脏负担加重从而诱发心力衰竭，造成孕产妇死亡。

2）妊娠合并心脏病对胎儿的危害：

（1）病情较轻、代偿机能良好的孕妇，胎儿相对安全。

（2）妊娠后心脏功能恶化者，流产、早产、死胎、胎儿生长受限、胎儿窘迫及新生儿窒息的发生率明显增高。围产儿的死亡率是正常妊娠的2～3倍。

（3）药物影响：某些治疗心脏病的药物对胎儿也存在潜在的毒性反应。

（4）心脏病遗传：多数先天性心脏病为多基因遗传，双亲任何一方患有先天性心脏病，其后代先天性心脏病的发生风险将会增加。

6 妊娠合并心脏病饮食应注意什么？

患有妊娠合并心脏病的孕妇应选择进高蛋白、高热量、高维生素等易消化食物，要注意保证饮食的低盐、低脂，多补充维生素和矿物质。同时要遵循少食多餐的原则，不可一次进食太多，以免加重心脏负担。孕妇在整个孕期体重增加最好不超过 12 kg,以减少心脏负担。

(1) 控制食盐量:在孕 16 周以后,每日的食盐摄入量在 4～5 g。多吃蔬菜、水果,以防止发生便秘。

(2) 限制脂肪量和胆固醇量:每日膳食中,尽量避免食用含动物性脂肪及含胆固醇较高的食物,如动物油脂、肥肉、肝、肾、脑、肺,蛋黄,鱼子等,以食用植物油及豆制品为宜。

(3) 忌食刺激性食物:饮食中尽量少用生姜、辣椒、胡椒面等辛辣调味品,不喝浓茶、浓咖啡等刺激性饮料,严禁吸烟、饮酒。

第二节　妊娠合并病毒性肝炎

一、病毒性肝炎的基础知识

7 什么是妊娠合并肝炎?

妊娠合并肝炎是妊娠期常见疾病之一,其中以妊娠合并病毒性肝炎危害较大。病毒性肝炎是妊娠妇女肝病和黄疸的最常见原因,分为甲型、乙型、丙型、丁型、戊型。

8 妊娠合并病毒性肝炎的常见类型是哪些?

妊娠合并病毒性肝炎主要以妊娠合并甲型病毒性肝炎(简称甲型肝炎)以及妊娠合并乙型病毒性肝炎(简称乙型肝炎)最为常见。妊娠合并乙型肝炎(简称乙肝)是我国当前流行最为广泛、危害性最严重的一种疾病。

9 妊娠合并肝炎的症状有哪些?

妊娠合并甲型肝炎症状与非孕期相同,发病较急,常见的有消化道症状及黄疸。

妊娠合并乙型肝炎潜伏期一般为 1～6 个月,症状有食欲减退、恶心、呕吐、腹胀、肝区痛、乏力、畏寒、发热等,部分病人有皮肤瘙痒、尿色深黄,孕早中期肝肿大,并有肝区叩击痛。极少数起病急,伴高热、寒战、黄疸等,如病情进行性加重,演变为重症肝炎则黄疸迅速加深，出现肝性脑病症状、凝血机制障碍，危及生命。

二、病毒性肝炎的健康教育

10 妊娠合并肝炎孕期如何护理？

孕妇需要进行必要的营养治疗，来促进肝组织的修复与再生，同时也为了使胎儿获得充足的热量和营养。

(1) 选择清淡容易消化的食物：注意饮食的均衡营养，选择高热量、高蛋白、含有维生素的易消化的食物。同时也应该在日常饮食中多搭配含钙、铁的食物，不宜饮酒、吃辛辣的食物或难以消化的食物。

(2) 控制好饮食总热量：每天的总热量控制在 2500～2600 kcal。

11 妊娠合并肝炎有什么影响？

妊娠合并重症肝炎是我国孕产妇死亡的重要原因之一，还会增加对胎儿的危害，导致围产儿患病率、死亡率增高，流产、早产、死产和胎儿畸形、胎儿窘迫、胎儿生长发育受限、死胎、死产的发病率增高。胎儿可通过垂直传播而感染肝炎病毒，尤其以乙肝病毒的母婴垂直传播率为高，围生期感染的婴儿容易成为慢性携带状态，以后更容易发展为肝硬化及原发性肝癌。

12 乙肝病毒的母婴传播有哪些阻断方式？

(1) 足月新生儿的免疫预防：①母亲乙肝表面抗原(HBsAg)(－)，无论乙肝病毒(HBV)相关抗体如何，新生儿按“0、1、6 个月”方案接种乙肝疫苗。②母亲 HBsAg(＋)时，新生儿须在 24 h 内(最好在 12 h 内)注射人乙肝免疫球蛋白(HBIG)和全程乙肝疫苗(“0、1、6 个月”方案)。采取上述正规预防措施后，对 HBsAg(＋)而乙肝 e 抗原(HBeAg)(－)孕妇的新生儿保护率为 98%～100%；对 HBsAg(＋)和 HBeAg(＋)孕妇的新生儿保护率为 85%～95%；如果不使用人乙肝免疫球蛋白(HBIG)，仅使用疫苗免疫，总体保护率仅为 55%～85%。

(2) 早产儿的免疫预防：如果母亲 HBsAg(－)，早产儿体重≥

2000 g，且身体状况稳定，新生儿按“0、1、6 个月”方案接种乙肝疫苗，最好在 1～2 岁再加强 1 针；如果体重＜2000 g，待体重到达 2000 g 后接种疫苗，1～2 个月后再重新按“0、1、6 个月”方案接种乙肝疫苗。

（3）HBV 感染母亲的新生儿母婴喂养：正规预防后，新生儿都可以母乳喂养。

（4）HBsAg(＋)孕妇的新生儿随访：HBsAg(＋)孕妇的新生儿，需随访乙肝血清学标志物，目的在于明确免疫预防是否成功，有无 HBV 感染，以及是否需要加强免疫。

第三节　妊娠合并贫血

一、妊娠合并贫血的基础知识

13 什么是妊娠合并贫血？

妊娠前已贫血的女性怀孕，称为妊娠合并贫血。怀孕后因为身体变化而出现贫血的情况，称为妊娠期贫血。妊娠合并贫血以缺铁性贫血最为常见，其次是巨幼红细胞性贫血，再生障碍性贫血最为少见。妊娠期贫血应该引起重视。

14 妊娠合并贫血的原因是什么？

妊娠合并贫血多因消化不良以致摄入的铁、叶酸、维生素 B_{12} 等造血物质缺乏，或因平素月经过多或寄生虫病或消化道的慢性失血所致。

15 妊娠合并贫血的症状有哪些？

（1）缺铁性贫血症状：轻者无明显症状，重者有乏力、头晕、心悸、气短、食欲缺乏、腹胀、腹泻等症状。皮肤黏膜苍白，皮肤毛发干燥，指甲薄脆以及口腔炎、舌炎等。

（2）巨幼红细胞性贫血症状：多发生于妊娠中晚期，以产前 4 周以及产褥早期最为常见。贫血起病较急，多为中度或重度。多表现为头昏、疲乏无力、全身水肿、心悸、气短、皮肤黏膜苍白、腹泻、舌炎、乳头萎缩等。低热、脾肿大、表情淡漠，常有健忘、易怒、迟钝、嗜睡或者精神失常等精神上的症状。

（3）再生障碍性贫血症状：以慢性居多，起病缓慢，主要表现为进行性贫血。

二、妊娠合并贫血的健康教育

16 妊娠合并贫血孕期应注意哪些问题？

（1）贫血轻症者可下床活动，重症病人应绝对卧床休息。

（2）饮食方面应进高热量、高维生素、高蛋白、含铁丰富的食物，如鱼、瘦猪肉、动物肝、菠菜等食物。

（3）注意口腔卫生，防止发生口腔溃疡。饭前饭后要漱口，刷牙时勿用力过度。

（4）保持皮肤的清洁，防止发生皮肤感染，定期洗澡，更换被服。

（5）安静的休息环境，保证睡眠充足。多卧床休息，适当减少活动量。

（6）严密观察胎心及胎动，定期进行胎心监护。

17 如何预防妊娠合并缺铁性贫血？

预防妊娠合并缺铁性贫血，一般从怀孕前积极补充铁剂开始，剂量、途径与贫血程度相关。维生素C有利于铁的吸收，应同时补充。注意饮食多样化，有助于各类营养物质的吸收利用。有些影响铁吸收和加剧铁消耗的因素应及时纠正，如胃肠系统疾病及慢性感染、血液丢失等。服铁剂时禁忌饮浓茶；抗酸药物会影响铁剂效果，应避免服用。

18 孕妇贫血吃什么好？

如果孕妇贫血，可以多吃如动物血和肝脏、新鲜蔬菜等含铁丰富的食物，一般深色食物含铁丰富。

（1）动物血和肝脏：动物肝脏中既含有丰富的铁、维生素A，也有较丰富的叶酸，同时还含有其他的微量元素，如锌、硒等，能有效促进身体对铁质的吸收。

（2）新鲜的蔬菜：新鲜的绿色蔬菜含有丰富的叶酸。叶酸虽然不像铁物质一样是造血的主力军，但它参与红细胞的生成，算是辅助造血，如果缺乏叶酸，也会造成贫血。

（3）孕妇多吃含有丰富的铁物质的食物，比如黑豆、黑木耳、黑芝麻等。

（4）高蛋白食物：多吃高蛋白食物，比如牛奶、鱼类、蛋类、瘦猪肉、豆类等。同时注意荤素结合，避免过于油腻。

第四节　妊娠合并特发性血小板减少性紫癜

一、妊娠合并特发性血小板减少性紫癜的基础知识

19 什么是特发性血小板减少性紫癜？

特发性血小板减少性紫癜（ITP）是因自身免疫机制使血小板破坏过多所导致的临床综合征，又称作免疫性血小板减少性紫癜，是一种器官特异性自身免疫性出血性疾病，主要特点是自发性出血、血小板减少、出血时间延长和血块收缩不良。妊娠合并特发性血小板减少性紫癜是产科常见的血液系统合并症之一，属于慢性型，不影响生育能力，育龄妇女妊娠期易复发。

20 特发性血小板减少性紫癜的症状有哪些？

特发性血小板减少性紫癜主要表现为皮肤黏膜出血和贫血。症状较轻时表现为散在于四肢及躯干皮肤的出血点、紫癜（皮肤和黏膜出血后颜色改变的总称）及淤斑、牙龈出血，严重者可能出现消化道、生殖道、视网膜及颅内出血，脾脏不大或轻度增大。紫癜及淤斑可出现在任何部位的皮肤或黏膜，但常见于下肢及上肢（图12-2）。

二、妊娠合并特发性血小板减少性紫癜的健康教育

21 妊娠合并特发性血小板减少性紫癜对孕妇和胎儿的影响有哪些？

（1）对孕妇的影响：对孕妇的影响主要表现在出血方面。孕妇在分娩的过程中用力屏气可诱发颅内出血、产道裂伤出血及血肿块的形成。妊娠合并特发性血小板减少性紫癜孕妇自然流产率要比

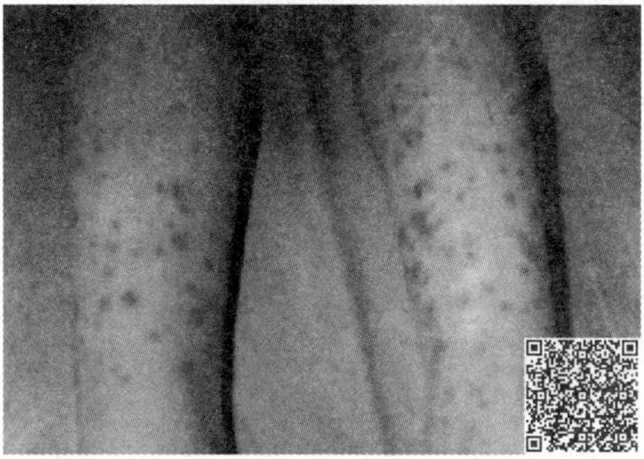

图 12-2 紫癜

正常妊娠孕妇高两倍，且母婴的死亡率要高于正常的孕妇。

(2) 对胎儿和新生儿的影响：部分胎儿、新生儿会出现血小板减少。一般在胎儿脱离母体后 4～6 个月，血小板才逐渐恢复正常。合并 ITP 妊娠的胎儿死亡率达到 26.5%。

22 妊娠合并特发性血小板减少性紫癜的饮食应注意哪些问题?

饮食方面应该选用能增加血小板的食物，如花生衣、红枣、胡桃肉、龙眼肉、当归、阿胶、黄芪等；不宜喝酒，不宜吃辣椒等辛热燥烈的食物，可多吃莲藕、银耳、丝瓜、萝卜等具有凉血、止血作用的食物；多吃新鲜绿叶蔬菜及水果有利于获取维生素，能有效减少血管壁脆性，帮助损伤的毛细血管修复。该病多为慢性，可反复发作、反复出血等，机体的抵抗力较弱，所以平时应多进富含铁和优质蛋白的食物，如动物的肝脏、木耳、海带等，有利于增加机体抗病能力。急性发病的食疗应遵循清热凉血、滋阴化瘀的原则；慢性发病则以益气养血、活血摄血原则为主。

第五节　妊娠合并急性阑尾炎

23 什么是妊娠合并急性阑尾炎?

妊娠合并急性阑尾炎是孕妇妊娠期比较常见的外科合并症之

一。发病率为0.05%～0.1%，主要是在怀孕前6个月比较多见。由于妊娠期阑尾位置变化，阑尾炎的临床表现不典型，加之炎症不易被包裹局限，常发展到阑尾穿孔和弥漫性腹膜炎阶段，导致孕产妇和围产儿病死率增高。

24 妊娠合并急性阑尾炎的临床症状有哪些?

大多数妊娠合并阑尾炎的主要症状都表现为腹痛。

(1) 妊娠早期:症状和体征与非妊娠期基本相同，常有转移性右下腹痛，伴恶心、呕吐、发热，及右下腹压痛、反跳痛和腹肌紧张等。

(2) 妊娠中、晚期:临床表现常不典型。常无明显的转移性右下腹痛。阑尾尾部位于子宫背面时，疼痛可位于右侧腰部。约80%的孕妇的压痛点在右下腹，但压痛点位置常偏高。增大的子宫将壁腹膜向前顶起，故压痛、反跳痛和腹肌紧张常不明显。

另外一部分人也有其他症状出现，如恶心、呕吐、腹泻等症状，有些孕妇可伴有发热、全身不适或乏力。

25 妊娠合并急性阑尾炎应注意哪些问题?

(1) 孕中晚期的妊娠合并急性阑尾炎孕妇，入院后遵医嘱听胎心，同时也要进行胎动的监测。

(2) 手术完成后，孕妇应特别注意胎心与胎动的情况，并且要注意阴道有无出血及腹痛情况，仔细辨别是切口痛、肠蠕动痛，还是宫缩痛。

(3) 孕妇应根据医嘱应用抗生素，控制感染，不可乱服用药物。

(4) 孕妇手术后，一般平卧6 h后改为半卧位，以利于引流。

(5) 术后第二日可进半流质饮食，阑尾炎穿孔或已有腹膜炎者禁食3～5日，待肠蠕动恢复后再进食。

(6) 孕妇觉得体力已恢复，应早日下床活动，防止肠粘连的发生。

(7) 孕妇需在医生的指导下做好产检工作或产后康复工作。

第六节　孕期急性胰腺炎

26 什么是急性胰腺炎?

急性胰腺炎是指腹腔内、盆腔和腹膜后组织和脏器发生了急剧的病理变化，从而产生以腹部为主的症状和体征，同时伴有全身反应的临床综合征，是妊娠期常见的急腹症之一，多发生在妊娠晚期和产褥期。妊娠合并急性胰腺炎多为轻症；重症相对较少，但重症急性胰腺炎具有发病急、并发症多、病死率高等特点，威胁孕妇和胎儿的健康。

27 急性胰腺炎的症状有哪些?

妊娠期急性胰腺炎的主要症状与非妊娠期相同。

(1) 持续性上腹部疼痛：本病的主要表现和首发症状为突然发作的持续性上腹部疼痛。腹痛呈持续性，阵发性加剧，可放射至腰背肩部。大多伴有恶心、呕吐、腹胀、发热等。

(2) 黄疸：约20%的妊娠期急性胰腺炎孕妇，可能会出现不同程度的黄疸，以轻中度黄疸较为多见。

(3) 严重腹胀：出血坏死性胰腺炎者由于广泛腹膜炎，继发麻痹性肠梗阻，可有严重腹胀。

(4) 精神症状：患有此病的孕妇经常会有烦躁不安、神志淡漠、谵妄、情绪低落等精神症状。

(5) 休克：严重者发病后迅速出现脉搏细速、血压下降、四肢厥冷等休克症状。

(6) 呼吸衰竭与肾衰竭：部分严重孕妇可以发生呼吸衰竭与肾衰竭，表现为呼吸急促、尿少等症状。

28 妊娠期如何预防急性胰腺炎?

(1) 计划怀孕的女性孕前检查也应该把肝胆B超检查包括在内。

(2) 患有胆囊结石的女性，如有过胆绞痛，原则上应在切除胆囊、治愈胆疾后再怀孕。否则，在整个妊娠过程中，都需要在医生的指导下监控，避免胆囊疾病的发作。

（3）有家族性高脂血症的孕妇应该定期查血脂，高血脂孕妇要在医生指导下对胆固醇和甘油三酯进行调控。

（4）肥胖是胰腺炎的高风险因素，要在产科医生和营养师的指导下均衡饮食，既能保证孕妇和胎儿的营养，又控制孕妇体重的增长。

（5）正确合理的饮食习惯：建议孕妇把孕期关注点放到膳食的调整上，平衡膳食最为重要。避免进大量高脂肪、高蛋白的食物。

（程湘玮　张小青）

第十三章 妊娠合并感染性疾病

一、妊娠合并淋病

1 淋病对妊娠的影响有哪些?

妊娠期任何阶段的淋菌感染对妊娠预后均有影响。妊娠早期淋菌性宫颈炎,可致感染性流产和人工流产后感染。妊娠晚期早产、胎膜早破、羊膜绒毛膜炎与产后感染亦较无感染者多见。淋菌携带者的早产率可高达14%。分娩期宫颈淋菌感染可引起宫颈粘连而致分娩受阻。此外,胎儿在经过感染孕妇的宫颈时,易得淋菌性眼结膜炎或败血症。

2 妊娠合并淋病应如何进行护理?

(1) 心理护理:尊重病人,给予适当的关心、安慰,让孕妇能及时彻底治疗。

(2) 健康教育:孕妇在治疗期间应避免性生活,掌握自行消毒的方法。内裤、毛巾可采取煮沸5~10 min的方法进行消毒。

(3) 治疗结束后4~7日取宫颈分泌物做涂片及细菌培养,连续3次均为阴性,方能确定治愈。

3 妊娠合并淋病应如何预防?新生儿应注意哪些事项?

在淋病高发地区,孕妇应于产前常规筛查淋菌,最好在妊娠早、中、晚期各做一次宫颈分泌物涂片镜检,以便及早确诊并得到彻底治疗。淋病孕妇娩出的新生儿,应预防用药。值得注意的是,新生儿可以发生播散性淋病,于生后不久出现淋菌关节炎、脑膜炎、败血症等,治疗不及时可致死亡。

二、妊娠合并梅毒

4 什么是妊娠合并梅毒?

梅毒是由苍白密螺旋体(也称梅毒螺旋体)感染引起的慢性全身性性传播疾病,发生在妊娠期的梅毒叫妊娠梅毒,既可以是怀孕前形成,也可以是孕妇在妊娠期间感染所致。

5 妊娠合并梅毒对孕妇和胎儿有什么影响?

(1) 对孕妇的影响:患早期梅毒,孕妇出现的皮肤、黏膜损害可以呈泛发性,并可能反复发作。另外,孕妇还容易出现骨关节病、骨膜炎、缺钙抽搐。由于患梅毒使孕妇体内营养物质的消耗明显增加,导致孕妇体质下降、抵抗力减弱、消瘦,经常出现咽喉感染。分娩后,由于梅毒导致的子宫壁病变,会使产妇出血增加,甚至大出血,引起贫血,影响产后恢复。

(2) 对胎儿的影响:梅毒螺旋体经过胎盘传给胎儿可以引起流产、死胎、早产或先天梅毒。先天梅毒儿(即胎传梅毒儿)占死胎30%左右,即使幸存,病情也较重。早期表现为皮肤大疱、皮肤疹、鼻炎及鼻塞、肝脾肿大、淋巴结肿大;晚期先天梅毒多出现在2岁以后,表现为楔状齿、鞍鼻、间质性角膜炎、骨膜炎、神经性耳聋等,其病死率及致残率均有明显增高。

6 妊娠合并梅毒应如何进行护理?

(1) 减轻心理负担,增强战胜疾病的信心。多数孕妇缺乏对疾病的基本认识,当被确诊为妊娠并发梅毒,且得知梅毒对婴儿的危害时,情绪会变得极为压抑或躁动不安,感情脆弱,甚至有轻生的念头。

(2) 做好有效防护等隔离措施,预防交叉感染发生。

(3) 住院期间应配合治疗,同时劝说家属去医院做梅毒检查,必要时双方共同治疗。

三、妊娠合并尖锐湿疣

7 什么是妊娠合并尖锐湿疣？

尖锐湿疣是由人乳头瘤病毒（HPV）感染引起的鳞状上皮增生性疣状病变。尖锐湿疣主要经由性交直接传播，也可通过污染的物品间接传播。

8 妊娠合并尖锐湿疣饮食应注意哪些问题？

妊娠合并尖锐湿疣的饮食宜清淡，多饮水，多吃新鲜富含维生素的蔬菜、水果，少吃油腻的食物，忌食辛辣刺激食物，戒烟、酒，适当多饮水，有利于体内毒素的排出。

四、妊娠合并生殖器疱疹

9 生殖器疱疹是怎么引起的？

生殖器疱疹是由单纯疱疹病毒感染而引起的性传播疾病，病毒主要存在于皮损渗液、宫颈和阴道分泌物、精液及前列腺液中，通过性接触传播。妊娠期生殖器疱疹可通过胎盘及产道感染新生儿。

10 生殖器疱疹孕妇如何选择分娩方式？

(1) 对于软产道有活动性疱疹病变的孕妇，当排除了胎儿畸形后，应该在未破膜或破膜 4 h 以内采取剖宫产术。即使病变已经治愈，但初次感染发病不足 1 个月的孕妇，仍然应该剖宫产结束分娩。

(2) 复发型疱疹是否需行剖宫产仍然存在争议，但病程超过 1 周的复发型疱疹可经阴道分娩。

11 日常如何护理生殖器疱疹？

(1) 注意卫生：主要是保持患处皮肤的清洁、干燥及水疱壁的完整，可每天用生理盐水清洗患处。

(2) 对于并发了细菌感染的孕妇，可使用抗生素药膏（如金霉素软膏等）涂抹患处；对于局部疼痛明显的孕妇，可涂抹 5%盐酸利多卡因软膏以缓解疼痛，使用前建议咨询医生。

五、获得性免疫缺陷综合征(AIDS)

12 孕产妇为 AIDS 病人时如何处理?

(1) 受人类免疫缺陷病毒(HIV)感染的孕产妇若在产前、产时或产后正确应用抗病毒药物治疗,其新生儿 HIV 感染率有可能显著下降。

(2) 分娩方式:剖宫产是否可减少分娩过程中 HIV 的传播,尚有争议。注意分娩时新生儿眼和脸的保护。

(3) 新生儿治疗:产后 8～12 h 新生儿开始服用核苷逆转录酶抑制剂齐多夫定,其保护率可达 67.5%。

(4) 由于乳汁可传播 HIV,因此不推荐母乳喂养。

(程湘玮　张小青)

第十四章 胎儿异常与多胎妊娠

第一节　胎儿先天畸形

一、胎儿先天畸形的基础知识

1 什么是胎儿先天畸形?

胎儿先天畸形是指出生时即存在的形态或结构上的异常,有单发畸形(如唇裂、多指等)和多发畸形之分。

2 胎儿先天畸形是什么造成的?

能引起胎儿先天畸形发生的作用物,有化学性、物理性或生物性等物质,称为致畸因子或致畸原。

(1) 遗传因素:如染色体畸变、单基因遗传、多基因遗传等。

(2) 环境因素:辐射、X 线、同位素、外源性离子辐射。

(3) 病毒和感染:病毒感染有风疹病毒感染、巨细胞病毒感染、水痘及单纯疱疹病毒感染等。

二、胎儿先天畸形的健康教育

3 孕妇应注意避免哪些情况以免引起胎儿先天畸形?

(1) 怀孕早期,避免感冒发热。

(2) 避免接近猫狗。带菌的猫是一种可能导致胎儿畸形的威胁很大的传染源,而猫狗的粪便则是这种恶性传染病传播的主要途径。

(3) 避免每天浓妆艳抹。对胎儿畸形发育所产生不良影响的主要是化妆品中含有的砷、铅、汞等有毒物质,这些物质会影响胎儿的正常发育。

(4) 避免服用可致胎儿畸形的药物如抗惊厥药物、抗肿瘤药物、激素、视黄醇等。

(5) 避免饮酒。孕妇饮酒，酒精可通过胎盘进入发育的胚胎，对胎儿有严重的损害。

(6) 避免吃霉变食物。有关专家指出，孕妇若食入被真菌毒素污染了的食品(霉变食物)，真菌毒素可通过胎盘祸及胎儿，引起胎儿体内细胞染色体断裂。

4 致畸的病原体有哪些?

对胎儿致畸的病原体简称 TORCH，其中 T 是 *Toxoplasma*(弓形虫)的缩写；O 是 others(其他病原微生物)的缩写，主要为梅毒螺旋体；R 是 rubella virus(风疹病毒)的缩写；C 是 cytomegalo virus(巨细胞病毒)的缩写；H 是 herpes simplex virus(单纯疱疹病毒)的缩写。

若孕妇感染了这些病原体，可导致胎儿流产、死胎、畸形、早产等。而育龄妇女感染这些病原体的机会并不低。当进行孕检时医生可能为孕妇做 TORCH 感染检测，目前还没有更好的治疗办法阻止这些病原体对胎儿的感染，因此预防就显得极为重要了。

5 什么是先天性脊柱裂?

(1) 脊柱裂是脊椎管的一部分没有完全闭合的一种常见先天性神经管畸形。一般认为新生儿脊柱裂是遗传因素导致，主要是在胚胎发育中，椎管闭合不齐所引起(图 14-1)。

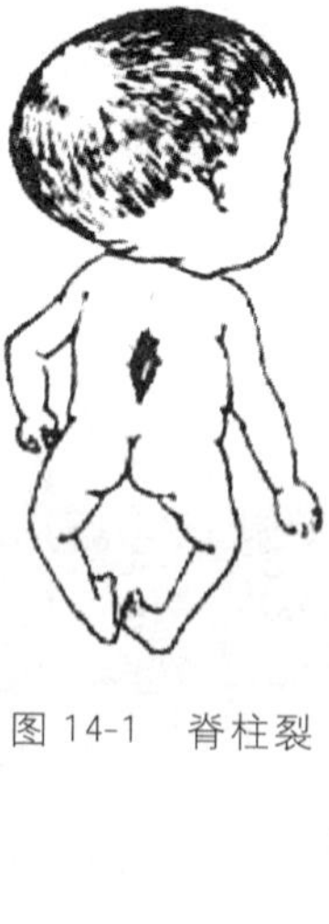
图 14-1 脊柱裂

临床表现与脊髓和脊神经受累程度有关，如有脊髓和脊神经受累可出现下肢瘫痪、大小便失禁等神经系统症状。

(2) 先天性脊柱裂的预防：新生儿先天性脊柱裂的预防措施主要是通过孕妇在怀孕前及怀孕 3 个月期间服用叶酸，并在孕后定期做 B 超检查。

第二节　胎儿生长受限

一、胎儿生长受限的基础知识

6 胎儿生长受限(FGR)是指什么?

胎儿生长受限是指经超声评估的胎儿体重低于相应孕周应有胎儿体重的第 10 百分位数,FGR 可致死胎、早产、低出生体重、胎儿缺氧、新生儿窒息、胎粪吸入综合征、新生儿红细胞增多症等,远期将影响神经行为发育,并增加代谢综合征的发生风险。

7 胎儿生长受限的危险因素有哪些?

FGR 的危险因素涉及孕妇、胎儿及胎盘脐带三方面。

(1) FGR 的孕妇方面危险因素:高龄、合并慢性疾病、营养不良或低体重、药物(苯妥英钠、丙戊酸钠、华法林、酒精、可卡因、毒品等)等暴露与滥用。

(2) FGR 的胎儿方面危险因素:多胎妊娠、宫内感染、先天畸形与染色体异常。

(3) FGR 的胎盘脐带方面危险因素:单脐动脉、帆状胎盘、轮廓状胎盘、副叶胎盘、小胎盘、胎盘嵌合体等。

此外,一些严重的妊娠并发症(如不明原因的产前出血和胎盘早剥等)也是 FGR 的危险因素。

二、胎儿生长受限的健康教育

8 FGR 应在什么时候终止妊娠?

(1) 如果 FGR 在妊娠 32 周之前出现脐动脉舒张末期血流消失或反向且合并静脉导管多普勒异常,当胎儿可以存活并完成糖皮质激素治疗后,应建议终止妊娠,但必须慎重决定分娩方式。

(2) 如果 FGR 在妊娠 32 周之前出现生长缓慢或停滞,应当住院监测。如果 FGR 出现生长发育停滞>2 周或者产前监测出现明显异常,可考虑终止妊娠。

9 如何选择分娩方式?

(1) 剖宫产:单纯的 FGR 并不是剖宫产的绝对指征。若 FGR 伴有脐动脉舒张末期血流消失或反向,需行剖宫产尽快终止妊娠。

(2) 阴道分娩:FGR 的孕妇自然临产后,应尽快入院,若 FGR 已足月,引产与否主要取决于分娩时的监测情况,而剖宫产与否也应主要依据产科指征而定。

第三节 巨 大 儿

一、巨大儿的基础知识

10 什么是巨大儿?

在医学上把体重过大的足月新生儿称为“巨大儿”。根据我国产科学的定义,新生儿的出生体重等于或大于 4000 g 就可以称为巨大儿。

11 巨大儿是什么原因引起的?

(1) 孕妇体内营养过剩时,巨大儿发生率上升。

(2) 妊娠期糖尿病:少数孕妇有妊娠期糖尿病,葡萄糖通过胎盘进入胎儿体内,胎儿正常胰腺组织分泌的胰岛素将这些葡萄糖转化为多余的脂肪和蛋白质,导致胎儿体重增长比正常体重孕妇所生的胎儿快,到足月分娩时就长成了巨大儿。

(3) 其他:如过期妊娠、经产妇、父母身材高大、高龄产妇、有巨大胎儿分娩史、种族、民族因素等。

二、巨大儿的健康教育

12 巨大儿怀孕期间、分娩时应注意什么?

(1) 孕期疑有巨大儿应做糖筛查试验,以便及早发现糖尿病。

(2) 分娩时骨盆及胎位正常,无糖尿病者,可在严密观察下试产,如产程进展不顺利应行剖宫产术。

(3) 胎位不正及合并糖尿病孕妇的巨大儿应建议剖宫产终止

妊娠。

13 巨大儿的危害有哪些?

(1) 对新生儿的危害:胎儿大,常需手术助产,可引起颅内出血、锁骨骨折、臂丛神经损伤等产伤,严重时甚至死亡。

(2) 对母亲的危害:头盆不称发生率上升,增加剖宫产率;经阴道分娩主要危险是肩难产,其发生率与胎儿体重成正比。子宫过度扩张,易发生子宫收缩乏力、产程延长,易导致产后出血。胎先露长时间压迫产道,容易发生尿瘘或粪瘘。

14 怎样预防巨大儿?

(1) 孕妇应适度运动,保持自身体重和胎儿体重的匀速增长。

(2) 密切关注胎儿的生长发育进程,当发现胎儿增长过快时,应该及早去医院做一次糖耐量的检测和营养咨询,合理调整饮食,避免隐性糖尿病的发生。同时,为胎儿做一次心脏超声检查,以明确有无先天性心脏畸形,做到早期干预。

第四节 胎儿窘迫

一、胎儿窘迫的基础知识

15 什么是胎儿窘迫?

胎儿在子宫内因急性或慢性缺氧危及其健康和生命者,称为胎儿窘迫。胎儿窘迫是一种综合症状,是当前剖宫产的主要适应证之一。胎儿窘迫分为急性和慢性两种,急性常发生在分娩期,慢性发生在妊娠晚期,但可延续至分娩期并加重。

16 胎儿窘迫会有哪些症状?

胎儿窘迫的临床表现为胎心率异常或胎心监护异常、羊水粪染、胎动减少或消失。

(1) 随着胎儿慢性缺氧时间延长而发生胎儿宫内发育迟缓。

(2) 急性胎儿窘迫多发生于分娩期,临床表现为胎心率改变、羊水胎粪污染、胎动过频、胎动消失及酸中毒。

（3）胎动异常：如果临产后胎动突然急剧增加，变得频繁而强烈，则提示胎儿可能出现急性窘迫，大多是由脐带受压、胎盘早剥等造成胎儿急性缺氧所致。若当天的胎动次数较以往减少30%甚至更多时，就是胎动减少。而胎动一旦消失，胎儿随时可能发生死亡，死亡时间大多在胎动消失后12～72 h。

（4）胎心变化：胎心出现异常改变是胎儿窘迫最早出现的症状。胎儿窘迫时先是表现为胎心加快，而且心跳规则、有力，之后心跳开始变慢、变弱，节率也变得不规则，应以两次子宫收缩之间的胎心为准。

（5）当胎儿缺氧时就会排出胎粪，使羊水颜色改变。头位分娩时，出现胎粪并伴有胎心异常，是胎儿窘迫的典型症状。

二、胎儿窘迫的健康教育

17 胎儿窘迫如何处理?

1）急性胎儿窘迫：采取果断措施，立即入院，紧急处理。尽快终止妊娠。

2）慢性胎儿窘迫：胎儿窘迫是一种综合症状，是当前剖腹产的主要适应证之一，孕妇一旦发现胎儿窘迫的征兆，一定要尽快到医院检查，避免出现宫内胎儿死亡等现象。

（1）一般处理：卧床休息，采取左侧卧位，定时低流量吸氧。

（2）期待疗法：孕周小，估计胎儿娩出后存活可能性小，需根据当地的医疗条件，尽量采取保守治疗，以延长孕龄。

（3）终止妊娠：建议采取剖宫产。

18 胎儿窘迫有什么影响?

由于胎儿宫内缺氧，损伤大脑，很有可能导致胎儿出生以后智力低下、反应迟钝，甚至成为终生残疾；严重者可造成流产、早产、胎死宫内。

19 怎么预防胎儿窘迫?

（1）产前定期检查非常重要，如胎动监测、胎心监测等，可及时发现母亲或胎儿异常情况的出现。

（2）孕期应注意自我保健，增加营养，劳逸结合，避免不良生活习惯，预防胎盘早剥。自我感觉身体不适、胎动减少时应及时就医。

第五节　死　　胎

一、死胎的基础知识

20 什么是死胎?

孕妇在妊娠20周后，胎儿在子宫内死亡，称为死胎。如胎儿在分娩过程中死亡则称为死产，也是死胎中的一种。

21 死胎有什么症状?

(1) 胎动停止，胎心消失，子宫不继续增大。

(2) 宫底及腹围缩小，乳房胀感消失、缩小。

(3) 死胎时间过长，可导致孕妇全身疲乏、食欲不振、腹部下坠，产后大出血或致弥漫性血管内凝血。

22 死胎的原因有哪些?

(1) 胎盘及脐带因素：如前置胎盘、胎盘早剥等，胎盘大量出血或脐带异常，导致胎儿缺氧。

(2) 胎儿因素：如胎儿严重畸形、胎儿生长受限、双胎输血综合征、胎儿感染、严重遗传性疾病、母儿血型不合等。

(3) 孕妇因素：严重的妊娠合并症、并发症，如妊娠期高血压疾病、糖尿病、心血管疾病、各种原因引起的休克等。子宫局部因素，如子宫张力过大或收缩力过强、子宫畸形、子宫破裂等致局部缺血而影响胎盘和胎儿等。

二、死胎的健康教育

23 死胎对孕妇有什么影响?

(1) 死胎在宫腔内停留过久能引起母体凝血功能障碍。

(2) 有过胎停育史的女性，应该在下次怀孕前找到病因，以防重蹈覆辙；应调理身体，在下次准备怀孕之前去医院做详细检查，看是否具有怀孕的条件；平时要做好避孕，以免多次流产造成对身体的损伤。

(3) 胎死宫内是孕妇生活中重要的应激事件，对孕妇危害极大。孕妇既要承受精神上的打击，又要面临引产手术的痛苦。面对病区的其他正常孕产妇以及父母和丈夫会增加孕妇的心理压力、失落感、负疚感等不良情绪。

24 死胎的预防方法有哪些?

(1) 孕期慎重用药：许多药物可以通过胎盘进入胎体，应了解进入胎体的药物是否会对胎儿产生影响。

(2) 避免病毒感染：孕早期应尽量少去公共场所，预防病毒感染，增强体质，增强对疾病的抵抗力，避免感冒。

(3) 避免有毒化学物质：放射线，同位素，化学工业毒物如苯、氯丁二烯、亚硝胺、铅以及剧毒农药等，均有致畸作用。

(4) 忌烟、酒，控制浓茶和咖啡的摄入量：孕妇吸入或在烟雾缭绕的环境中生活、工作，可导致流产、早产、胎儿发育不良，甚至畸形，如先天性心脏病、兔唇、腭裂、无脑畸形等。吸烟孕妇妊娠期高血压疾病的发生率也较非吸烟孕妇高。怀孕后吸烟或被动吸烟，可使胎儿发育延缓，还可造成流产、早产、死胎。

(5) 坚持规律产检：产前检查能及早发现并预防疾病，保证孕妇和胎儿的健康。产前检查可以及早发现畸形，并适时终止妊娠；产前检查也可以了解胎儿生长发育是否正常，适时给孕妇以生活、卫生、保健方面的指导。

(6) 及时发现死胎：孕中期以后的胎死腹中，通常孕妇自己也会感觉到某种异常，最明显的感觉是胎动消失，完全感觉不到胎动。其他的征兆包括子宫不再随着怀孕周数变大，体重没有增加反而减轻。

第六节　双胎妊娠

25 双胞胎是怎样形成的?

(1) 单卵双胎：单卵双胎是母亲在一个排卵周期内排出一颗卵

子，与精子结合形成受精卵后，在一定条件下，这个受精卵一分为二形成两个遗传信息均相同的受精卵，这两个受精卵各自发育就形成两个胎儿。由于两个胎儿所携带的母亲的遗传信息几乎完全相同，即他们具有相同的基因，所以出生后的双胞胎性别相同、容貌相似，血型、体质等也相同，这通常被人们称为“真双胞胎”。

（2）双卵双胎：双卵双胎是由一定的条件所致，母亲在一个排卵周期内排出两颗卵子，由两个卵子分别受精形成的两个受精卵，以后分别发育成两个胎儿。由于双胞胎形成之初的卵子是母亲在同一周期内分别排出的，携带的遗传信息略有不同，所以双卵双胎的两个受精卵是不同的，两个胎儿有各自的遗传基因，胎儿的性别和血型可能相同，也可能不同，他（她）们的容貌与一般兄弟姐妹相似，这通常被人们称为“假双胞胎”。

26 怀双胞胎的早期症状有哪些?

（1）腹部比正常怀一胞胎的大：怀双胞胎的早期症状之一就是孕妇腹部隆起得更明显。双胞胎怀孕早期腹部比怀一胎更膨大、增长也更迅速，会超过妊娠月份的正常大小，特别是在怀孕 24 周以后。

（2）早孕现象比较严重：女性怀孕后会出现头晕、乏力、嗜睡、畏寒、食欲不振等早孕反应。若怀的是双胞胎则这些反应更加强烈，如有些会有不同程度的恶心、偏食、经常性呕吐等。在孕晚期很容易产生心慌、呼吸不畅、下肢水肿及静脉曲张等压迫的症状。

（3）孕酮值和绒毛膜促性腺激素（HCG）值偏高：怀双胞胎的孕妇通常在怀孕早期孕酮值和 HCG 值比怀一胎的孕妇更高。

27 双胞胎孕妇需要做哪些产前准备?

（1）对自己充满信心：虽然多胞胎生育的困难多一些，但在医疗技术发达的今天，多胞胎接生技术已经十分成熟。而且，你的周围有众多的支持者，如丈夫、医生、护理人员等，他（她）们都会在你需要时给你帮助，因而不必担心。

（2）保持良好的生活习惯，定期去医院检查：由于多胞胎孕妇的负担比普通孕妇重得多，血流量比平时高出 70%～80%，所以要摄入足够的营养，尤其是优质蛋白、钙物质和叶酸等。平时多喝一些牛奶、果汁，多吃各种新鲜蔬菜、豆类、鱼类和鸡蛋等营养丰富的食物。

(3) 保持心情愉快：同普通孕妇相比，多胞胎孕妇更容易感受到怀孕的压力，其反应也大得多。孕妇要好好照顾自己，多休息，保持心情愉快；可以在家里听听音乐、看看书；如果天气好，可以出去散散步。

(张小青　程湘玮)

第十五章
胎盘与胎膜异常

第一节　前置胎盘

一、前置胎盘的基础知识

1 什么是前置胎盘?

妊娠胎盘正常附着于宫体部的后壁、前壁或侧壁。妊娠 28 周后,如果胎盘附着于子宫下段或覆盖在宫颈内口处,位置低于胎儿的先露部,称为前置胎盘。

2 前置胎盘是怎么发生的呢?

①子宫内膜受损是前置胎盘发生的主要原因。如做过剖宫产、人工流产、子宫肌瘤手术的女性,子宫内膜和基层都会受到损伤,怀孕后局部供血差,胎儿为了获得更多的营养,胎盘会自动增大面积,从而覆盖子宫内口,形成了前置胎盘。②胎盘过大和形态异常。③受精卵滋养层发育迟缓。

3 前置胎盘有哪些表现?

无诱因无痛性阴道出血是前置胎盘典型的临床表现。初次流血量一般不多,偶尔亦有第一次出血量多的病例。完全性前置胎盘往往初次出血的时间早,在妊娠 28 周左右,反复出血的次数频繁、量较多,有时一次大量出血即可使孕妇陷入休克状态;边缘性前置胎盘初次出血发生较晚,多在妊娠 37～40 周或临产后,量也较少;部分性前置胎盘初次出血时间和出血量介于上述两者之间。

二、前置胎盘的健康教育

4 前置胎盘有哪些危害?

(1) 产时、产后出血:胎儿分娩后,子宫下段肌肉收缩力较差,易发生产后出血。

(2) 贫血及感染:多数孕妇因为反复出血而导致贫血,体质虚弱,产褥期容易发生感染。

(3) 切除子宫:前置胎盘偶尔可合并胎盘植入,导致胎盘剥离不全而出现大出血,甚至需要切除子宫。

(4) 围产儿预后不良:出血多可导致胎儿窘迫,甚至是缺氧而亡。有时提前终止妊娠,导致早产率增加。

5 孕期前置胎盘的注意事项有哪些?

(1) 注意休息,避免搬重物:不宜进行太激烈的运动。怀孕中后期,生活细节要多小心,不宜搬重物或腹部用力,以免发生危险。

(2) 视情况避免性行为:如有出血症状或进入怀孕后期,就不宜有性行为,此外,较轻微前置胎盘的病人,也要避免太激烈的性行为或压迫腹部的动作。

(3) 及时就诊:有出血症状时,不管血量多少都要立即就诊,如果遇上新的产检医生,也应主动告知有前置胎盘的问题。

(4) 注意胎动:每日留意胎动是否正常,如果觉得胎动明显减少时,需尽快就医检查。

(5) 挑选合适的产检医院:最好选择大医院或医学中心产检,一旦发生早产、大出血等问题时,可以立即处理。

6 前置胎盘能顺产吗?

前置胎盘要根据前置类型选择分娩方式。如果是完全性和部分性前置胎盘就要选择剖宫产,因为前置胎盘会完全或者部分覆盖宫颈内口,导致软产道阻塞时无法顺产,而且一旦出现宫缩后胎盘与子宫壁分离造成大量阴道出血,对孕妇和胎儿都是十分危险的。如果是边缘性前置胎盘可以选择阴道分娩,但只适合于已临产、阴道出血量不多、全身状况良好、产程进展顺利、估计短时间内可以结束分娩者。如果在顺产的过程中产程进展不顺利，阴道出血增多时，应立即改行剖宫产。

第二节　胎盘早剥

一、胎盘早剥的基础知识

7 什么是胎盘早剥?

妊娠20周后或分娩期，正常位置的胎盘在胎儿娩出前，部分或全部从子宫壁剥离，称为胎盘早剥(图15-1)。胎盘早剥属于妊娠晚期严重并发症，起病急、发展快，若处理不及时，可危及母儿生命。治疗原则为早期识别、纠正休克，及时终止妊娠及防治并发症。

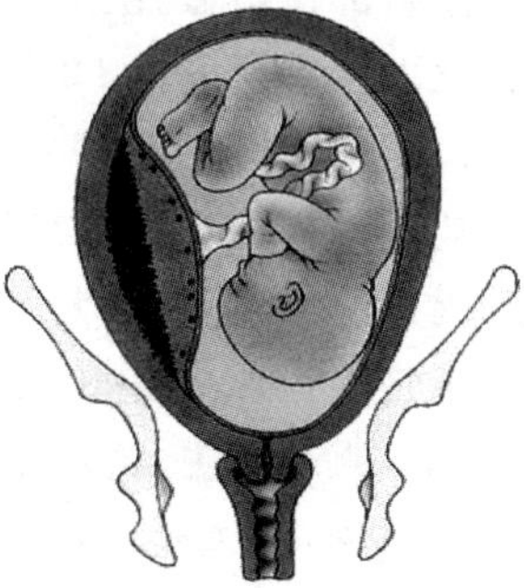
图15-1　胎盘早剥

8 胎盘早剥的原因有哪些?

(1) 孕妇血管病变：妊娠期高血压疾病，尤其是重度子痫前期、慢性高血压、慢性肾脏疾病或全身血管病变的孕妇，易发生胎盘早剥。

(2) 宫腔内压力骤减：妊娠足月前胎膜早破；双胎妊娠分娩时，第一胎儿娩出过快；羊水过多时，人工破膜后羊水流出过快，宫腔内压力骤减，子宫骤然收缩，胎盘与子宫壁发生错位而剥离。

(3) 机械性因素：外伤尤其是腹部直接受到撞击或挤压；脐带过短(<30 cm)或因脐带绕颈、绕体相对过短时，分娩过程中胎儿下降牵拉脐带；羊膜腔穿刺时，刺破前壁胎盘附着处血管，形成胎盘后血肿引起胎盘剥离。

(4) 其他高危因素：如高龄孕妇、经产妇、吸烟、可卡因滥用、孕妇代谢异常、孕妇有血栓形成倾向、子宫肌瘤等。有胎盘早剥史的孕妇再次发生胎盘早剥的风险比无胎盘早剥史者高。

二、胎盘早剥的健康教育

9 胎盘早剥会引起哪些并发症?

(1) 胎儿宫内死亡:如胎盘早剥面积大、出血多,胎儿可因缺血缺氧而死亡。

(2) 弥散性血管内凝血(DIC):胎盘早剥是妊娠期发生凝血功能障碍最常见的原因,约 1/3 伴有死胎发生。临床表现为皮肤、黏膜及注射部位出血,阴道出血不凝或凝血块较软,甚至发生血尿、咯血和呕血。一旦发生 DIC,病死率较高,应积极预防。

(3) 产后出血:若并发 DIC,产后出血难以纠正,引起休克、多脏器功能衰竭、脑垂体及肾上腺皮质坏死,导致希恩综合征发生。

(4) 急性肾衰竭:大量出血使肾脏灌注严重受损,导致肾皮质或肾小管缺血坏死,出现急性肾衰竭。

(5) 羊水栓塞:胎盘早剥时羊水可经剥离面开放的子宫血管,进入母血循环,羊水中的有形成分栓塞肺血管,引起肺栓塞。

10 胎盘早剥如何预防?

加强产前检查,积极预防与治疗妊娠期高血压;对合并高血压病、慢性肾炎等高危妊娠应加强管理;妊娠晚期避免仰卧位及腹部外伤;胎位异常行外倒转术纠正胎位时,操作必须轻柔;处理羊水过多或双胎分娩时,避免宫腔内压骤然降低。

第三节 胎膜早破

一、胎膜早破的基础知识

11 什么是胎膜早破?

胎膜早破,又称破水,是指在临产前胎膜自然破裂,孕龄＜37 孕周的胎膜早破又称为早产(未足月)。怀孕 37 周前胎膜早破的发生率为 2.0%～3.5%。胎膜早破是围生期最常见的并发症,可以对孕产妇、胎儿和新生儿造成严重不良后果。胎膜早破可导致早产率升高,围生儿病死率增加,宫内感染率及产褥感染率均升高。

12 导致胎膜早破的原因有哪些?

(1) 胎膜发育不良:孕早期孕妇维生素C缺乏、铜缺乏和孕妇吸烟等因素可导致胎膜发育不良,可使胎膜脆性增加,易导致胎膜早破。

(2) 宫颈功能不全:主要表现为内口松弛和峡部缺欠。

(3) 宫腔内压力异常:宫腔内压力不均常见于头盆不称和胎位异常;宫腔内压力过大常见于双胎妊娠、羊水过多、剧烈咳嗽和排便困难等。

(4) 创伤和机械性刺激:非医源性常见的为妊娠晚期的性交活动;医源性的包括多次羊膜腔穿刺、多次阴道检查和剥膜引产等。

(5) 胎膜感染:阴道炎、宫颈炎容易引起胎膜感染,导致胎膜破裂。

13 胎膜早破有什么症状?

其临床上表现为阴道流水,流水可多可少。排液通常为持续性,持续时间不等,开始量多然后逐渐减少,少数为间歇性排液,阴道排液通常与孕妇体位变动、活动有关。

二、胎膜早破的健康教育

14 胎膜早破有哪些危害?

1) 对母体的影响:

(1) 宫内感染:临床体征有发热、脉率增快至100次/分、胎心率快、子宫有压痛,如羊水有臭味则提示感染已较严重。

(2) 难产率增加:胎位异常可导致胎膜早破,发生难产,产程必然延长,产程停滞,手术率增加。

(3) 产后出血:宫内感染可以累及蜕膜和子宫肌层,影响子宫收缩而使出血增加,严重者需切除子宫。

(4) 羊水栓塞:羊水特别是含有胎粪的羊水从宫颈静脉进入母体循环,发生羊水栓塞,严重威胁产妇生命。

(5) 胎盘早剥:可导致胎儿死亡及孕妇大出血、凝血功能障碍,甚至死亡，危害胎儿和产妇的生命安全，增加剖宫产率。

2）对胎儿的影响：

（1）早产儿：30％～40％早产与胎膜早破有关，早产儿易发生新生儿呼吸窘迫综合征、胎儿及新生儿颅内出血、坏死性小肠炎等并发症，围生儿死亡率增加。

（2）感染：胎膜早破并发绒毛膜羊膜炎时，常引起胎儿及新生儿感染，表现为肺炎、败血症、颅内感染。

（3）脐带脱垂或受压：胎先露未衔接者，破膜后脐带脱垂的危险性增加；因破膜继发性羊水减少，使脐带受压，亦可致胎儿窘迫。

（4）胎肺发育不良及胎儿受压综合征：破膜时孕龄越小、引发羊水过少越早，胎儿肺发育不良的发生率越高。

15 如何预防胎膜早破？

胎膜早破往往是多种因素共同作用的结果，因此应积极发现并尽早处理高危因素，全面预防。要预防胎膜早破的发生，除了要重视孕期营养，补充维生素 C 和微量元素外，还应从日常护理、运动等方面预防。

（1）加强孕期知识教育，降低流产及引产率，保护妇女身心健康；计划妊娠前的妇科检查也很有必要。

（2）定期产前检查，及时发现妊娠合并症并及早治疗，宫颈内口松弛者，于妊娠 14～16 周行宫颈环扎术并卧床休息。

（3）预防胎膜早破：可在医生的指导下服用维生素 C 和微量元素；可以多吃蔬菜、水果，增加维生素摄入；多食用一些含铜量高的食物，如坚果类、海产品、动物肝脏、小麦、豆类、根茎蔬菜、牡蛎等。怀孕期间，孕妇还要注意保持心境平和，消除紧张情绪，以避免早产的发生。

（4）在整个怀孕期间要避免重体力劳动，防止疲劳过度。孕中晚期不要进行剧烈活动，生活和工作都不宜过于劳累，每天保持愉快的心情，适当地到外面散步。

（5）怀孕期性生活应小心，特别是怀孕晚期 3 个月，怀孕最后 1 个月禁止性生活，以免刺激子宫造成羊水早破，还要防止腹部外伤和受到冲击。一旦发现破水，要立即就医，以防不测。

（6）不宜走长路或跑步，走路要当心以免摔倒，特别是上下楼梯时，切勿提重东西及长时间在路途颠簸。

（张小青　程湘玮）

第十六章
羊水量与脐带异常

第一节　羊 水 过 多

一、羊水过多的基础知识

1 什么是羊水过多?

正常妊娠情况下,羊水的产生和吸收处于动态平衡中,而羊水过多是指妊娠期间孕妇羊水量超过 2000 mL。羊水过多的发生率为 1%～3%。适当的羊水量具有保护胎儿和母体的作用,而当羊水量过多时,母儿并发症的发生率明显增加。

2 羊水过多的原因有哪些?

约 1/3 羊水过多孕妇的病因不明,在羊水过多的孕妇中,18%～40%合并胎儿畸形,以神经管缺陷性疾病最常见,约占 50%。胎儿食管、十二指肠闭锁可使胎儿吞咽羊水障碍,引起羊水过多。约 12%的双胎妊娠合并羊水过多,是单胎妊娠的 10 倍以上。另外,妊娠合并糖尿病、胎儿水肿、巨大胎盘、胎盘脐带病变、脐带帆状附着都可能导致羊水过多。约 30%的羊水过多不合并孕妇、胎儿及胎盘异常,原因不明。

3 羊水过多的症状有哪些?

(1) 慢性羊水过多:较多见,常发生在孕 28～32 周。具体表现为羊水在数周内缓慢增多,出现较轻微的压迫症状或无症状,多数孕妇能逐渐适应,孕妇仅感腹部增大较快。

(2) 急性羊水过多:较少见,多在孕 20～24 周发病,羊水骤然增多,数日内子宫明显增大。病人感觉腹部胀痛、腰酸、行动不便,皮肤紧绷发亮，因横膈抬高引起呼吸困难，甚至发绀，不能平卧。检查可见腹部高度膨隆，皮肤张力大、变薄，腹壁下静脉扩张，可伴外阴部静脉曲张及水肿；子宫大于妊娠月份、张力大，胎儿检查不清，胎心音遥远或听不清。

二、羊水过多的健康教育

4 羊水过多的危害有哪些？

（1）对母体的影响：羊水过多对孕妇的影响主要是胎盘早剥、宫缩乏力、产后出血等。

（2）对胎儿的影响：常并发胎儿异常、脐带脱垂、胎儿窘迫及因早产引起的新生儿发育不成熟，另外羊水过多常合并胎儿畸形，故羊水过多者围产儿病死率明显增高，约为正常妊娠的 7 倍。

5 怎样预防羊水过多？

（1）饮食注意：妊娠期间孕妇要注意休息，保持饮食清淡和营养均衡，不要大量进食高盐分、高胆固醇的食物。

（2）谨慎服药：孕妇需谨慎服药，尽量避免服用药物，若因病需要服药则需事先咨询医生意见，以防服药不当增加怀孕风险。

（3）定期产检：孕妇需定期做好产检工作，通过 B 超检查等观察胎儿情况，一旦发现异常需立即进行治疗。

第二节　羊 水 过 少

一、羊水过少的基础知识

6 什么是羊水过少？

羊水过少指的是妊娠晚期羊水量少于 300 mL。羊水过少会严重影响围产儿健康生长（围产儿是指孕产妇产前、产时和产后这一段时间的胎儿或新生儿，通常指妊娠第 28 周至产后 7 天）。羊水过少发生率为 0.4％～4％。羊水量如果少于 50 mL，围产儿病死率高达 88％。

7 羊水过少的原因是什么?

①胎儿畸形;②胎盘功能减退;③羊膜病变;④母体因素。

8 羊水过少有哪些症状?

羊水过少的症状多数不典型,但也具有以下的几个特点。

(1) 胎动时,孕妇会感受到明显的腹痛感;胎盘功能减退,常有胎动减少的现象。

(2) 子宫敏感,轻微刺激易引发宫缩。

(3) 产检时可发现,孕妇的宫高、腹围均小于妊娠月份,胎儿活动受限更明显,因此有子宫紧裹胎儿感。

(4) 临产后阵痛明显,且宫缩多数不协调。进行阴道检查时,会发现前羊膜囊不明显,胎膜紧贴胎儿先露部,人工破膜时羊水流出极少。

二、羊水过少的健康教育

9 孕妇羊水过少应如何处理?

(1) 羊水过少合并胎儿畸形:如果已经确诊胎儿畸形,应该尽早终止妊娠。

(2) 羊水过少合并正常胎儿:对妊娠未足月,胎肺不成熟者,可行增加羊水量期待治疗,延长妊娠期。对于妊娠已足月、胎儿可宫外存活者,应及时终止妊娠。对胎儿储备功能尚好,无明显宫内缺氧,人工破膜羊水清亮者,可以阴道试产。如出现合并胎盘功能不良、胎儿窘迫,或破膜时羊水少且胎粪严重污染者,估计短时间不能结束分娩的,应该采取剖宫产终止妊娠。

10 羊水过少怎么补?

羊水过少者,除了针对母亲疾病做治疗外,胎儿经检查无畸形,孕妇没有严重并发疾病,可在医生的指导下,通过快速饮水的办法增加羊水量。快速饮水这种办法安全、有效、简便、易行。因为喝水能够促进孕妇体内血液循环,间接地使子宫胎盘的循环得以增加,从而达到增加羊水的目的。还可以使用羊膜腔灌注法,直接增加羊水量。

11 羊水过少能顺产吗?

羊水过少,缓冲有限,宫缩时胎儿的耐受程度就低,有可能出现窒息。若孕妇的情况一直良好,可以在医生帮助下先进行试产,同时密切监护胎心变化,确保母儿安全。如果羊水过少又合并有胎儿生长迟滞,那就必须考虑提早生产,因为这已经意味着存在某种程度的胎儿窘迫,继续怀孕无法确保安全。对于孕妇而言,最重要的还是听从医生的分析,根据医生的分析和具体情况而做出选择。

(张小青　程湘玮)

第十七章
产后恢复

第一节　产后身体变化

一、顺产后身体变化

1 顺产后身体有哪些变化?

(1) 全身疲惫:生孩子仿佛是一场激烈的战斗,产妇在长达十几个小时的分娩过程中,全身的力量几乎消耗殆尽,疲惫不堪。

(2) 腹部与体重:随着婴儿的出生,产妇的腹部一下子感到轻松。但在产后的数周内,腹部仍会像怀孕 4 个月的样子。尽管这样,体重一般会减轻 5 kg 左右,各种活动比怀孕时方便多了。

(3) 生殖系统:阴道是婴儿来到世界的通道,刚分娩后的阴道内松弛、肿胀,外阴肿胀。所以,分娩后的一段时间内,当坐下时,外阴部位会感到有些疼痛。由于子宫的复旧,会引起腹痛,这都是正常现象。恶露一般 1 个月左右就干净了,腹痛也会缓解。

(4) 大小便:大多数产妇在产后几天里,大小便量多。这是因为在妊娠期积聚在血液和身体组织中的液体,此时才慢慢排出来。若原来患有痔疮,加上分娩时肛门周围肌肉紧张,可能会引起便秘。

(5) 出汗多:产后四五天内,稍微活动一下往往是大汗淋漓。这是由于产后新陈代谢旺盛,汗腺分泌非常活跃的原因。

(6) 内分泌变化:产后产妇可能感到全身像穿了紧身服,关节和肌肉适应不过来。掉头发和心情不好都是由于产后机体内分泌变化而引起的。

(7) 食欲变化:产后两三天,食欲大增。这是由于分娩时消耗的能量过多，分娩后经过充足的休息，胃口大开。

以上产后身体的变化都是正常的，大部分是暂时的，随着产后身体的恢复，有些就消失了。

二、产褥期健康宣教

2 什么是产褥期？

产褥期是医学名词，是指女性产后身体的恢复期，也是中国人所说的“坐月子”时间，指胎儿、胎盘娩出后的产妇身体、生殖器官和心理方面调适复原的一段时间，需6～8周，也就是42～56天。

3 产褥期会有哪些身体变化？

女性在分娩后，子宫、产道等各个部位的创伤面积比较大，往往需要长时间来慢慢调养。在产褥期中，产妇子宫要复原，乳房需要分泌乳汁，身体系统要逐渐恢复非妊娠状态。

(1) 产褥期生殖系统变化：产后子宫逐渐恢复到孕前状态的过程大概需要6周时间。产后1周后，宫颈内口关闭，宫颈复原；产后4周，宫颈恢复到孕前形态。分娩后初产妇的宫颈外口由产前圆形（未产型），变为产后“一”字形（已产型）（图17-1）。

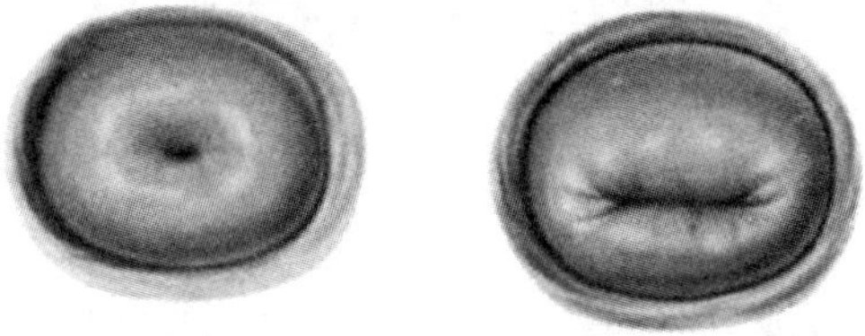

(a)未产妇　　(b)经产妇

图17-1　未产妇和经产妇的宫颈区别

(2) 乳房变化：产后乳房会变得更丰满，并开始分泌乳汁。产褥期后2～3天会感觉乳房胀痛。

(3) 泌尿系统的变化：妊娠期孕妇体内潴留的大量水分主要通过肾排出，所以产后最初7天的尿量会增多。在产后第1天，由于膀胱肌张力降低、对膀胱内压的敏感性降低及会阴伤口疼痛等原因，易发生尿潴留。

(4) 消化系统的变化：产后胃肠肌肉张力及蠕动力减弱，因此在产褥期易发生便秘的情况，大约需要2周时间恢复。

(5) 妊娠期间，孕妇为了适应胎儿的发育及分娩的需要，身体系统特别是生殖器官会发生很大的变化，就需要通过休养来康复。

4 产褥期常见并发症有哪些？

(1) 产褥期并发症：贫血、乳汁不足、乳腺炎、子宫炎、筋骨疼痛、腰酸、腹泻、头痛、便秘等。

(2) 产褥热：临床上将这种发生在产后1～10天的发热称为产褥热。产褥热严重时会危及产妇的生命。

(3) 子宫脱垂：产后子宫韧带和盆底肌肉变松弛，导致子宫位置发生改变，子宫沿阴道方向往下移动，造成了子宫脱垂。

(4) 产褥期恶露不尽：恶露有血腥味，但无臭味，其颜色及内容物随时间而变化，分为血性恶露、浆液恶露、白色恶露。一般持续4～6周，总量为250～500 mL。恶露不尽最易发生的是晚期产后出血，甚至大出血休克，危及产妇的生命。因此在产褥期出现恶露不尽最好到医院做B超、血常规等检查。

第二节 产后并发症

一、产后尿失禁

产后尿失禁或尿频问题让高达30%～50%的产后女性备受困扰，很尴尬也很不卫生，却又羞于就医。其实这种心理完全没必要，发现问题后要及时就医治疗，到医院进行盆底检查并积极配合诊治，产后尿失禁的状况是可以改善甚至完全康复的。

5 产后尿失禁的原因是什么？

产后尿失禁可能是由于孕期身体变化所致，而不是生产过程中盆底肌肉受损的结果。生育损伤是造成压力性尿失禁最主要的原因之一，女性在怀孕分娩过程中导致盆底肌肉松弛，从而改变了膀胱与尿道的正常位置，使尿道对尿液的控制能力降低。因此很多产妇只要有腹部用力的动作（如咳嗽、大笑、跳跃、弯腰等）使腹压增加，压迫到膀胱就会漏尿，这也是困扰着众多产妇们的问题。年龄大、多胎生育、多次流产、年龄较大或体形偏胖的女性，发病率较高。

6 产后压力性尿失禁的症状有哪些？

产后压力性尿失禁的症状主要表现为女性产后不能约束小便而自遗，常伴小便过频，甚至于白昼达数十次。

7 产后压力性尿失禁怎么办？

尿失禁是一种可以治疗的疾病，只要发现得早，治疗得当，完全可以治好。尿失禁的治疗方法有药物疗法、雌激素疗法、运动疗法和手术疗法。医生将根据尿失禁的类型与轻重，制订最佳治疗方案。

(1) 运动疗法：适用于 70% 的压力性尿失禁病人，通过强化盆底肌肉张力锻炼，促使漏尿症状减轻或消失。方法有 3 种。

① 缩肛运动：每天早晚各做一次，每次做 50～100 遍，每遍 3～5 s。具体做法：做憋大便的动作，使肛门处于收缩状态，坚持从 1 数到 10 后，由嘴缓缓吐气，放松，重复同样的动作。

② 仰卧起坐：平躺于床上进行，每次做 10 min，每天 2 次。

③ 双腿运动：平卧于床上，快速而有规律地伸缩双腿，每次 10 min，每天 3 次。

(2) 手术疗法：中、重度尿失禁病人，以及上述疗法无效者，应接受手术治疗。近年来，不少新的手术方法相继诞生，如尿道悬吊术、膀胱颈悬吊术等，与传统的手术方式相比效果更好，值得推荐。

8 如何预防产后压力性尿失禁？

与其他疾病一样，预防产后压力性尿失禁始终是第一位的。预防要点如下。

(1) 产前就要做好准备。锻炼会阴部肌肉，适时做会阴肌肉运动、盆底肌运动，加快会阴肌肉复原。有产伤者要及时治疗，力求早日修复。

(2) 养成规律大小便的习惯，切忌憋便；注意会阴部的清洁卫生，防止尿路感染。

(3) 多吃纤维素丰富的食物,多喝水,防止便秘。用正确姿势提拿重物,避免腹部用力不当而导致膀胱与尿道正常位置发生改变。

(4) 合理休息,不要过度负重,避免劳累,不要提拿重物。

(5) 积极治疗咳嗽等慢性疾病。积极治疗可能存在的慢性疾病,如肺气肿、哮喘、支气管炎、肥胖、腹腔内巨大肿瘤等,因为这些疾病都可引起腹压增高而导致尿失禁。在产褥期避免慢性咳嗽等导致腹压增高的因素,防止出现压力性尿失禁。

(6) 加强体育锻炼,尤其要进行适当的盆底肌群锻炼。最简便的方法是,每天早晨醒来与晚上就寝后,各做 50～100 遍缩肛运动。产后一周内,就可以开始进行简易的凯格尔运动,越早开始做,越能帮助训练骨盆底肌肉收缩,预防尿失禁的困扰。

① 动作 1:站立姿势,脚尖踮起,并收缩臀部的肌肉向上提肛,双腿用力夹紧,保持 5 s 再放松。重复动作 20 次以上。

② 动作 2:呈仰姿,双腿弯曲,收缩臀部的肌肉向上提肛,紧闭尿道、阴道及肛门,像尿急无法如厕而憋尿的感觉,先保持盆底肌肉收缩 5 s,然后慢慢放松,5～10 s 后再重复收缩。运动全程照常呼吸,保持其他部位放松,可用手触摸腹部,不应有紧缩现象。

二、产后抑郁症

在分娩后的第一周,50%～75%的女性出现轻度抑郁症状,10%～15%患产后抑郁症,产后一个月内抑郁障碍的发病率是非分娩女性的 3 倍。产妇在生完孩子后,常见于坐月子期间,会由于生理和心理因素而发生抑郁症。产后抑郁症症状主要有紧张、疑虑、内疚、恐惧等,有些症状比较严重的产妇有绝望、离家出走、伤害孩子或自杀等极端想法或行为。

同时随着社会对产后抑郁症危害的逐渐认识,在大家纷纷对产妇献爱心时,却往往忽视了新生儿的父亲。事实上,男性也可能患产后抑郁症,也需要关怀。另据研究表明,男性出现产后抑郁症跟不良情绪传染有关,例如,女性患上产后抑郁症,其配偶患产后抑郁症的概率高达 50%。接下来我们一起来认识产后抑郁症。

9 什么是产后抑郁症？

产后抑郁症又名产褥期忧郁症，是指产妇在分娩后出现的抑郁障碍。其表现与其他抑郁障碍相同，情绪低落、快感缺乏、悲伤哭泣、担心多虑、胆小害怕、烦躁不安、易激惹发火，严重时失去生活自理和照顾婴儿的能力，悲观绝望、自伤自杀。值得注意的是，产后抑郁症并不能完全等同于产后忧郁。一般从生产两三天后开始产后忧郁，产妇觉得很难过、想哭，她们担心婴儿，也担心自己，情绪紧张、疲惫。产后忧郁在短时间内就会消失，产后抑郁症却需要调理。

10 产后抑郁症该如何预防？

对于大部分患病产妇来说，产后抑郁症的症状经过一段时间自然会消失，一切恢复正常，约70％病人于1年内自愈，但再次妊娠有50％复发率。虽然药物治疗一段时间后会有所改善，但仍会影响产妇的身心健康和新生儿的生长发育。

（1）加强围生期保健，利用孕妇学校等多种渠道普及有关妊娠、分娩常识，减轻孕妇对妊娠、分娩的紧张、恐惧心情，完善自我保健。

（2）对有精神疾病家族史的孕妇，应定期密切观察，避免一切不良刺激，给予更多的关爱、指导。

（3）适量运动：研究证明，分娩前后都进行如饭后散步等非高强度的有氧运动，会让产妇们的心理素质变好，同时也能够增加产妇跟外界的接触。

（4）对于有不良分娩史、死胎、畸形胎儿的产妇，应用友善、亲切、温和的语言，给予她们更多的关心，鼓励她们增加自信心。

（5）保持充足的睡眠：睡眠不足是引起产后抑郁症的一个因素，所以专家建议产妇们要争取时间补足睡眠，特别是在新生儿小睡这段时间不要去做其他事情，应该用来睡眠，另外，也可以通过朋友、家人甚至雇请帮手来帮助产妇补充睡眠。

（6）积极与他人沟通和交流：产后抑郁很大的一个原因是因为产妇们独自承受所有的担忧，其实产妇可以列出关于成为父母后最恐惧的三件事，然后跟丈夫或者朋友谈谈，让情绪找到一个出口，这样才能真正解决各种担忧的问题。

(7) 接受不完美：许多产妇认为自己做得不够好，常常因为没有做好一件事情而感到十分失望、沮丧，强迫给自己一些不实际的期待。其实，正确的观念应该是成为一个快乐的母亲，而不是一个完美的母亲。接受自己的不完美，善待自己，是成为快乐母亲的开始。

第三节　产妇住院期间注意事项

一、产妇住院不宜待客

刚生完孩子，很多人都会过来探望产妇和新生儿，产妇生完孩子需要静养，因此亲友探望有不少要注意的地方。

11 亲友探望时应注意哪些问题?

(1) 预约探望时间：不管是在医院还是在家里，当亲友要去看望的时候，应提前打电话，给产妇时间准备，避免太多人一起拥挤在房间里。

(2) 避免产后立刻探望：刚分娩的产妇身体较虚弱，需要安静的环境恢复体力，而且新生儿刚来到这个世界，对周围的环境要有一段适应时间。比较适合探望的时间大概是一两周后，而且探望的时间不能太长。

(3) 感冒或有其他传染病的亲友不宜探望：抵抗力低的产妇和新生儿，很容易发生交叉感染，所以感冒或有其他传染病的亲友不宜探望。

(4) 探望产妇和新生儿的时候要保持卫生：亲友探望的时候最好不要频繁去抱新生儿，避免将致病菌传染给新生儿。

(5) 探望时不宜送花：新生儿的呼吸系统还没有发育完整，花香或者花粉很容易引发新生儿呼吸道疾病，甚至使免疫力弱的新生儿发生过敏。

二、产后出院时间

12 产后何时出院?

(1) 顺产的产妇和新生儿，若一切正常，在产后第 2 天或第 3 天就可以出院了。

(2) 正常情况的剖宫产，根据恢复情况住院5～8天，产后体温无异常时就可以出院。如果要求提前出院，若医生同意，产后5天左右就可以办理出院，必要时遵医嘱5～7天到医院拆线，并检查术后恢复情况。现在剖宫产大多采取横切口，5天就可以拆线，如果使用能吸收的线缝合则不需要拆线，术后3天左右就可以出院。

第四节　产褥期护理

产褥期即中国人所说的“坐月子”时间。在我国，有产后“坐月子”的习俗，时间短则一个月，长则一百天。而在一些欧美国家，有些产妇分娩后不到一周便带着孩子去逛商场。面对中西方对坐月子观念的不同，产妇常处于摇摆不定中。

13 你了解由来已久的“坐月子”传统吗?

“坐月子”的传统可以追溯到我国西汉时期的《礼记内则》，称之为“月内”，是女人产后必经的仪式性行为。汉族妇女有“坐月子”的习俗，这与父权文化的历史有关。人们认为妇女的经血是不洁净的，分娩的身体是污秽的，故有触怒神佛、招致疾病和灾难的恐惧，因而产妇在孩子满月之前不得离开产房，饭菜由他人做好端来。本意上是贬低妇女生育意义的习俗，在客观上却减轻了产妇劳动量，给妇女产后的身体恢复创造了一个良好的环境。“坐月子”的习俗到今天仍然流行，但触怒神佛的恐惧已经淡化，许多年轻人已完全不知道其由来，只将其看作是恢复身体健康的一个必要措施。其实，这更多是一种文化传承。时移世易，随着当前生活水平与医疗条件的提高、改善，对生活与医疗实践的指导不应离开客观条件。

14 为什么要“捂月子”?

“捂月子”之所以被长辈们奉为金科玉律，是因为人们对“月子病”忌惮三分。怕冷、怕风，视力下降，偏头疼，关节疼痛，腰酸腿疼，甚至精神恍惚、患上忧郁症，这些都属于“月子病”的后遗症。

15 产褥期不能洗澡吗?

传统观念认为,在产后初期,产妇的头皮骨缝和毛孔张开,洗澡洗头容易使湿邪和寒邪侵入体内,滞留于此,日后留下病根,引起关节疼痛等一系列问题。但是这些传统,在如今看来的确存疑。因为产褥期的产妇皮肤排泄功能旺盛,出汗较多,病原体更易侵入。因此,产妇应该一周后就可以淋浴,水温比体温略高一点,40 ℃左右,时间控制在 5～10 min 即可,以免体力不支,发生昏厥。洗完之后立即用毛巾擦干头发或用电吹风吹干头发。

16 产褥期不能开窗通风吗?

有中医专家表示,传统的月子习俗还是有一定道理的,只是流传下来时有些意思被曲解了,才导致产妇“坐月子”成了一种煎熬。比如产后不要受风,产妇直接就闷在屋子里整月不出来,房间也不通风。其实不要受风的意思,不是不要空气流通,而是不要直接吹风。由于产后多虚,正气不足,这时候吹风很容易受凉,令风邪入侵而致病。产褥期期间也要忌吃生冷,不要吃冰激凌、喝冰镇可乐、吃西瓜、喝凉茶等,这些会对产妇的身体造成直接的伤害。其实,民间还有很多产后饮食法,都是为了让产妇舒张的身体慢慢恢复原状。众所周知,产妇分娩后身体虚弱,经常出汗。如果再将门窗都封闭,不仅不利于空气流通,使屋内滋生细菌,而且影响产妇散热,对产妇的产后恢复极为不利。

17 产褥期不能刷牙吗?

传统观念认为,产妇产褥期内不要刷牙。其实,产褥期的产妇一定要坚持刷牙、漱口,否则牙齿更容易被损害。因为每天都要进大量的高蛋白食品,这些食品大都细软,很容易为牙菌斑的形成提供条件。但由于孕期的矿物质和钙质补充不足,产妇牙齿坚固性较差,因此产妇应该使用软毛的牙刷,每天都要轻轻刷牙,或者用牙刷前先用温水将牙刷泡软,动作要轻,否则很容易伤害牙龈,甚至引起出血。

18 产褥期不能下床吗?

怀孕后,孕妇的凝血机能提高,这样生产时才不至于出血过多,生产后的产妇如果始终卧床不起，容易造成血栓。如果遵循产后一个月不下床的习俗，一旦下床活动，极易引起血栓的脱落，对身体造成极大伤害，严重时会威胁生命。及时运动还有利于子宫的恢复及恶露的排出，可促进肠蠕动，防止肠粘连，加强胃肠道功能，增进食欲减少便秘，还可预防压疮及静脉血栓形成。不过，产妇的体质不同，产后恢复的进度也不一样，选择适合自己的运动方式和运动量很重要。不主张负重太大的锻炼，以防子宫脱垂。

19 产褥期不能吃盐吗?

产妇分娩后代谢旺盛，身体多汗、乏力，乳腺分泌旺盛，体内容易缺水、缺盐，所以此时更应注意适量补充盐分，以少盐为主，每天低于 6 g 即可。

20 产褥期不能喝水吗?

传统习俗认为，产褥期摄入大量水分后，会造成产妇的身体发胖，将来易得风湿病或神经痛，因此，要用烧开的米酒代替水分。产后适当喝米酒确实有下奶的作用，但是米酒绝对不可以代替日常饮水，目前并没有足够的科学证据能证明月子期间产妇喝水会导致风湿病和神经痛。

中国式“坐月子”，其实没必要全盘否定，更没必要照搬西方。我们应该科学地“坐月子”，既遵从传统的习俗，同时又要适度修正习俗；既莫忘倚重祖训，又需要融汇新知。

第五节　产后饮食如何选择

21 合理膳食的原则是什么?

产后进补不等于大吃大喝，调理得当、合理膳食非常重要。合理膳食的原则如下。

（1）少食多餐：由于产妇刚刚生产完，胃肠功能减弱，蠕动速度较慢，如果一次性进食过多，会增加胃肠负担，从而减弱胃肠道功能。产妇产褥期里每天应进餐五六次为宜。

（2）干稀搭配：食物中的汤汁既有营养，又可以增加食欲，而单纯饮水会冲淡胃液，降低食欲。除喝汤外还可以饮用果汁、牛奶等。因此一般来说，产褥期里要多喝营养丰富的汤汁和其他营养饮料，每餐食物应做到干稀搭配。

(3) 荤素搭配：从营养的角度来看，不同的食物所含营养成分的种类和数量都是不同的，人体需要的营养又是多方面的，为了避免偏食，要注意荤素搭配。产褥期里一般的习惯是以摄入鸡、鱼、蛋、瘦猪肉为主，如果荤食过量，不利于胃肠蠕动，会影响消化，降低食欲。素食里含有大量纤维素，能促进胃肠蠕动，促进消化，防止便秘。因此荤素搭配既能保证营养的均衡摄取，又可以预防疾病的发生。

(4) 少盐以利排水：一般说来，怀孕全过程所增加的体重约 12 kg，因怀孕的各种因素而产生的水分，必须在妈妈分娩后慢慢地排出。因此，若是在产褥期吃的食物太咸或含有酱油、醋、番茄酱等调味品，或是食用腌渍食品、罐头食品等，都会使身体内的水分滞留，不易排出。因此产后的一周少吃盐和调味料，能达到“利水消肿”的目的。另一方面，产妇在这段时间容易流汗，而电解质的补充还是需要盐，此外，产妇胃口不好，完全不用盐也不太可能，所以产褥期饮食盐还是可以用，但一定要比平时更少一些。

(5) 不宜食用生、冷、硬的食物：产后宜温不宜凉，温能促进血液循环，寒则凝固血液。在产褥期身体康复的过程中，有许多恶露需要排出体外，产伤也有淤血停留，生冷的食物会使身体的血液循环不畅，影响恶露的排出，还会使胃肠功能失调，出现腹泻等。

22 如何把握进补时机？

从中医角度看，分娩时的创伤与出血，加上产程中的力气消耗，会使产妇在生产后处于“多虚多瘀”的状态。因为前期身体虚弱，中医讲，虚不受补，吃了吸收不了，只会加重身体的负担。所以在产后第一、二周不宜大补。产后第一、二周的主要目标是“利水消肿”，使恶露排净，因此绝对不能大补。正确的进补观念如下：先排恶露，后补气血，恶露越多，越不能补。前两周由于恶露未净，饮食重点应放在促进新陈代谢，排出体内过多水分上。具体是将产后一个月按周划分，每周根据需要，吃不同的食品。

(1) 第一周:以养血、补血、化瘀、祛恶露、排毒、利水为主。

调理目的:帮助子宫将污血排出,促进子宫收缩,尽快恢复子宫正常功能。

参考食谱如下。

汤:生化汤(服用三到五天)、姜红茶(姜、红枣、枸杞煮水喝)、猪肝汤、红小豆汤、丝瓜蛋汤、虾皮小白菜汤、香菇红枣汤、油菜香菇汤。

粥:猪肝粥、鸡蛋小米粥、紫米红枣粥、醪糟鸡蛋、木耳红枣粥、红豆花生红枣粥、山药红豆粥、猪肝鸡蛋粥、猪肝笋尖粥、蔬菜粥。

(2) 第二周:补肾、壮腰、健脾,促进子宫收缩,促进乳分泌为主。

调理目的:补肾、壮腰、健脾,促进新陈代谢。

参考食谱如下。

汤:猪脚黄豆汤、金针菇猪蹄煲、鲫鱼黄芪生姜汤、鲈鱼汤(可促进伤口愈合,剖宫产可食用)、薏米莲子鲫鱼汤、黄豆排骨汤、萝卜羊肉汤、红菇乌鱼汤(润脾补肾)、草鱼冬瓜汤、时令蔬菜汤、泥鳅豆腐汤(催乳)。

粥:各种米粥(小米、大米、薏米、紫米)、栗子猪腰粥、薏米党参粥(薏米提前浸泡三小时,党参提前切片)、当归乌鸡粥、豆苗猪肾粥、草菇鱼片粥、桃仁红枣粥、木瓜粥、菠萝粥(安神)。

注:根据个人体质差异、产奶量多少不同可选择是否在汤和粥中加入少许黄芪、党参、杜仲、通草、王不留行、枸杞、当归等药材。

(3) 第三、四周:以理气补血为主,由小补到大补的过程。这时候,该排的已经排完,主要开始进补身体。千万记得,排完毒素后适当进补才能被身体吸收,否则堆积在身体里,成为多余的脂肪。

调理目的:巩固营养、改善体质。

参考食谱如下。

汤:乌鸡当归党参汤、香菇鸽子汤、当归墨鱼汤、公鸡汤、红枣牛肉汤、海鲜羊排煲、甲鱼汤、羊肚汤、枸杞海参汤、胡萝卜鱼肚汤、黑鱼汤、海带排骨汤、冰糖燕窝、木瓜雪蛤。

粥:各种米粥、时令蔬菜粥、燕窝鸡粥、海参粥、芝麻牛骨髓粥、当归乌鸡粥、鸡肉粥、八宝粥、火腿粥、红薯粥。

另外注意以下两点：①油汤最好要少喝，产后忌喝高脂肪的浓汤，因为容易影响食欲、体形。高脂肪也会增加乳汁的脂肪含量，新生儿的消化功能还不完备，奶中过多的脂肪有可能会使新生儿腹泻。②红糖一般饮用不能超过 10 天：由于红糖所含的葡萄糖比白糖多，所以饮服红糖后会使产妇全身温暖。红糖中铁的含量高可以给产妇补血，红糖中含多种微量元素和矿物质，能够利尿、防治产后尿失禁，促进恶露排出，红糖还有生乳、止痛的效果。但是也不要食用过多，一般饮用不能超过 10 天，时间过长增加血性恶露，并且在夏天会使产妇出汗更多而体内少盐。如果产妇在夏季喝了过多红糖水，必定加速出汗，使身体更加虚弱，甚至中暑。

23 蔬菜水果怎么吃？

产妇食用蔬菜水果，要注意以下几点。

(1) 产妇胃肠功能较虚弱，应从少量开始吃。

(2) 产妇的胃肠对冷刺激很敏感，不要吃过凉的蔬菜和水果。如果过凉容易导致胃肠淤血，影响消化功能。

(3) 产妇的胃肠抵抗力弱，一定要注意食物是否清洁卫生。

(4) 应注意尽量不吃反季节的蔬菜水果。

24 产妇饮食有哪些注意事项？

1) 喝肉汤不必连续不断地持续一个月：一般来说，产妇每天 2～3 个鸡蛋，配合适当的瘦猪肉、鱼肉、蔬菜水果也就够了。母乳充足时不必额外喝大量肉汤，母乳不足可以喝一些肉汤，但也不必持续一个月。摄入脂肪过多，不仅体形不好恢复，而且会导致新生儿腹泻，这是因为母乳中也会含有大量脂肪，新生儿吃后难以吸收。

2) 产妇饮食禁忌：下列几类食品应避免食用。

(1) 刺激性饮料，如浓茶、咖啡等，会影响睡眠及肠胃功能，亦对新生儿不利。

(2) 酸涩收敛食品，如乌梅、山楂、柠檬、橘、柑等，可以阻滞血液循环，不利于恶露排出。

(3) 过咸食品，过多的盐分会导致水肿。

(4) 麦乳精:麦乳精是以麦芽为原料生产的,含有麦芽糖和麦芽酚,而麦芽会影响乳汁的分泌。

(5) 忌食草豆蔻、荷叶、薄荷、菊花、生萝卜等。

(6) 食物搭配禁忌:①海鲜与啤酒(有人喝啤酒能增加母乳分泌):海鲜含有嘌呤和苷酸,而啤酒中则富含分解这两种成分的重要催化剂——维生素B1。如果吃海鲜时饮啤酒,会促使有害物质在体内结合,增加人体血液中的尿酸含量,从而形成难排出的尿路结石。②鸡蛋与豆浆:生豆浆中含有胰蛋白酶抑制物,它能抑制人体蛋白酶的活性,影响蛋白质在人体内的消化和吸收,鸡蛋的蛋清里含有黏性蛋白,可以同豆浆中的胰蛋白酶结合,使蛋白质的分解受到阻碍,从而降低人体对蛋白质的吸收率。③牛奶与巧克力:牛奶含丰富的蛋白质和钙,巧克力则含草酸,若二者混在一起吃,牛奶中的钙会与巧克力中的草酸结合成一种不溶于水的草酸钙,食用后不但不吸收,还会导致腹泻、头发干枯等,影响生长发育。④土豆与牛肉:由于这两种食物消化时所需胃酸浓度不同,会延长食物在胃中的滞留时间,而拉长肠胃消化吸收的时间,造成肠胃的不适。⑤菠菜与豆腐:豆腐里含有氯化镁、硫酸钙等物质,而菠菜中则含有草酸,两种食物一起可生成草酸镁和草酸钙。这两种白色的沉淀物不能被人体吸收,不仅影响人体吸收钙质,而且还容易患结石症。医生建议,如果两者能分开吃,营养吸收会比较好。

第六节　产后如何恢复

一、产后锻炼

25 产后何时开始身体锻炼?

产妇要想早日恢复身材,应该选择合适的方式进行锻炼,做到事半功倍。

(1) 产后月子期不减肥:女性在生产后,身体正处于最虚弱的状态,需要充分恢复,同时在月子期间还要频繁母乳喂养和辛苦育儿,需要消耗很大能量,因此在"坐月子"期间不要以任何形式试图减肥恢复体形。

(2) 产后6周开始酌情减肥：坐完月子后也不要立刻开始减肥，因为经过一个月的休养并不能使身体完全恢复到产前的状态，因此还需要继续恢复体力。不过，产后减肥的最好方式其实是母乳喂养。母乳喂养会消耗一定热量，可以说是最健康而且还有利于母子健康的减肥方式。

(3) 产后2个月适当减肥：当分娩满2个月且身体得到恢复后，即使母乳喂养也可以开始循序渐进地减肥了，可以适当加大运动量，并减少一定食量，改善饮食结构，要注意保证一定的营养摄取，但不食用太高热量的食物。

(4) 产后4个月加大减肥力度：不进行母乳喂养的女性在产后满4个月后即可以像产前一样减肥。进行母乳喂养的女性仍然只适合产后2个月以后的控制方式，即适量减少食量和适度增加运动。

(5) 产后6个月为减肥关键期：产后6个月是体重控制的黄金时期，如果产后6个月内能够恢复到怀孕之前的体重，则8至10年后，体重平均增加2.4 kg。

二、产后运动

26 产后运动原则有哪些？

(1) 每天走路2000～3000步，逐渐增加任务量，慢慢向快走过渡，因为快走才是减肥的最佳运动，注意要每天坚持。

(2) 坚持进行一项喜欢的运动，不仅可以保证身体的健康，还能保持好身材。

(3) 少盐以利排水：一般产后会有一段利尿期，通过汗液及小便来排泄多余水分。

(沈洁　程湘玮)

第十八章
新生儿护理

第一节　认识你的新生儿

一、新生儿出生时的特点

1 新生儿出生时有什么特点？

（1）新生儿的大小便：新生儿的第1次大便多在24 h以内排出。粪便呈暗绿色或黑色黏稠状，称为胎便。这是肠的分泌物在溶解蛋白酶的作用下发生变化所致，粪便呈绿色是因为混有胆汁。

（2）新生儿的头部：头部一般呈椭圆形，肿起的一个包便是产瘤（图18-1），这是由于胎头在产道里受到挤压引起的。当抚摸婴儿头顶部时，会摸到一块没有骨头软乎乎的地方，这就是囟门。囟门是头骨在通过产道时为了能变形而留下的空隙。

（3）新生儿的姿势：新生儿的姿势和胎儿期大致相同，头先生出的新生儿，头部前屈，下巴挨着胸前，后背呈圆形，肘向里弯，握着拳头向内，腰和膝都是弯曲的，脚也向内里弯曲，能看到脚掌（图18-2）。

（4）新生儿其他的特征：即使天热新生儿也不会出汗和流口水，这是因为内分泌腺还不发达。眼睛虽然看不见东西，但却能听见大的声音，当用力关窗户时就有反应。婴儿刚出生时体温与母体相同，然后下降1～2 ℃，8 h后保持在36.8～37.2 ℃。呼吸为34～35次/分，脉搏为120～130次/分。

二、新生儿出生后一周的特点

2 新生儿出生后一周有什么特点？

（1）新生儿出生时头部的变形和脸部的水肿，在产后一周之内

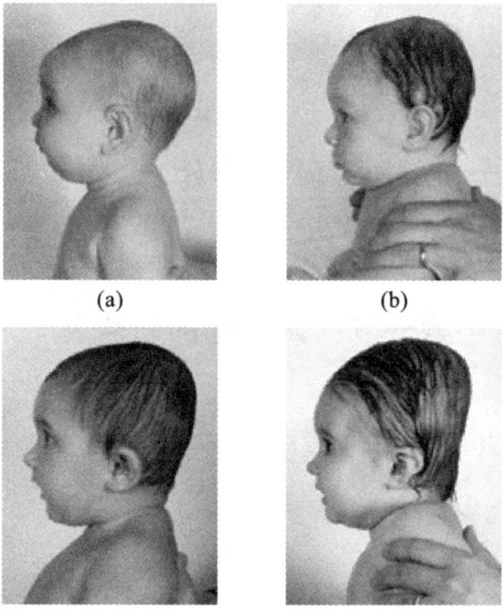

(a) (b)

(c) (d)

图 18-1 产瘤

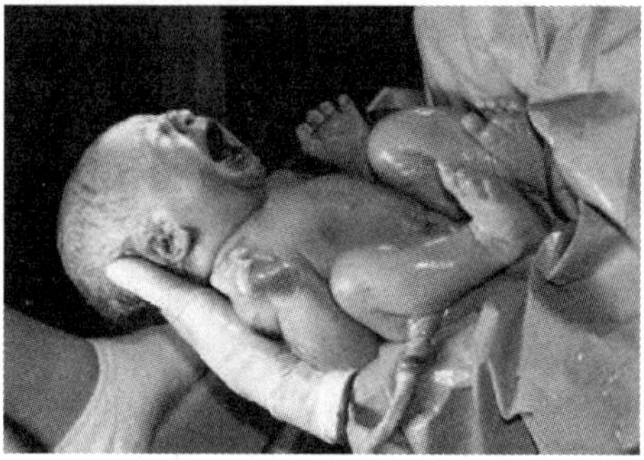

图 18-2 刚出生的新生儿姿势

慢慢恢复，新生儿会变得越来越可爱，营养充足的新生儿几乎整天都在睡觉。

(2) 黄疸：新生儿在出生后第 3 天可出现皮肤黄染，在一周左右自行消退，半数左右新生儿可不出现黄疸。

(3) 脐带：新生儿出生后 4 天到 2 周脐带脱落，正常状态下可以不涂抹其他药品或护肤品(图 18-3)。

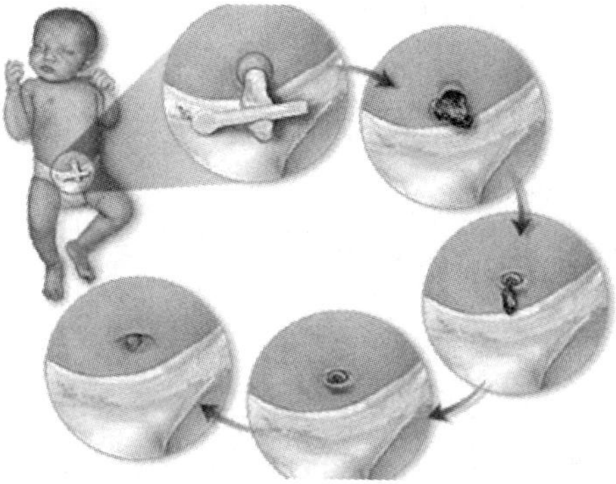

图 18-3　新生儿脐带变化

(4) 泌乳:新生儿出生后 4～7 天,不少新生儿乳头部位发生肿胀,按压时无痛苦表情,有时还出现泌乳,男婴也可出现这种现象。2～3 周消失,但有时 6 个月后仍遗留有结节,但最终会消退。部分新生儿在乳头与腋窝之间出现米粒大小的副乳,可不必担心。

(5) 女婴阴道中出现乳状流出物,有时还含有血液。乳头部位肿胀、有流出物等现象,与在子宫中从母体内获得的激素突然中断有关。

(6) 发热:新生儿出生 3～5 天内,由于摄水量不足,可出现发热(38 ℃),此时只需补给水分即可退热。产后 12 h 内授乳可以降低新生儿发热的概率。

(7) 新生儿的吃与睡:吃是这一时期新生儿生活中的头等大事,其次就是睡觉了。多数新生儿不管是在白天还是晚上,每 2～3 h 就要吃一次奶。新生儿睡觉是断断续续的,一天累计能有 16～17 h 的睡眠时间,而且新生儿之间的差别也很大。

(8) 新生儿的视力:新生儿看东西还是模模糊糊的,只能看清眼前 20～25 cm 的东西。当你或你的另一半给新生儿喂奶时,慢慢地将你的头从左晃到右,看新生儿的眼睛会不会跟着你走。这种练习有助于锻炼新生儿的眼部肌肉。如果新生儿看你的时候有点对眼,也不要大惊小怪,对于新生儿来说,眼神游移或有点儿对眼是很正常的。新生儿对光线很敏感，而且能够分辨立体的东西。当你拿个东西贴近新生儿的眼睛时，你会发现新生儿会眨眼。

第二节　新生儿护理

一、正确抱起和放下婴儿

新生儿出生以后，刚刚离开母亲子宫内既宁静又暖和安全的生活环境，突然来到充满空气和亮光的陌生世界，会十分不习惯、感到惊慌不适，尤其被人抱起时头和颈得不到支持，有向下坠落的感觉，会受到惊吓。因此作为父亲母亲要学会抚抱婴儿，使其受到支持，感到温暖安全，全身舒适、放松、愉快。这种贴身抚抱是亲子交往、建立感情的第一步，对婴儿身心发育十分重要。抱起婴儿前可先用眼神或说话声音引起其注意，同时伸手将其慢慢抱起。抱仰卧的婴儿可一手伸至头颈后及背部，另一手从另一侧托住臀部和大腿，让婴儿在你手臂上躺一会儿，使婴儿感到安全舒适，再轻轻将其抱起，使婴儿尽量靠近你的躯体，紧紧依偎着你。亲切温暖安全的拥抱会让婴儿感到十分满足。抱俯卧的婴儿可一手托住婴儿下巴、颈胸，一手从外侧伸入下腹，抓住对侧臀部及大腿，轻轻将婴儿翻过来拥入你怀中。

3 如何抱婴儿?

（1）横抱：可让婴儿横躺在你前臂上，用手掌托住其背部，手指捏住外侧臀部及大腿根，婴儿的头和颈搁在臂弯处，胸腹近侧靠近母亲胸及上腹部，母亲另一手还可用玩具逗婴儿或做其他事。

（2）坐抱：婴儿臀部及两下肢置于母亲坐着的大腿上，上身坐直，婴儿脸向一侧，用一手臂绕过婴儿颈背握住外侧腋下，将婴儿另一侧肩身紧靠母亲胸前，坐抱不仅婴儿可环视四周，还可母婴对视，进行谈话和逗引。另一种坐抱为婴儿背靠母亲胸部，脸手向前，母亲一手从腋下经前胸环抱婴儿，另一手从同侧婴儿大腿下伸向另一侧抱住另侧臀部和大腿。

（3）竖抱：婴儿伏于母亲肩上，母亲将婴儿抱直，胸腹紧贴母亲前胸，一手臂绕背抓住对侧婴儿上肢，婴儿头尚不能竖稳时将手掌托住婴儿头和颈，母亲另一手从背后托住婴儿臀部和双腿，撑住全身重量，紧紧抱住婴儿，这样婴儿头靠母亲肩上向后可看见四周人物，又锻炼了头颈部肌肉，训练竖头抬头动作。

4 抱婴儿有哪些注意事项?

(1) 在抱婴儿之前，母亲应洗净双手，摘掉手上的戒指，以免划伤婴儿娇嫩的肌肤，并待双手温暖后，再抱婴儿。

(2) 满 3 个月前，婴儿颈部力量很弱，还无法支撑自己的头，所以母亲在抱起和放下婴儿的过程中，应始终注意支撑着婴儿的头部。

(3) 抱婴儿时，动作要轻柔，母亲应当始终微笑地注视着婴儿的眼睛，动作不要太快太猛，即使在婴儿哭闹时，也不要慌乱。多数婴儿喜欢母亲用平稳的方式抱着自己，这使其感到安全。

(4) 不要久抱：婴儿的胃、贲门肌肉较松弛，但幽门肌肉却很紧，在这种情况下，哺乳或喂食后如果将婴儿抱在怀中逗玩，食物容易从贲门溢出，造成呕吐。另外，婴儿的骨骼生长较快，如果长期抱在怀中，对婴儿骨骼的正常成长极为不利。

二、新生儿的穿衣原则

新生儿体温调节中枢发育不完善，皮下脂肪比成人薄，保温能力差，新生儿的体表面积相对较大，按体重计算，是成人的 3 倍，因此，新生儿身体散热的速度也快，比成人快 4 倍，完全靠新生儿自己来保持正常体温非常困难。

5 新生儿保暖不足有哪些影响?

(1) 自身抵抗力降低：新生儿的自身免疫力本来就差，而寒冷又会降低抵抗力，所以更容易引起伤风、感冒，甚至引起呕吐、肺炎、硬肿症等。

(2) 增加氧耗量：如果体温在 36 ℃以下，就会增加耗氧量，使机体氧气供给不足。

(3) 引起低血糖：寒冷时为了保持体温，往往使糖消耗增加，容易引起低血糖。

6 新生儿过度保暖有哪些危害?

"捂被综合征"又称"捂热综合征",又称"婴儿蒙被缺氧综合征"或"婴儿闷热综合征",是由于过度保暖、捂闷过久引起婴儿缺氧、高热、大汗、脱水、抽搐昏迷,甚至呼吸、循环衰竭的一种冬季常见急症,每年11月至次年4月为发病高峰期。1岁以内的婴儿,特别是新生儿,若不注意科学护理,最易诱发此症。若抢救不及时,可很快休克乃至死亡。侥幸存活的患儿,也会遗留智力低下、运动障碍、呆傻、聋哑、癫痫等严重的脑损伤后遗症。

7 新生儿保暖注意事项有哪些?

(1) 环境温度:适宜的室内温度应保持在25~28 ℃。

(2) 摸婴儿的手心、颈部或后背判断婴儿的保暖情况:手心是否暖和,脖子是否暖和,后背是否出汗。

(3) 选择舒适的保暖衣被:新生儿的内衣(包含尿布)应以柔软且易于吸水的棉织品为主,宽松,不妨碍肢体活动且易穿易脱。在冬天可使用睡袋来保暖,不要给婴儿束缚感。注意不要让婴儿的头部和脸部翻到被子底下,以免引起窒息。

三、新生儿眼部护理

人的视觉的发育关键时期是1~2岁,这时绝大多数婴幼儿眼球尚未成熟,一定要注意孩子的眼睛保护,所以平时要多留意新生儿眼睛的状况,尤其是对新生儿的眼睛护理。

8 新生儿眼部如何清洁?

第一步,用流动水洗手。

第二步,选择柔软的小毛巾在温开水中浸湿,并将多余的水分挤掉(以不往下滴水为宜)。

第三步,如果睫毛上黏着较多分泌物时,可用毛巾先湿敷一阵。

第四步,用毛巾从眼内侧向眼外侧轻轻擦拭。

清理眼睛分泌物的注意事项:力气不宜过大,以免伤害新生儿眼睛肌肤。避免在眼睛四周重复擦拭,以免造成新生儿眼睛细菌感染。

9 新生儿眼睛分泌物多怎么办?

眼睛分泌物量正常时,只需每天给眼睛进行擦洗,建议擦拭一个眼睛之后,换一个干净毛巾擦拭另一个眼睛。如果眼睛分泌物量相对比较多时,应当询问医生,在医生指导下选择适合新生儿用的眼药,包括眼药水、眼药膏等进行局部的护理,切不可随意使用眼部药物。

10 如何呵护新生儿视力?

(1) 保持眼部卫生,防止感染性疾病。新生儿要有自己的专用脸盆和毛巾,以免交叉感染。

(2) 噪音能使新生儿眼睛对光亮度的敏感性降低,视力清晰度的稳定性下降,使色觉、色视野发生异常,使眼睛对运动物体的对称性平衡反应失灵。因此,新生儿居室环境要保持安静。

(3) 要防止强烈的阳光或灯光直射新生儿的眼睛。

(4) 用玩具逗新生儿时,应该把玩具悬挂在围栏上,并经常更换玩具的位置和方向。此外应给新生儿看色彩鲜明(如黄色、红色)的玩具,经常调换颜色,多到外界看大自然的风光,这样有助于提高新生儿的视力。

(5) 新生儿睡眠的位置要经常更换。有些母亲总是让新生儿睡在自己身旁或床里面,使新生儿总是向母亲方向看,日久后会形成斜视。

(6) 新生儿不要看电视。如果大人抱着新生儿看电视,使新生儿吸收过多的 X 线,新生儿会出现乏力、食欲不振、营养不良、白细胞减少、发育迟缓等现象。

四、击退黄疸的有效方法

新生儿黄疸是由新生儿体内胆红素过高而引起的一种疾病,也是大多数新手父母面对婴儿出生后的第一个健康问题。

11 新生儿黄疸有哪些类型?

(1) 生理性黄疸:足月儿的生理性黄疸是在第 2～3 天开始,这时皮肤呈浅黄色，巩膜（白眼珠）以蓝色为主，微带黄色，尿稍黄但不染尿布，第 4～5 天最黄，足月儿在第 10～14 天消退，检查肝功能正常、血清未结合胆红素增加。早产儿的生理性黄疸会出现得较早、较高，也持续较久，可延迟致 3～4 周消退。虽有黄疸，但新生儿没有什么不适，一般情况好。生理性黄疸属于正常生理现象，不需治疗。

(2) 母乳性黄疸：因吃母乳新生儿发生的黄疸称为母乳性黄疸，这是一种特殊类型的病理性黄疸。少数母乳喂养的新生儿，其黄疸程度超过正常生理性黄疸，原因还不十分明了。其黄疸特点如下：在生理性黄疸高峰后黄疸继续加重，如继续哺乳，黄疸在高水平状态下持续一段时间后才缓慢下降，如停止哺乳 48 h，黄疸明显下降，若再次哺乳，黄疸又上升。出现母乳性黄疸后，一般不会影响小儿的健康，也无发热和食欲不振的症状。如及时停止喂母奶，黄疸在2～4天内减弱，6～10 天内全部消失。母乳性黄疸对新生儿的发育和成长不会有任何影响，只是在母乳喂养期间肤色会偏黄一些。所以产妇们可以放心地按照母乳喂养需求，继续给新生儿喂养母乳。

(3) 溶血性黄疸：溶血性黄疸最常见原因是 ABO 溶血，它是因为母亲与胎儿的血型不合引起的，以母亲血型为 O、胎儿血型为 A 或 B 最多见，且造成的黄疸较重。新生儿溶血性黄疸的特点是生后 24 h 内出现黄疸，且逐渐加重，应及早治疗。

(4) 感染性黄疸：感染性黄疸是由于病毒感染或细菌感染等原因，使肝细胞功能受损害而发生的黄疸。病毒感染多为宫内感染，以巨细胞病毒和乙型肝炎病毒感染最常见。细菌感染以败血症黄疸最多见。黄疸的特点是生理性黄疸后持续不退或生理性黄疸消退后又出现持续性黄疸。

12 新生儿黄疸期间应如何正确护理？

(1) 判断黄疸的程度：如果仅是面部黄染，为轻度黄疸；躯干部皮肤黄染，为中度黄疸；如果四肢和手足心也出现黄染，为重度黄疸。

(2) 观察大便颜色：如果大便呈陶土色，应考虑病理性黄疸，多由先天性胆道畸形所致。如果黄疸程度较重，出现伴随症状或大便颜色异常应及时去医院就诊，以免耽误治疗。

(3) 尽早使胎便排出：因为胎便里含有很多胆红素，如果胎便不排干净，胆红素就会经过新生儿特殊的肝肠循环重新吸收到血液里，使黄疸更严重。

(4) 给新生儿充足的水分，小便过少不利于胆红素的排泄。

(5) 在黄疸期间要注意给予足够的糖水及热量，并保护好肝脏。

(6) 如果黄疸出现过早或消失过迟，或黄疸程度过重，或逐渐减轻后又再加重，婴儿出现精神不佳、吸奶少或拒奶等临床症状时，则属病理性黄疸，应及时去医院诊治。

(7) 晒太阳治疗黄疸：利用太阳中的蓝光和绿光来治疗和减轻新生儿的黄疸，这是最常见也是最直接的治疗办法。刚出生的婴儿比较娇嫩，在晒太阳的时候一定要做好保护措施。

(8) 其他：如蓝光治疗黄疸、药物治疗等。

五、如何做好新生儿脐部护理

在正常情况下，脐带在出生后 3～7 天脱落。但在脐带脱落前，脐部易成为细菌繁殖的温床，因此，脐带断端的护理是很重要的。

13 新生儿脐部护理应注意哪些问题?

(1) 每天清洁肚脐(图 18-4)：每天用棉签蘸取 75% 的酒精，仔细在脐窝和脐带根部细细擦拭，使脐带不再与脐窝粘连。随后，再用新的酒精棉签从脐窝中心向外转圈擦拭。

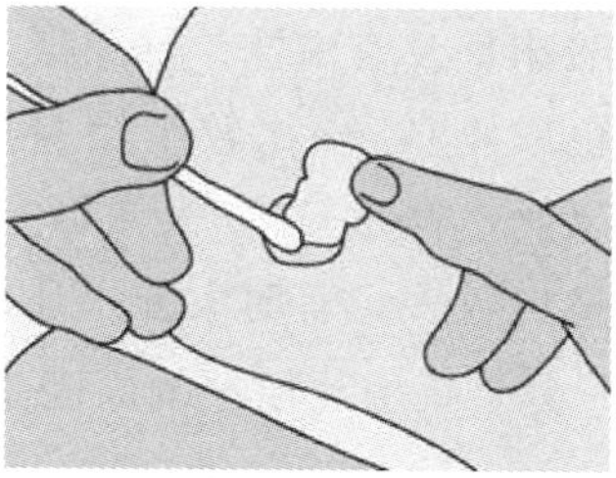

图 18-4　清洁肚脐

(2) 保持肚脐干爽：脐带一旦被水或被尿液浸湿，要马上应用干棉球或干净柔软的纱布擦干，然后用酒精棉签消毒。

(3) 避免纸尿裤或衣服摩擦脐带残端。

(4) 如果新生儿的脐带 2 周后仍未脱落，要仔细观察脐带的情况，只要没有感染迹象，没有红肿或化脓，没有大量液体从脐窝中渗出，就不用担心。

六、多形态的新生儿大便

婴儿大便在一定程度上，能够反映婴儿的健康情况。只要婴儿父母勤加观察，婴儿大便能成为了解婴儿健康状况的指征。婴儿大便的次数存在着比较大的个体差异，所以，专家和医生一般建议，仅从婴儿大便次数，一般不足以判断出婴儿大便的状况，更重要的是结合婴儿大便的性状，观察和了解婴儿大便的情况。

14 怎样观察新生儿的大便？

（1）正常排便次数：婴儿出生后 10 h 内开始排出胎便，为黑绿或深绿色，黏稠、无臭、沥青样。一般在 2～3 天内排完，每天 3～5 次。新生儿期大便次数较多，一般为一天排便 2～5 次，但有的婴儿会一天排便 7～8 次。随着孩子月龄的增长，大便次数会逐渐减少，2～3 个月后大便次数会减少到每天 1～2 次。如果平时每天仅有 1～2 次大便，突然增至 5～6 次大便，那父母就要注意是否是婴儿健康出现了问题。

（2）吃母乳与吃配方奶粉的婴儿大便的区别：吃母乳的婴儿大便呈金黄色，偶尔会微带绿色且比较稀，或呈软膏样，均匀一致，带有酸味且没有泡沫。如果婴儿吃的是配方奶粉，那么大便通常呈淡黄色或土黄色，比较干燥、粗糙，如硬膏样，常带有难闻的粪臭味。如果奶中糖量较多，大便可能变软，并略带腐败样臭味，而且每次排便量也较多。有时大便里还混有灰白色的“奶瓣”。

15 新生儿便秘的原因是什么？

相比于纯母乳喂养婴儿容易引起生理性腹泻问题，混合喂养或者人工喂养的婴儿容易遇到新生儿的便秘问题。常见的新生儿便秘原因有以下几个方面。

（1）乳量不足：如果吃奶吃得少，或呕吐较多，或进食补液的小儿可引起暂时性的无大便。

（2）母亲的不良饮食：母亲所吃的食物很大程度地影响着婴

儿，辛辣的食物会引起孩子消化不良。

（3）疾病：某些疾病可引起便秘如肛门狭窄或先天性肌无力等。这类婴儿的大便一般从一开始就呈便秘状态。肠道畸形包括肠道闭锁、肠狭窄、肠旋转不良、先天性巨结肠、先天性无肛、骶尾部脊柱裂、脊膜膨出、肿瘤压迫马尾部神经等，需及时诊治。

（4）人工喂养：牛奶经消化后所含的皂钙较多，易引起大便干结，从而导致便秘。

（5）精神因素：婴儿生活环境和生活习惯的突然改变也可引起短时间的便秘。

（6）新生儿的消化道肌层发育尚不完全，这样易引起便秘，还可同时伴有吐奶。只要小儿体重不下降，呕吐和便秘的现象都是正常的。

16 新生儿便秘怎么解决？

（1）尽可能地母乳喂养：因为母乳喂养的婴儿发生便秘的可能性相对较小。

（2）适当地按摩小儿肛门：可用温水刺激一下肛门，或用手指轻轻按摩其肛门以通便，这能引起生理反射，促进婴儿排便。

（3）人工通便：用石蜡油、开塞露、小的肥皂条等通便，同时训练排便习惯（但这种人工通便的方法不能常用，以防婴儿产生依赖。仅限于婴儿便秘严重时使用）。

（4）给婴儿多喝水：平时注意让婴儿多喝水，促进肠蠕动，有一定的诱导婴儿排便的作用。

（5）适当地按摩腹部：按摩左下腹，如果触及条索状物，轻轻地由上而下地按摩，促使大便下行排出。

（6）坚持被动体操：妈妈应坚持给婴儿做被动体操，以增加腹肌的力量，有利于排便。

（7）婴儿从出生就没有正常的排便，腹部明显膨胀，必须及时就医查明原因。

七、新生儿沐浴技能

17 洗澡前有哪些准备工作？

（1）室温：给新生儿洗澡时，速度既要快，又要力度轻柔，每次洗澡不超过 10 min，保持房间温度在 24～26 ℃，以免新生儿受凉。

（2）水温：给新生儿的洗澡水温度应控制在 36～41 ℃。应先放冷水再放热水（这个顺序希望每个父母都应特别注意，如果先放热水忘记放冷水，很容易引起新生儿皮肤烫伤），然后用手背或手腕部试水温，因为这两个部位皮肤较娇嫩，更接近于新生儿的娇嫩皮肤，可以感知怎样的水温更适合新生儿，也可以使用专门的水温计测量水温。

（3）洗澡时间：给新生儿洗澡的时间应安排在喂奶前 1～2 h，以免引起吐奶。

（4）洗澡用物早准备：为新生儿准备专用洗澡盆，洗澡前先将盆刷干净。

18 给新生儿洗澡的步骤是怎样的？（图 18-5）

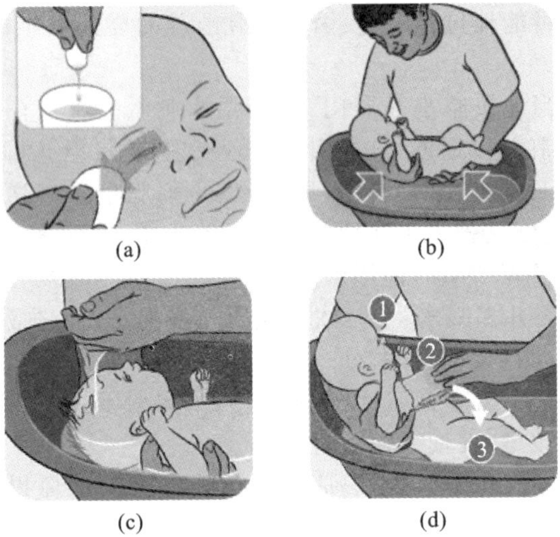

图 18-5　新生儿洗澡步骤

第一步：用柔软的毛巾轻轻地擦洗新生儿的眼部，从眼角内侧向外侧轻轻擦洗；然后再擦洗脸部（不要搓揉）；接着再清洗一下耳朵，最后轻轻擦一下鼻孔，不要试着去擦里面。

第二步：左右手协调，托住新生儿身体。给新生儿洗澡先从头部开始，先洗脸再洗头，然后洗全身。洗澡的时候，用左臂夹住新生儿的身体并托稳新生儿头部，使新生儿觉得安全舒适，用食指和拇指轻轻将新生儿耳朵向内盖住，防止水流入新生儿耳朵。

第三步：给新生儿脱掉衣服，然后再轻轻地将新生儿放入已经调好的洗澡水中。

第四步：为女婴清洗时，绝不要分开女婴的阴唇去清洗里面，否则会妨碍可杀灭细菌的黏液流出，应由前往后清洗，这样可预防来自肛门的细菌蔓延至阴道引起感染。为男婴清洗时，绝不要把男婴的包皮往上推以清洗里面，这样会撕伤或损伤包皮。

第五步：冲洗完毕，将新生儿从水中抱出，用干燥而柔软的浴巾轻轻而细致地将水擦干，特别要注意有皱褶的地方，如耳朵、颈部、腋窝、肚脐、外生殖器、脚趾间等。

第六步：让新生儿躺在浴巾上，清洁脐孔。用75%的酒精棉签清洁脐孔，预防脐部感染。擦干后，给新生儿穿上干净衣服。

第七步：在皮肤皱褶处、颈下、腋下、肘弯、腹股沟处涂润肤露或润肤油，在干燥的冬季可全身涂抹。

19 新生儿洗澡有哪些注意事项?

(1) 洗澡要依据气温变化及具体情况做安排。

(2) 父母在给新生儿洗澡时，动作既要快，又要轻柔，避免损伤皮肤，每次洗澡勿超过10 min。

(3) 最好使用新生儿专用肥皂。肥皂应以油性较大而碱性小、刺激性小的新生儿专用皂为好。不必每次洗澡都用肥皂，特别在夏天出汗多时，用水冲去汗水即可。

(4) 防止新生儿受凉。给新生儿洗澡时一定要时刻留意水温，防止水温过低而导致新生儿受凉。同时，洗澡的过程中要注意防止水和肥皂泡沫进入新生儿的耳、鼻、眼。

八、新生儿肌肤问题

20 常见的肌肤问题有哪些?

(1) 皮肤脱皮：新生儿皮肤最外面的一层叫作表皮的角化层，

由于发育不完善，因此很薄，容易脱落。这种现象在出生后一周时最严重，随后便会逐渐减轻。

（2）皮肤出现小血点：新生儿在突然猛烈大哭，或在分娩时发生缺氧窒息，或胎头在娩出时受到摩擦，都有可能使皮肤上出现一些出血点。这种现象是血管壁的渗透性增加、外力压迫毛细血管破裂所引起的皮下少量出血，几天后便会自然消退下去。

（3）皮肤出现黄白色皮疹：很多母亲都会发现，自己刚出生的婴儿，鼻尖、鼻翼或脸上，长满了黄白色的皮疹，这种黄白色的皮疹称为粟粒疹，是母体雄激素作用的结果。虽然新生儿出生了，可来自母体的雄激素仍使其皮脂腺分泌很旺盛。在新生儿出生后 4～6 个月时就会自行吸收。

出生后 10～15 天，多数婴儿在脸的上半部分的某一部位会长出小疙瘩。眉毛上沾有浮皮样物，前额的发际上长出 2～3 个小粉刺样物，或者是脸颊上长出 3～4 个小红疙瘩，一晒太阳，就急剧增多，这就是湿疹。表现形式多样是湿疹的特征。

21 如何避免新生儿湿疹?

（1）对于过敏体质或抵抗力弱的新生儿应尽量选择母乳喂养，若无母乳时，要适当选择辅食进行喂养，食物以清淡饮食为好，应该少些盐分，以免体内积液太多而易发湿疹。

（2）衣物方面，贴身衣服可选用棉质材料，衣着应较宽松、轻软。日常生活护理方面要避免过热和出汗。并让小儿避免接触羽毛、兽毛、花粉、化纤等易过敏物质。

（3）洗浴护肤方面，避免香水、化妆品以及碱性肥皂的刺激。

（4）居室环境卫生：湿疹患儿居室要求凉爽、通风、清洁，为避免尘螨吸入，建议用湿拖把清洁房间。冬季居室应使用加湿器以提高环境湿度。

（5）如果新生儿处于湿疹的急性期，则必须到医院就诊。

22 红臀常见的原因有哪些?

（1）尿布不勤换，尿液对臀部皮肤引起刺激。

（2）便后不清洗，在潮湿有刺激物的环境下而发生红臀。

(3) 臀部潮湿:新生儿臀部皮肤皱褶多,清洗臀部后水不易擦干,马上包上尿布,外面再裹上塑料纸,使局部不透气;而潮湿的臀部拍上粉,似乎是使臀部皮肤干燥,但实际上粉吸水变成块,不仅局部仍然潮湿,而且粉对皮肤也形成刺激。潮湿的环境使局部皮肤的抵抗力下降而发生红臀。

(4) 尿布粗糙吸水性差。

23 如何护理臀红?

(1) 首先要选用细软、吸水性强的纯棉布。

(2) 尿布要勤换洗,在太阳下晒干后再用。

(3) 每次大便后,要坚持用温水给孩子洗净屁股,尤其是腹泻的婴儿更要注意,臀部要注意保持干燥。

(4) 减少对皮肤的刺激:若已发生红臀勿用肥皂洗。有渗出时应进行湿敷,干后可涂含有0.5%新霉素的炉甘石搽剂或0.5%新霉素氧化锌糊剂。

(程湘玮　沈洁)

第十九章 母乳喂养

第一节 母乳喂养的重要性

1 什么是母乳喂养?

母乳喂养,是指母亲用自己的母乳来喂养婴儿的过程。按母乳喂养的程度可将母乳喂养分为全母乳喂养、部分母乳喂养和象征性母乳喂养。

2 母乳有哪些基本特点?

(1) 根据母乳开始分泌的时期不同,分为初乳、过渡乳和成熟乳。

初乳是指产后7天内所分泌的乳汁。初乳脂肪少、蛋白质多、含锌丰富、易于消化、适合新生儿娇嫩的肠胃,可保护新生儿免受感染,促进肠道发育,为肠道消化、吸收成熟乳做准备,还可防止过敏。初乳含丰富的维生素A,有增强机体免疫和抗感染的功能,能预防眼病。过渡乳是指产后7～15天所分泌的乳汁,其中所含蛋白质渐渐减少,而脂肪和乳糖含量渐渐增多。成熟乳是指产后15天所分泌的乳汁。

(2) 母乳的成分随着每次的哺乳呈现动态变化,分为前奶与后奶,都是婴儿生长发育所必需的。前奶是指每次哺乳开始时的乳汁,内含丰富的蛋白质、乳糖、维生素、无机盐和水。后奶是指每次哺乳结束时的乳汁,含较多的脂肪。脂肪使后奶能量充足,它提供的能量占乳汁总能量的50%以上。

3 母乳喂养有什么好处?

1) 对子代的好处:

(1) 满足婴儿时期生长发育的营养素需求,且母乳易于消化、吸收，能促进子代生长发育。

（2）母乳喂养可减少婴儿疾病的发生。6个月内纯母乳喂养可使患中耳炎的风险减低1/3，患哮喘的风险减低一半。母乳喂养可以预防急性传染病、腹泻的发生，且使婴儿更少暴露于可能通过受污染的食物、液体或者喂养器具等途径传染的环境病原体（微生物或化学物质）。母乳喂养婴儿对卡介苗、B型流感、脊髓灰质炎、破伤风和白喉类毒素的免疫应答也更强。

（3）母乳可促进子代肠胃的发育，提高其对母乳的消化、吸收和利用能力。

（4）母乳喂养可促进子代神经系统发育。母乳带来的认知功能的益处可持续到母乳喂养结束后。母乳喂养能促进婴儿嗅觉、味觉、温度觉、听觉、视觉、触觉的发育。母乳喂养与人工喂养相比可增加婴儿视觉灵敏度，在早产儿人群中尤为明显。

（5）母乳喂养可降低成年后代谢性疾病的发生率；可降低成年后肥胖、高血压、高血脂、糖尿病、冠心病的发生概率；能降低婴儿成年后血清胆固醇中位数，其影响甚至要大于膳食预防以及其他风险因素干预。母乳喂养针对2型糖尿病的保护作用几乎等同于膳食预防及体育运动。

2）对母亲的好处：

（1）有效预防母亲乳胀、乳腺炎：婴儿频繁有效地吸吮不仅有利于母亲尽早下奶，也能有效预防母亲乳胀、乳腺炎等的发生。

（2）促进子宫收缩，减少产后出血，加速子宫恢复，其作用与注射缩宫素的效果相似。

（3）有助于产后体重下降，促进体形恢复：母乳喂养每天可使母亲多消耗超过500 kcal热量，从而使母亲发生超重、肥胖和2型糖尿病的概率降低。

（4）可降低乳腺癌、卵巢癌、子宫癌的发生。20岁以前母乳喂养史超过6个月的妇女在绝经前患乳腺癌的风险明显减低，20岁以上母乳喂养史在3～6个月的妇女患乳腺癌的风险也低于无任何母乳喂养史的妇女。此外，母乳喂养期间停止排卵也可能是预防卵巢癌的一个因素。

（5）母乳喂养促进心理健康：母乳喂养的过程为母亲创造了一段安静的时光，培养了与婴儿的感情联系。婴儿的吸吮会刺激母亲的身体分泌催乳素，这种激素可促进乳汁分泌，并能使哺乳期妇女的情绪更加平静。

（6）降低母亲绝经后骨质疏松的发生率：哺乳期母亲的骨密度会降低（约5%），但断奶后恢复正常，说明哺乳过程能促进骨骼的再矿化，可能有助于降低绝经后骨质疏松症的发生风险。

3）对家庭及社会的好处：对家庭来说，母乳喂养节约了家庭购买奶粉的费用；减少了人工喂养所需的人力，有助于母亲和其他家庭成员更好地休息；还可以减少婴幼儿生病的医疗开支；可以让家人有更多时间处理其他家庭事务。

母乳喂养降低了公共卫生和妇幼特殊营养补充项目的成本，减轻了由于处理配方奶罐和奶瓶等废弃物而给环境带来的负担，节约了用于生产和运输人工喂养物品的能源。

4 母乳喂养要持续多久？

为保护和促进母乳喂养，2002年世界卫生组织和联合国儿童基金会联合制定了《婴幼儿喂养全球战略》，并明确指出：母乳喂养是为婴儿健康生长与发育提供理想食品的一种无与伦比的方法，作为一项全球公共卫生建议，在生命的最初6个月应对婴儿进行纯母乳喂养，以实现婴儿的最佳生长、发育和健康；之后，为满足其不断发育的营养需要，婴儿应获得安全的营养和食品补充，同时继续母乳喂养至2岁或2岁以上。

5 母乳喂养有哪些禁忌人群？

母乳无疑是大多数婴儿最理想的天然营养品，但仍有一些特殊情况使婴儿不宜进行母乳喂养。根据现代医学和营养学观点，应权衡哺乳对母婴的安全性和危害性，结合疾病对母婴身体健康的影响、母亲身心能否承受哺乳等因素做出正确的选择。母亲处于以下情况不适宜或暂不适宜母乳喂养。

（1）癌症：母亲患癌症需要进行化疗或放疗时，应暂停母乳喂养。

（2）严重疾病：母亲患严重的心脏病，心功能3～4级，严重肝、肾疾病，高血压，糖尿病伴有重要器官功能损害，严重精神疾病，反复发作的癫痫病或先天代谢性疾病等时，哺乳可能会增加母亲的负担，导致病情恶化。

（3）急性传染期的传染病：母亲在急性传染期应进行隔离时不宜哺乳。如各类型肝炎、活动性肺结核或其他传染病等。可以用配方奶代替母乳进行喂养，母亲应定时挤出母乳以维持泌乳状态，待母亲病愈，传染期已过，隔离解除后，可继续哺乳。

（4）服用部分药物：母亲服用有明显哺乳禁忌证的药物后，应停止母乳喂养，等体内潜在的有害物质全部代谢排出后再喂养婴儿。如果母亲吸毒，在戒毒前不宜母乳喂养。

第二节　如何保证充足的母乳

一、促进乳汁的分泌

6 促进乳汁分泌的原则和要点有哪些？

（1）有效、足够时间、足够频次的吸吮：产后早开奶，分娩后立即让婴儿吸吮母乳，婴儿持续吸吮45 min以上有助于乳汁的分泌。每天保证8次以上的哺乳才能保持催乳素水平在下次哺乳时不下降。

（2）母亲和婴儿同步休息，保证足够的休息：母亲睡眠1 h使催乳素分泌的量迅速提高，醒后开始下降。

（3）鼓励夜间多母乳喂养：催乳素在夜间分泌旺盛，清晨三四点的时候催乳素分泌浓度是中午的2倍。

（4）把握产后一周的“黄金时期”：产后一周催乳素水平降到峰值的一半，随着整个哺乳期逐渐下降。产后尽早哺乳、多次哺乳往往能达到事半功倍的效果。

7 哺乳期母亲是否需要“大补”？

哺乳期母亲的饮食需要合理搭配，均衡多样，如荤素搭配、粗细搭配，但不可过量，避免营养过剩。

(1) 增加母亲优质蛋白摄取可增加乳汁分泌。

(2) 增加铁的摄取以补充分娩时血的丢失，并保证乳汁中铁的含量。

(3) 补充维生素及微量元素，有利于婴儿神经系统发育。

(4) 适当补钙：母乳是婴儿钙的主要来源之一，母亲每天需摄入 1200 mg 钙。必要时可在医生指导下适当添加钙制剂，以预防乳母骨质疏松。

二、如何正确地含接乳头

8 如何托起乳房？

食指支撑着乳房基底部，靠在乳房下的胸壁上，大拇指放在乳房上方距乳头根部 2 cm 的地方，两个手指可以轻压，以改善乳房形态，使婴儿容易含接。托乳房的手不要太靠近乳头，如果母亲的乳房大而且下垂，用手托住乳房可帮助乳汁流出。

9 正确的含接姿势是怎样的？

托起乳房，用乳头刺激婴儿的口周，使婴儿建立觅食反射。当婴儿的口张到足够大时，使乳头及大部分乳晕含在新生儿嘴中(图 19-1)。

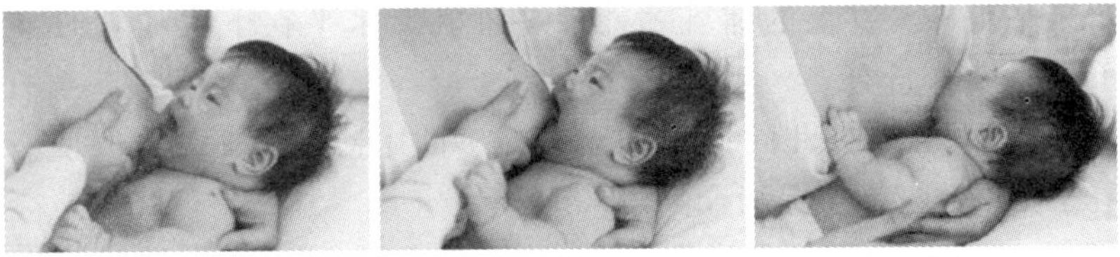

(a) (b) (c)

图 19-1 正确的含接姿势

正确含接后，婴儿的嘴张大，下颌贴在乳房上，将乳头及大部分乳晕含在嘴中，下唇向外翻。婴儿舌头呈勺状，环绕乳晕，婴儿口腔上方可见更多的乳晕。吸吮时婴儿面颊鼓起，呈圆形。通常婴儿先快吸几口，以启动射乳反射。当乳汁流出并充满婴儿口腔时，即可听到慢而深的吸吮声，然后停顿片刻，再开始几次较快的吸吮。婴儿慢而深地吸吮，是婴儿吃到母乳的重要征象，也表明含接姿势正确，吸吮有效。婴儿吸吮时，能看到吞咽或听到吞咽声。如果婴儿吸吮时伴有咂咂声，说明含接姿势不正确，吸吮无效。

10 含接姿势不当有哪些后果?

（1）造成母亲乳头疼痛甚至乳头皲裂：错误的含接姿势是造成乳头疼痛的最大原因。当婴儿用力吸吮时，将乳头吸进吐出使乳头上的皮肤与婴儿口腔不断发生摩擦，母亲的乳头就会皲裂，甚至出血。

（2）造成婴儿无效吸吮：母亲的乳房乳汁流量小，婴儿会觉得很不满足，很快就肚子饿，或者每次哺乳需要很长时间，婴儿可能会有挫折感甚至拒绝进食。母亲会感到筋疲力尽，误以为自己无法提供充足的乳汁而给婴儿一些添加物。此外，因为乳房持续没有排空，泌乳量会逐渐减少，如果情况不加以改善，最终会导致母乳喂养失败。

11 怎样判断母乳是否充足?

（1）婴儿自己放开乳房，看上去满足并有睡意，表明乳房的乳汁足够。

（2）哺乳时母亲有下乳感，可以听到宝宝的吞咽声。

（3）哺乳前乳房饱满，哺乳后变软，这说明婴儿吃到了母乳。

（4）观察婴儿的体重和小便情况：新生儿满月时体重增长 500 g，每天小便 6 次以上。一般来说，婴儿每天小便 6 次以上就可以说明母乳充足。吃母乳的婴儿大便情况不尽相同，因为母乳容易消化吸收，有的婴儿 1 天解 6～7 次大便，有的婴儿甚至 3～5 天解 1 次大便，只要大便是软糊状，就认为没有问题，所以是否有大便及大便的量不作为评价母乳是否充足的标准。哺乳持续的时间并不十分重要，且个体有很大差异，在出生后前几天或对于低体重儿来说，哺乳需要更长的时间。

三、母乳喂养的姿势

12 母乳喂养的姿势有哪些?

哺乳是一种本能和天性,不需要过多的思量,采用最舒服的姿势就可以顺利地哺乳。有些人可能会有偏好,选择这样或那样的姿势,但并不是每一次哺乳都必须按照某种标准姿势。在每一次哺乳中,可以尝试各种各样的姿势,直到建立完美和谐的哺乳关系为止。

(1) 摇篮式(图 19-2):摇篮式是大多数人在母乳喂养时所采用的一种姿势。当母亲在椅子或者床上采用坐姿时,可将婴儿的头置于一侧胳膊的臂弯处,这样婴儿刚好可以面对她们的同侧乳房。这个姿势可以使母亲更好地看到婴儿和一侧乳房。

(2) 交叉摇篮式(图 19-3):交叉摇篮式就是当婴儿吮吸母亲左边的乳房时,躺在母亲的右胳膊上。此时母亲的右手扶住婴儿的脖子,左手可以自由活动,帮助婴儿吃奶。采取这种姿势时婴儿没有被紧紧地抱住,有一定的活动空间。

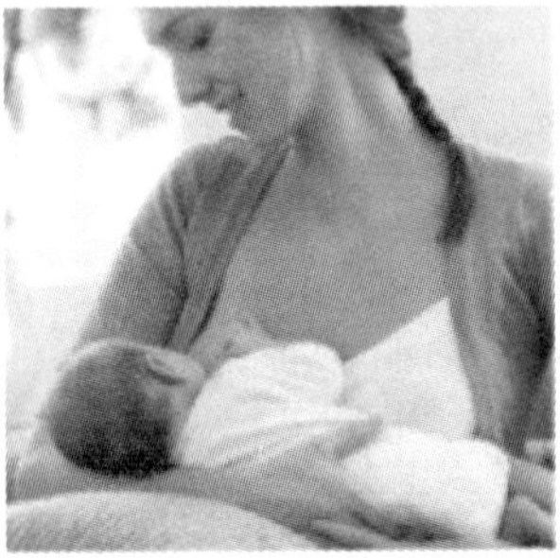

图 19-2 摇篮式

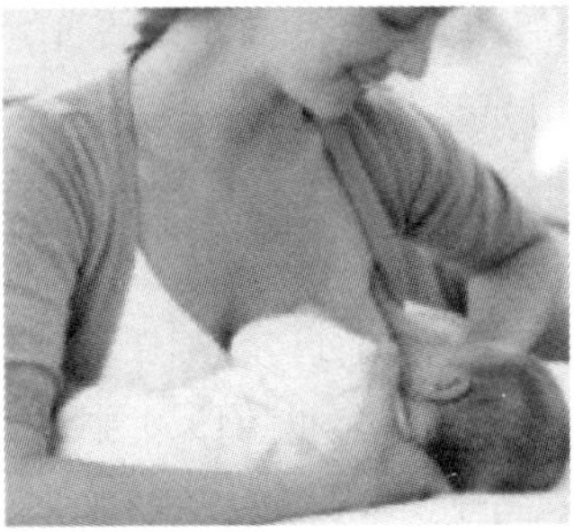

图 19-3 交叉摇篮式

(3) 足球式(图 19-4):足球式是将婴儿面朝上躺在母亲的右胳膊下,臀部坐或躺在垫子或者床上。母亲用右手托住婴儿的头,左手托住自己的乳房。如果选择这种姿势喂奶,母亲应当调整好婴儿与垫子及与母亲胳膊之间的距离,避免婴儿滑脱。

(4) 侧卧式(图 19-5):母亲和婴儿面对面侧躺下,母亲的一只胳膊托住婴儿,帮助婴儿吃奶。这个姿势适用于睡觉时喂奶,在哺乳的同时婴儿也得到了休息，并同样适用于剖宫产及侧切的产妇。

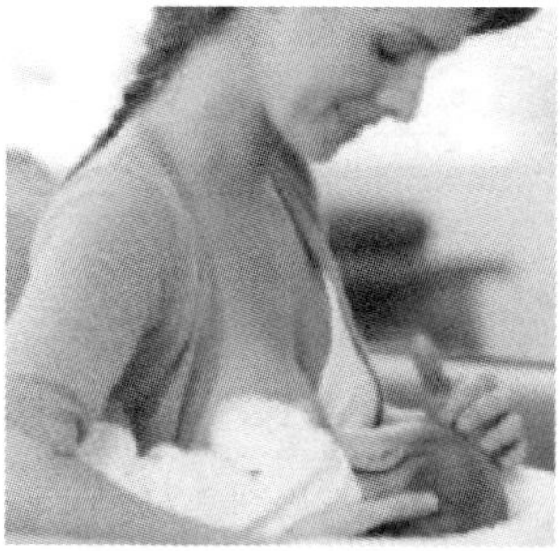

图 19-4　足球式

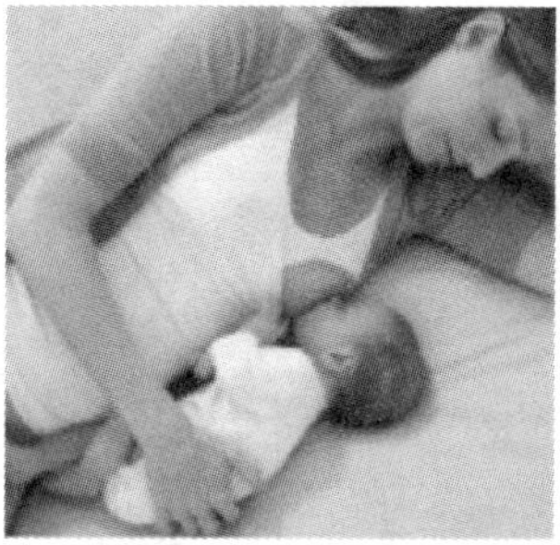

图 19-5　侧卧式

（5）半卧式（图 19-6）：母亲只需要在婴儿的头下垫两个枕头，半坐半卧把婴儿抱在怀中喂奶即可。

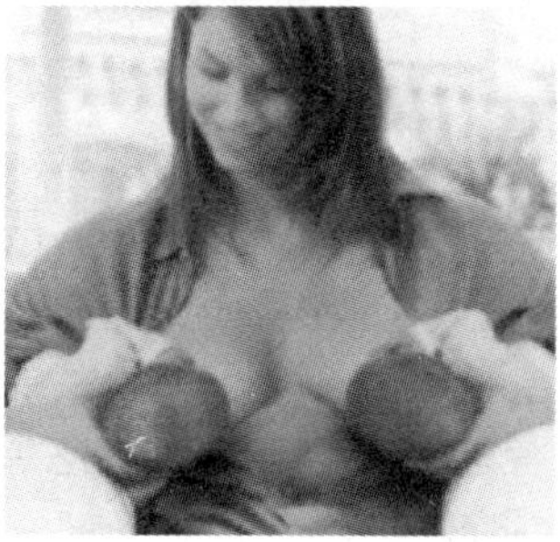

图 19-6　半卧式

第三节　母乳喂养中常见困难

一、乳头扁平或过长

13 乳头扁平或过长（图 19-7）时如何母乳喂养？

乳头扁平或凹陷：不同形状和大小的乳房都是正常的，任何形状的乳头都不会影响乳汁分泌，都可以为婴儿提供充足的乳汁。婴儿在母亲乳房上吸吮，必须将乳头和大部分乳晕含在口中，舌头呈

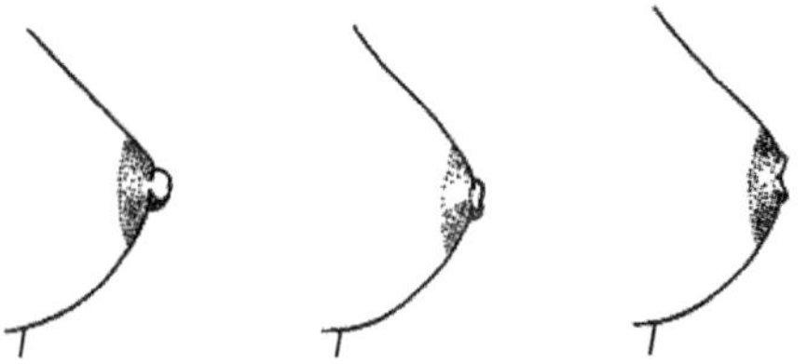

(a)正常乳头　(b)扁平乳头　(c)凹陷乳头

图 19-7　正常乳头、扁平乳头和凹陷乳头

勺状，包绕到乳晕上，婴儿不是只吸吮乳头，而是将乳头和乳晕下面的乳房组织含进嘴里形成一个“长奶嘴”，乳头仅占此“奶嘴”的1/3，大部分含进去的是乳晕，因此，在乳房上吸吮，乳头的长短就不那么重要了，重要的是乳晕组织的伸展性。

乳头过长或过大：乳头过长也会引起麻烦，婴儿只能吸到乳头，不能将乳晕组织含进嘴里，婴儿不能将乳房中的乳汁有效吸出，导致无效吸吮，而且由于婴儿只含到乳头，舌头不能包裹到乳晕组织，很容易造成乳头疼痛和皲裂。少数产妇的乳头偏大，母亲担心婴儿不能很好地在乳房上吃到乳汁。母亲要相信婴儿可以本能地适应母亲乳房的各种情况，重要的是让婴儿多接触乳房，给婴儿更多的机会去尝试含接和吸吮乳房，同时母亲应尝试不同体位喂奶，注意母亲的手在帮助婴儿含接时托起乳房的方法等。

1）扁平和凹陷乳头的处理措施：

(1) 妊娠期：因为牵拉乳头能诱发宫缩，引起早产，在妊娠 37 周以前不鼓励孕妇进行牵拉。在妊娠 37 周后可采用“十字牵拉操”(图 19-8)牵拉乳头或使用乳头矫正器(图 19-9)。

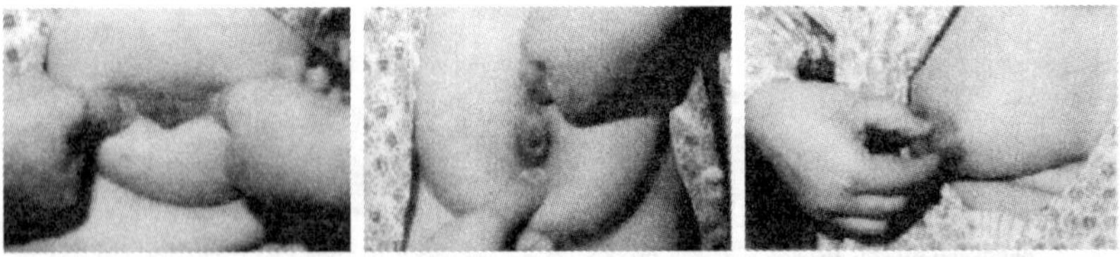

(a)　(b)　(c)

图 19-8　十字牵拉操

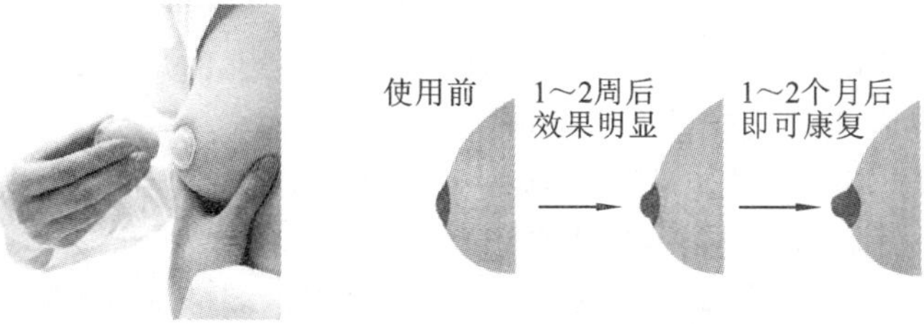

(a)使用示意图　　(b) 效果示意图

图 19-9　乳头矫正器

乳头矫正器使用方法：将矫正器帽放在乳头上后，只需按动橡胶泵部分即可。也可用于畅通乳腺及按摩乳头。

乳头矫正器使用时注意事项：①使用前必须洗净、消毒；②使用本产品时吸出的母乳请不要喂给婴儿；③使用过程中出现乳头疼痛、皮肤过敏、宫缩等不适现象，请立即停止使用并咨询医生。

（2）产后母亲与婴儿应尽早进行皮肤接触，尽早开奶。母亲应使用正确的哺乳体位及试行不同的哺乳体位，如环抱式，可以帮母亲将乳头立起得更好些。当婴儿不容易含接时，可挤出一滴奶“挂”在乳头上，吸引婴儿吸吮。

（3）乳房柔软的时候婴儿更容易含接乳头。如果发生乳房肿胀，可以先挤奶，再开始哺乳。

（4）如果婴儿在 1～2 周内不能有效地吸吮，母亲可以挤奶并用小勺喂，或挤奶直接滴到婴儿的嘴里。

（5）不建议使用奶瓶，以免婴儿产生“乳头错觉”，而不愿意吸吮母亲的乳房。

（6）乳头保护罩，又叫乳盾或乳贴，其作用是在哺乳时贴合在乳头和乳晕周围，婴儿通过乳头保护罩与母亲乳房含接。乳头保护罩的材质有橡胶、乳胶、硅胶等，目前市场上广泛使用的是超薄硅胶，延展性好，无色无味，对婴儿而言异物感不强烈、易于接受。乳头保护罩可以用于婴儿不能有效含接吸吮、母亲乳头疼痛或乳头扁平凹陷时，但应注意，虽然乳头保护罩能弥补母亲乳头短小的缺陷，但是如果选择或者使用不当（乳头保护罩材质很厚或者乳头保护罩前端没有套紧在乳头上），婴儿吸吮时不能充分有效地刺激到母亲乳头，对促进母亲“下奶”不利，因此使用乳头保护罩时应由专业人员进行指导和评估，确保母亲的乳汁分泌和婴儿的足量摄入。

2）乳头过长或过大的处理措施：

（1）哺乳时婴儿一定要将乳晕一起含住，若婴儿只含住乳头，为无效吸吮，应重新含接，以免造成乳头疼痛和皲裂。

（2）母亲应让婴儿在乳房上尝试，采用不同的哺乳姿势、体位，哺乳时托举乳房，以免堵住婴儿鼻孔。

二、乳汁分泌不足

14 乳汁分泌不足如何处理？

1）乳汁分泌不足和新生儿胃容量：新生儿最初 3 天的胃容量只需要每次哺乳 5～7 mL，而且新生儿的胃壁比较僵硬，不能容纳很多奶，否则很容易吐奶。出生 3 天后随着母亲乳汁的不断增加，新生儿的胃容量达到 10～20 mL，这时大多数母亲开始“下奶”。许多母亲不了解在分娩后的最初几天新生儿需要的乳量是多少，容易简单地认为自己乳汁少而要求为新生儿添加配方奶，造成乳汁分泌更少，“下奶”更慢。新生儿的需求越多，母亲的乳量越多，乳房排空得越彻底，下次乳汁产生得越多。

很多剖宫产、会阴伤口侧切的母亲容易出现乳汁分泌不足，这与母亲伤口疼痛、进食受限、体位不舒适等有关。这些母亲可以采用侧卧位进行哺乳，以减轻疼痛或其他不适。

2）乳汁分泌不足的高危因素：产后随着胎盘娩出，孕激素水平迅速下降，催乳素和缩宫素水平上升，婴儿的吸吮和乳房排空有助于母亲启动泌乳。但越来越多的研究发现，产后母亲的健康状况、产程的一些干预措施也可能延迟或者影响产后泌乳的启动。

3）婴儿母乳摄入不足的原因：婴儿母乳摄入不足，可能的相关原因是婴儿吸吮、吞咽障碍，婴儿吸吮的有效性（吸吮次数、吸吮效率等）降低，乳汁运输的有效性降低（如乳导管堵塞等）及泌乳不足等。

4）乳汁分泌不足的解决方法：

（1）哺乳时采用正确的哺乳姿势、含接和有效吸吮。哺乳时两侧乳房交替哺乳 2 次，配合按摩挤压乳房。

（2）增加哺乳次数，缩短2次哺乳的间隔时间，保证每天至少8次有效哺乳。

（3）鼓励母亲在哺乳后或者两次哺乳间继续挤奶或使用吸奶器吸奶。鼓励母亲保证充分休息，适当地补充汤水。

三、涨奶

产后很多母亲会面临涨奶的问题。当母亲开始下奶，乳腺管未通畅时，母亲会觉得乳房又热、又重、又硬。乳腺管通畅时，可以看见乳头有乳汁往下滴，这是正常的充盈。在喂奶后，热、重、硬都会减轻，且乳房会变软。

当涨奶发生时，乳头变得扁平，这是因为皮肤被牵拉得太紧。这时婴儿很难含接好并将乳汁吸出。偶尔在涨奶时，皮肤发红，皮温升高。

依据涨奶的程度和阶段可以将涨奶分为两类：乳房充盈和乳房肿胀。当乳房充盈时，母亲会观察到乳房皮肤温度升高，感觉乳房变沉、发硬，但婴儿吸吮或挤压乳房时乳汁能够从乳房流出。母亲没有发热现象。乳房肿胀时，母亲会感到乳房红、肿、热、痛都存在。乳房看起来已经水肿，乳房的皮肤绷紧，原来正常的乳头被拉平，乳头、乳晕部分看起来像皮肤变薄发亮，又红又肿，同时母亲不愿意别人碰乳房。婴儿在乳房上吸吮时，因为吸出困难表现为拒绝或哭闹。挤压乳房乳汁排出困难，母亲可能发热，但一般不超过24 h。

15 涨奶的原因是什么？

常见的原因：①开奶太晚，产妇没有做到让婴儿频繁在乳房上吸吮（指24 h吸吮8～12次），或婴儿在乳房上吸吮时一直是无效吸吮；②产妇“下奶”，一次乳汁过多；③产妇喂奶时频繁地换乳房，乳房没有充分地排空；④乳房过大，乳房下部的乳腺导管角度大，不利于引流，造成局部肿胀；⑤内衣不合适，或睡觉时卧位不当造成乳腺导管受压等原因。

16 预防涨奶有哪些要点？

（1）分娩后或剖宫产术后婴儿与母亲的早接触、早吸吮对于预防乳房肿胀非常重要，婴儿出现觅食行为时应帮助新生儿含接乳房进行早吸吮，强化婴儿在乳房上的吸吮行为。

（2）婴儿无效吸吮或母亲主诉吸吮时疼痛，应重新使用正确的含接技巧，纠正无效吸吮。

（3）婴儿应在一次哺乳中吃到前奶和后奶，这样才能营养均衡，同时能将乳房充分排空，避免乳房肿胀发生。

（4）母婴同室，加强夜间哺乳。

（5）大乳房的母亲，母亲哺乳时用手托起乳房，使乳房下部的乳腺导管角度变小，利于乳汁排出。

（6）选择合适的哺乳胸罩，避免局部受压，不穿紧身衣。

四、乳头疼痛和乳头皲裂（图 19-10）

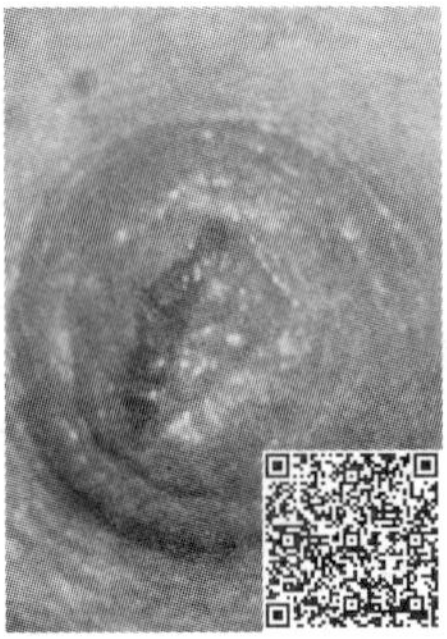

图 19-10　乳头皲裂

乳头皲裂是指在母亲乳头的基底部周围有皲裂或裂口，同时可以看到乳房肿胀，主要是因为婴儿的含接姿势不当造成的。

乳头疼痛的最常见的原因是含接不良。假如婴儿含接不好，婴儿吸吮时就会来回牵拉乳头，用舌头摩擦乳房的皮肤，这会让母亲觉得疼痛。起初没有裂口，乳头看上去正常；或当婴儿松开乳房时，可看见乳头顶部有压痕或乳头变形。假如婴儿继续这样吸吮，就会破坏乳头皮肤，产生皲裂。

17 乳头疼痛如何预防？

（1）改善婴儿含接姿势：通常只要含接正确，疼痛会减轻，婴儿可继续吸吮，不必为使乳头愈合而让乳房休息。

(2) 早吸吮，早开奶：在乳头顶部有皲裂，同时可以看到乳房皮肤紧且发亮，乳房是肿胀的。分娩后如果没有早开奶或没有做到频繁吸吮，而是等产奶后才让婴儿吸吮，这时乳房皮肤会绷得很紧，将乳头拉平，且乳房伸展性差，婴儿只能吸着乳头，从而损伤乳头皮肤。早开奶可防止乳汁淤积在乳房内产生压力，从而预防肿胀形成。当乳房还很软时，易被婴儿含接，这减少了乳头皮肤损伤的机会，不易造成乳房皲裂。

18 乳头疼痛皲裂如何处理?

乳头疼痛皲裂时，可以使用以下方法减轻疼痛，促进伤口愈合。

(1) 观察在喂奶中婴儿的表现和婴儿含接是否正确，纠正错误的喂奶姿势和方法。喂完奶后用手指按压婴儿的下颌，让其吐出，不要硬拔。不要让婴儿含着乳头睡觉。

(2) 哺乳后涂抹乳汁让其自然风干。因为母乳中含有维生素 E 和其他促进愈合的因子，特别是“后奶”的油脂成分有助于皮肤保湿，可以促进伤口愈合。

(3) 乳头龟裂膏：主要成分是羊脂膏，作用依据“湿性愈合疗法”的原理，能够有效缓解疼痛，并促进伤口愈合。纯羊脂膏，无色无味，不含添加剂或防腐剂，在哺乳前也无须擦去。不要使用哺乳前必须抹掉的药油或者药膏：一则哺乳前擦掉药油，容易造成疼痛和二次损伤；二则残留的药油仍可能对婴儿有一定的影响。

(4) 乳头保护罩：能够保护伤口，防止衣物对伤口的摩擦，也避免婴儿直接吸吮乳头。

(5) 乳头皲裂或者疼痛严重时，可以暂停哺乳 24～48 h，给伤口以修复时间。

五、乳腺脓肿

19 乳腺脓肿该如何处理?

乳腺脓肿是指在乳房的局部有脓肿形成，乳房会出现疼痛性肿胀，有波动感。脓肿需要外科切开及引流，可能的话，让婴儿继续吃患侧乳房，这对婴儿没有危险，但如果很疼或母亲不愿意喂，母亲要学会如何用手或者吸乳器挤奶，通常2～3天内疼痛减轻，疼痛一旦减轻立即让婴儿吸吮，同时不要中断另一侧的哺乳。

处理要点如下。

(1) 及时评估乳房情况。

(2) 针对乳腺脓肿的发生原因进行处理，给予支持和指导(方法同乳腺管或乳腺炎的处理)。

(3) 遵医嘱抗生素治疗。

第四节　特殊情况下的母乳喂养

一、母亲患病时的母乳喂养

20 糖尿病母亲能否母乳喂养？

糖尿病母亲坚持母乳喂养对自身有好处，采用药物治疗期间母乳喂养也是安全的。哺乳时分泌的催乳素可以让母亲更放松并有嗜睡感，从而缓解母亲精神上的压力。分泌激素以及分泌乳汁所消耗的额外热量可减少母亲治疗所需要胰岛素的用量，并能有效缓解糖尿病的各种症状，使糖尿病母亲病情有所好转。同时，母乳喂养也可以降低婴儿成年后患糖尿病的危险。糖尿病母亲常用的药物治疗是胰岛素皮下注射和口服降糖药。胰岛素不会进入母亲乳汁，不影响母乳喂养；口服降糖药常用的是甲苯磺丁脲和格列本脲，不影响母乳喂养，因此，糖尿病母亲在药物治疗期间也可以坚持母乳喂养。

21 糖尿病母亲母乳喂养有哪些注意事项？

糖尿病病人容易感染各种病菌，母乳喂养期间要注意监测血糖水平，及时调整降糖药的使用量，并注重个人卫生，保护好乳头，使其不受感染。

22 患甲状腺疾病的母亲能否母乳喂养？

(1) 甲状腺功能亢进症(甲亢)的母乳喂养：哺乳期间适量应用治

疗甲亢的药物是安全的。首选药物是甲巯咪唑(MMI),20～30 mg/d,对于母婴是安全的。由于丙基硫氧嘧啶(PTU)对肝具有损害作用,可作为二级用药,有条件者应定期监测婴儿的甲状腺功能。需要进行放射性碘治疗时,应该暂时停止母乳喂养,定时挤奶丢弃,以免乳房肿胀。疗程结束后,检测乳汁中放射性物质的水平达到正常后,可以继续哺乳(或治疗结束 2 个月后再哺乳)。

(2) 甲状腺功能减退症(甲减)的母乳喂养:甲减的母亲产后需要继续服用甲状腺素直至达到正常水平。甲状腺素进入乳汁的量极少,因此可以进行母乳喂养。甲减母亲分娩的婴儿除出生后 72 h 至 7 天内(72 h 至 4 天为最佳筛查时间)进行新生儿疾病筛查外,母亲服药期间母乳喂养的婴儿也需要进行甲状腺功能的监测。

(3) 母亲长期食用含碘的食物时,因碘分子量小,可被分泌入乳汁,从而也可能影响婴儿的甲状腺功能。偶尔服用用于保护甲状腺功能的含碘药物,对婴儿有利。

23 患精神疾病的母亲能否母乳喂养?

(1) 精神病:如果母亲有精神病,病情稳定时可以进行母乳喂养,但需找一个助手帮助母亲一起喂哺婴儿,以确保母亲不会忽视或伤害婴儿。如果母亲有伤害婴儿的意向或行动,则不建议实施母乳喂养。

(2) 产后抑郁症:先分析导致母亲抑郁症的原因,有针对性地解除她的顾虑。产后抑郁症通常伴有焦虑,会影响儿童的行为发育。对于有抑郁发作且正在接受药物治疗的母亲,若她渴望进行母乳喂养,应该考虑药物对婴儿的影响,可使用三环类抗抑郁药或5-羟色胺选择性再摄取抑制剂(SSRIs)。病情严重时可暂停母乳喂养,定时挤出乳汁,保持泌乳。一旦症状减轻,可以不用药物时,再恢复母乳喂养。

(3) 癫痫:母亲在哺乳期进行药物治疗时,可选用苯妥英钠和丙戊酸钠。其经胃肠道吸收入血后约 90%与血浆蛋白结合,发挥作用后主要经肝代谢,随尿液排出。苯妥英钠进入乳汁中的量极低,很少会对母乳喂养的婴儿产生不利影响。患病母亲哺乳期禁用卡马西平、氨己烯酸及唑尼沙胺等药物。此外,无论母亲使用何种药物，均应密切观察婴儿的精神状态，有条件者可对其血清中的药物浓度进行监测。如果病情不稳定，较好的办法是停止母乳喂养，并将母亲和婴儿隔开，这样既保证了婴儿不受抗癫痫药物的伤害，也可保证母亲病情发作时不会给婴儿带来危险。

24 妊娠高血压综合征母亲能否喂养?

发生子痫的母亲产后可以进行母乳喂养，哺乳过程中催乳素的释放可让母亲有嗜睡的感觉，利于休息。在监测母亲血压及病情的同时，鼓励母亲与婴儿同步休息。为防止母亲过度劳累，可安排助手协助照顾婴儿。

25 肝炎母亲能否母乳喂养?

1）甲型肝炎：患甲型肝炎的母亲在急性期隔离时，应暂时停止母乳喂养，经过挤奶保持泌乳。婴儿可以接种免疫球蛋白，待隔离期过后仍可以继续母乳喂养，并从母乳中获得免疫抗体。

2）乙型肝炎：

（1）乙型肝炎的母婴传播：母乳喂养过程中，乳汁中可以发现少量的乙型肝炎病毒表面抗原（HBsAg），但是通过乳汁的传播风险远远低于分娩时的感染风险。接种乙型肝炎疫苗是预防乙型肝炎病毒（HBV）感染的最有效方法。在双重免疫下，建议纯母乳喂养 6 个月，并在合理添加辅食的基础上，母乳喂养至儿童 2 岁。新生儿在接受免疫治疗之前的一段时间内不需要限制母乳喂养。

（2）在乙型肝炎人群聚集区，如果没有及时接种免疫球蛋白和乙型肝炎疫苗，或者没有条件进行免疫接种时，可以请其他健康和已经产生抗乙型肝炎病毒抗体的母亲给予母乳喂养。

（3）乙型肝炎母亲母乳喂养时的注意事项：喂养前母亲应先洗手，再给婴儿喂奶。母亲乳头破裂、出血、伴有浆液性渗出或婴儿口腔溃疡时，均应暂停母乳喂养，待伤口恢复再进行母乳喂养，以减少病毒直接进入婴儿血液的机会。婴儿和母亲的用品应隔离，如毛巾、脸盆、杯子等独立使用。

3）丙型肝炎：丙型肝炎病毒（HCV）和抗体都可以在乳汁中检测到。研究发现母乳喂养与非母乳喂养在 HCV 垂直传播率上不存在差异。目前尚未有新生儿通过母乳喂养感染 HCV 的报道。鉴于母乳喂养的优越性，医务人员应对母亲进行正确引导，告知母乳喂养的优点以及丙型肝炎不是母乳喂养的禁忌证。

26 艾滋病母亲能否母乳喂养？

艾滋病的医学全名为“获得性免疫缺陷综合征”（AIDS），哺乳是产后传播的重要途径，母乳喂养时间越长，婴儿感染 HIV 的危险越大，因此艾滋病母亲进行母乳喂养可能造成婴儿感染。建议具备人工喂养条件的尽量提供人工喂养，避免母乳喂养。

二、哺乳期用药

27 哺乳期用药有哪些注意事项？

母亲血液中的药物理论上可以进入母亲的乳汁中。一般而言，乳汁中的药物浓度只相当于血液中药物浓度的 1%～2%，而其中仅有部分能被婴儿吸收，因此通常不至于对婴儿造成危害。

（1）哺乳期的用药原则：①有明确的用药指征，并在医生的指导下用药；②若母亲所用药物同时适用于新生儿，则一般是安全的；③在不影响治疗效果的前提下，选用对新生儿影响最小或进入乳汁量少的药物；④选用最小有效剂量，不能随意停药或者加大药物剂量；⑤用药时间选择在哺乳刚结束后，并尽可能与下次哺乳的时间间隔 4 h 以上，或者根据药物的半衰期来调整哺乳间隔的时间；⑥用药时间长或者剂量较大，可能造成不良影响时，需要监测婴儿的血药浓度；⑦母亲必须用药又缺乏相关的安全证据时，建议暂停哺乳。

（2）母亲应用抗癌药物或放射性物质治疗时，应禁止母乳喂养。

（3）抗菌药物：哺乳期母亲接受抗菌药物治疗后，少量药物可进入乳汁，但是乳汁中的药物浓度不超过母亲每日用药量的 1%。使用抗菌药物时，无论乳汁中药物浓度如何，均可能对婴儿存在潜在影响。哺乳期母亲接受抗菌药物治疗时，应避免选用氨基糖苷类、四环素类、大环内酯类、喹诺酮类、甲硝唑、氯霉素、万古霉素、磺胺药等，或用药期间暂停母乳喂养。

（4）避免使用减少乳量的药物：避免应用含有雌激素的避孕药和噻嗪类利尿剂（如氯噻嗪等）。

第五节　特殊婴儿的母乳喂养

28 早产儿及低体重儿怎样母乳喂养？

由于早产儿及低体重儿的各种生理功能不健全，感染危险较大，其比正常体重的婴儿更需要母乳。但要做到纯母乳喂养有时很困难，因此其接受人工喂养的机会远远多于正常体重的婴儿。早产儿及低体重儿进行母乳喂养的益处如下。

（1）营养方面的益处：早产母乳蛋白质含量高，利于早产儿的快速生长。早产母乳比足月母乳包含更多的蛋白质、碳水化合物和脂肪，这种差别一直持续到分娩后4周。早产母乳中的脂肪利于吸收，不仅能提供能量，而且是视网膜和神经系统发育需要的重要成分，因此对早产儿来说，母乳是最佳营养来源。

（2）胃肠道方面的益处：与配方奶喂养相比，早产母乳的胃排空更快。母乳中的成分包括激素、肽、氨基酸、糖蛋白，对小肠的成熟起一定作用。母乳中的低聚糖可以阻止细菌黏附于早产儿的消化道黏膜，并利于双歧杆菌的生长，可减少早产儿坏死性小肠结肠炎（NEC）的发生。母乳中能够促进胃肠道成熟的物质包括：表皮生长因子、神经生长因子、生长调节素C、胰岛素、甲状腺素、皮质醇、牛磺酸谷氨酰胺和氨基糖。

（3）免疫方面的益处：母乳为早产儿提供最理想的免疫防御，早产母乳中发现的乳铁蛋白、溶菌酶、分泌型IgA和干扰素有助于保护早产儿，减少包括迟发型败血症和视网膜病变等的发生率，亦可减少早产儿坏死性小肠结肠炎（NEC）的发生。母乳喂养对于早产儿这类院内感染的高危群体非常有益，可能与分泌型IgA对消化道的保护作用有关。

（4）神经发育方面的益处：很多实验表明母乳喂养比配方奶喂养的早产儿智商高，这可能与母乳中富含长链多不饱和脂肪酸有关。

(5) 心理方面的益处：直接哺乳能增进母子感情，增强母性和母亲信心。

(6) 对于远期健康的益处：有证据表明，母乳喂养时间越长，将来发生肥胖、高血压、2 型糖尿病、心脑血管病的概率越低。

以上这些方面的益处均可正面促进早产儿的健康和远期预后。

29 早产儿母乳喂养有哪些注意事项？

(1) 新生儿的喂养量见表 19-1。

表 19-1　不同新生儿建议每日喂养量

胎龄及体重	每日喂养量	每日喂养次数	其他喂养建议
胎龄≥34 周，体重≥2000 g	35 mL/(kg·d)起始，根据耐受情况每日以 20～30 mL/kg 的速度递增	24 h 内喂 8～10 次，每2～3 h 一次	鼓励直接哺乳
胎龄 32～34 周，体重 1800～2000 g	10～20 mL/(kg·d)起始，根据耐受情况以 20 mL/kg 的速度递增，母乳量最终可达 180 mL/(kg·d)	24 h 内喂 12 次，每 2 h 一次	鼓励母乳喂养，通常直接哺乳比较困难，早期需挤出母乳喂养，根据每日液体需求量，喂养不足的部分由静脉补充
胎龄＜32 周，体重 1500～1800 g	喂养量同上	喂养次数同上	早期将挤出的母乳使用胃管进行喂养，视吞咽及全身情况逐渐改为经口喂养，出生早期应给予部分肠外营养

(2) 确保母亲顺利开始并维持泌乳:产后最初几日是产妇建立泌乳的关键时期,产后及时开始吸乳,对于此后分泌足量乳汁是非常关键的。早产儿产后往往经历母婴分离,早产儿母亲乳房无法得到婴儿有效吸吮的刺激,或者即使婴儿能够直接吸吮,由于吸吮力弱、吸吮时间短,而无法有效刺激和排空乳房,因此需要使用吸奶器刺激泌乳和排空乳房。乳房排空程度是刺激泌乳的关键因素,如果每次不排空乳房,持续数天后泌乳量就会减少。吸奶越频繁,排空程度越高,后续乳房的泌乳量越大。建议每日可用吸奶器或者配合手挤吸奶 8 次以上,每次每侧吸奶持续 15 min,模拟正常婴儿哺乳时间进行。

30 如何进行喂养异常情况的判断和处理?

喂养异常情况的表现及处理方法见表 19-2。

表 19-2 喂养异常情况的表现及处理办法

表现	处理办法
喂养时吸吮慢、吸吮无力或容易入睡	按早产儿/低体重儿喂养方法处理,定期随访,评估喂养和体重增加情况
母亲哺乳时患儿的体位和含接不正确 母亲乳头疼痛	帮助母亲改进哺乳技巧,树立母乳喂养信心
生后几日内体重下降超过体重的 15%	如果患儿的体重下降过多或体重增长没达到每日 15 g,按体重增长不足治疗(见下)
出生 15 日仍未恢复到出生体重	每日监测并记录体重,寻找并治疗引起体重增长不良的原因

续表

表　现	处理办法
恢复体重后连续3日体重增长不足15 g	24 h内至少母乳喂养8次以上，如吸吮无力，教会母亲使用辅助喂养的方法。如喂养奶量不能达到推荐摄入量，需进行静脉液体补充 环境温度过高或过低，都会导致患儿消耗更多的能量，从而影响体重增长 检查是否存在败血症的可能，如果有，请及时治疗 检查是否患鹅口疮，如果有，请及时治疗 如果无法查明患儿体重增长不足的原因，鼓励母亲增加患儿母乳摄入量 随访每周体重变化，持续一个月
喂奶后呕吐	喂奶时抱起患儿，少量多次喂奶，喂奶后轻拍后背，防止呕吐，注意保持大便通畅
腹胀	如腹胀明显，呕吐频繁，应停止喂养，建立静脉输液通道，根据体重和日龄计算液体维持量
在下次喂养前有超过20%的奶液残留在胃里(经胃管喂养时)	12 h后评估患儿，如果情况改善，重新喂养并仔细观察病情变化 如果情况无改善，腹胀并有张力，肠鸣音减弱或消失，出现果冻样大便，怀疑坏死性小肠结肠炎时需立即转送上级医院

31 唇腭裂婴儿怎样母乳喂养?

唇腭裂婴儿的吸吮对口腔内负压形成不够，吸吮力不强，有时乳汁可误入气道或鼻腔，甚至发生窒息，所以，哺喂唇腭裂婴儿时，可采用足球式哺乳姿势，或让婴儿垂直坐在母亲的大腿上，使婴儿的头部略高于乳头，这样可以让婴儿容易控制吸吮和吞咽，减少吐奶和呛奶的发生，同时，母亲可用手挤压乳房促进射乳反射。如为唇裂患儿，母亲可用手指压住唇裂处，增加婴儿的吸吮力。对于腭裂的婴儿，口腔科专家认为可以佩戴腭托覆盖开裂处，这样有助于婴儿的含接和口腔负压的形成。由于患儿吸吮力低下，每次吃进的乳汁可能相对较少，故在每次哺乳后应用手挤空乳房中的乳汁，然后再用小勺或滴管喂给婴儿吃，重症者可将挤出的乳汁用特需喂奶器喂养。

32 容易溢乳和呕吐婴儿母乳喂养应注意什么？

溢乳是指喂奶后随即有 1～2 口乳汁反流至口腔及口角边。也有少数情况是因为母亲在喂奶后不久给婴儿更换尿布而引起溢乳。一般情况下不会影响婴儿生长发育。随着月龄的增长，6 个月内溢乳多会自然消失。喂奶后应将婴儿轻轻抱起，头靠在母亲肩上，轻拍宝宝背部，使胃内空气得以排出，或竖直抱起 10～20 min，再放到床上，头部略抬高。

呕吐是新生儿期和婴儿期常见的现象。呕吐不同于溢乳，它由消化道及其他有关器官一系列复杂的神经反射来完成，在此反射弧上任何一个环节的兴奋冲动增加或增强时就会发生呕吐，呕吐时奶水多是喷射性地从嘴里，甚至鼻子里涌出。呕吐的原因较复杂，新生儿呕吐与其消化道解剖、生理特点有很大关系。因新生儿胃容量小、食管下端括约肌压力低、贲门括约肌发育较差、胃呈水平位，乳汁容易反流引起呕吐。一旦遇到喂养和护理不当，如喂奶次数过多、喂奶量过大、母亲乳头过大、喂奶时过急，或喂奶后让婴儿平卧，或者过多、过早地翻动婴儿，都容易引起婴儿呕吐。这种呕吐在改进喂养和护理方法后即可防止。当然，一些疾病也可以引起婴儿呕吐，如食管和胃肠道的先天畸形、肠梗阻等，新生儿患脑膜炎、败血症或其他感染也可出现呕吐，这些疾病引起的呕吐常较剧烈和频繁。所以遇到新生儿呕吐时，要仔细观察每日的呕吐次数、大小便形状，有无腹胀、发热或精神差等症状。当呕吐又伴有其他症状，或每日呕吐次数在 2 次以上就应及时到医院就诊。

33 苯丙酮尿症婴儿能否母乳喂养?

苯丙酮尿症(PKU)是由于苯丙氨酸代谢途径中酶缺陷所致的常染色体隐性遗传病,其特点是病人体内苯丙氨酸羟化酶基因变异导致的苯丙氨酸羟化酶活性降低或体内的苯丙氨酸不能代谢,而产生大量的神经毒性物质,导致患儿出现智力落后、癫痫和精神行为及情绪异常等。目前,该病的唯一治疗方法是采取低苯丙氨酸饮食,并且治疗越早,效果越好。如果在新生儿期能够得到确诊和及时治疗,就可避免发生脑损伤,使智力达到正常。

经新生儿筛查发现和确诊的苯丙酮尿症,应当立即开始饮食治疗,需要中断母乳喂养一段时间而采用专用配方奶粉喂养。这样可以快速降低血液中苯丙氨酸的水平,在停止母乳喂养期间必须通过按时吸乳或挤奶来维持正常的泌乳功能,当查血达到正常时,采取部分母乳喂养。同时加用低苯丙氨酸的配方奶,并定期检测血苯丙氨酸的含量,以作为母乳和配方奶比例调整的依据。

第六节 母亲上班后的母乳喂养

34 母亲上班后怎样坚持母乳喂养?

母亲上班后的喂养方法,一般是在 2 次母乳之间加喂 1 次牛奶或其他代乳品。如果条件允许,最好的办法是母亲上班时仍按哺乳时间将乳汁挤出,或用吸奶器将乳汁吸空,以保证下次乳汁能充分分泌。吸出的乳汁在可能的情况下用消毒过的清洁奶瓶放置在冰箱里,回家后将母乳温热后仍可哺喂。每日至少应泌乳 3 次(包括喂奶和挤奶)。否则母乳分泌量就会越来越少,不利于延长母乳喂养时间。要尽量减少牛奶或其他代乳品的喂养次数,尽最大努力坚持母乳喂养。

(1) 在上班的前几日,母亲应根据上班后的作息时间调整安排好婴儿的哺乳时间。可在上班前和下班后用母乳喂养,如果母亲能在午休时间回家喂养更好。

(2) 在上班前一周至两周由家人试着给婴儿用奶瓶喂养,开始的次数少些，让其慢慢适应奶瓶喂养。要合理安排喂奶和吸奶时间，应尽量把喂辅食的时间安排在母亲上班时。母亲在上班前给婴儿喂1次奶或将奶吸出来后由其他人喂养。

(3) 上班前一周可用手或吸奶器将乳汁挤至消毒过的容器内冷藏(≤4 ℃)，并放置在冰箱最里面温度最低的部位，保存期24 h；或冷冻于－18 ℃，保存期6个月，注意冷冻室内不能放置其他物品，解冻后可保存24 h，取出后快速温热至39 ℃。切记不可重复加热。

(4) 乳汁较多的母亲上班时可在工作休息及午餐时间将乳汁挤出。母亲吸奶的时间尽量固定，建议在工作时间每3 h吸奶1次，每日在同一时间吸奶。这样到了特定的时间就会有乳汁分泌，下班后运送母乳的过程中仍需冰块覆盖以保持低温，回家后立即放入冰箱中储存。所有储存的母乳注明吸出的时间，便于每次取出。

(5) 喂食前冷冻母乳先以冷水退冰，再以不超过50 ℃的热水隔水加热。冷冻后退冰的母乳不可再冷冻，只可冷藏，冷藏的母乳一旦加温后即使未喂食也不可再冷藏，需丢弃。

35 怎样正确地挤奶?

(1) 挤奶前建立射乳反射的方法：适量喝一些温热的饮料，如牛奶、汤类等。热敷乳房，用热水袋、热毛巾热敷乳房，用热水淋浴，刺激乳头或者按摩乳房。用手指轻轻拉动或揉搓乳房，轻柔按摩或拍打乳房。可以和婴儿皮肤接触，或者看着婴儿的照片，以建立射乳反射。

(2) 挤奶的频率和时间：母婴分离的母亲应该在婴儿出生后6 h以内开始挤奶，保证每24 h至少8次。白天每2～3 h挤1次，夜间也要保证挤奶2～3次。手挤时，一侧乳房挤3～5 min换另外一侧，反复进行，每次挤奶持续20～30 min。用吸奶器吸乳时，可以选择单侧或者双侧吸乳，每侧15 min。有研究显示，如果母婴分离或者婴儿无法有效吸吮时，使用双侧吸乳能够缩短吸乳时间，提高血清催乳素水平，有助于建立和保持乳汁分泌。

挤奶的手法：母亲洗净双手，选择舒适的体位进行操作（图19-11）。

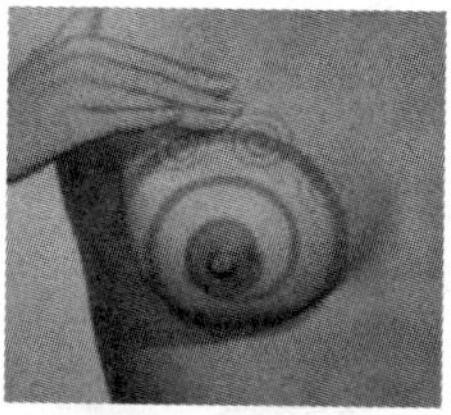

(a)第1步：用2～3根手指从外向乳头方向打圈按摩乳房

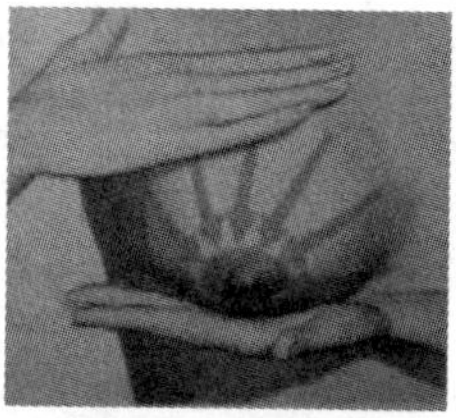

(b)第2步：用整个手掌从底部向乳头尖轻轻拍打乳房

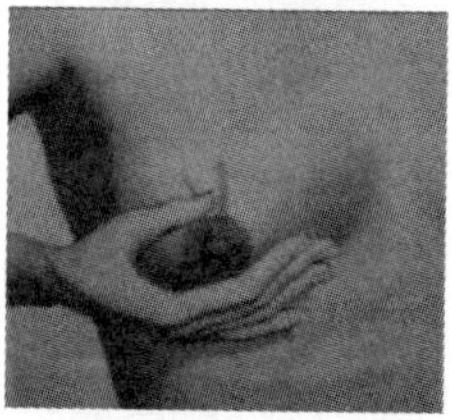

(c)第3步：将拇指和食指放在乳晕周边，轻轻挤奶

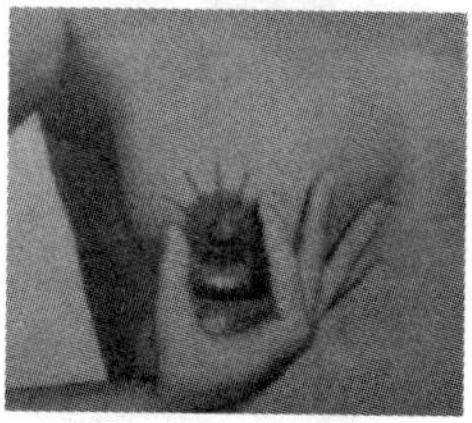

(d)第4步：拇指和食指在乳晕周边不断变换位置，将所有的乳汁彻底排空

图 19-11　挤奶的手法

36 怎样保存挤出的母乳？

（1）储存容器：母乳在一定情况下需要保存，虽然储存过程会对母乳的活性成分或者保护作用有一定的影响，但仍比配方奶好。对于健康足月儿而言，需要长期保存的母乳，可以考虑使用玻璃、聚丙烯塑料瓶，或者使用双层膜设计的储奶袋。一般单层的聚乙烯储奶袋的保存时间建议不超过 72 h，因为单层储奶袋较为柔软单薄，乳汁倒入倒出并冰冻后易划破，乳汁易渗漏，操作不当则易被污染。而双层的储奶袋能够较好地隔绝水分和氧气的渗透，能够较好地保护冰冻母乳的抗氧化性物质，对于需要大量冰冻的情况，这种储奶袋更为经济方便。

（2）不同条件下母乳的保存时间见表 19-3。

表 19-3　不同条件下母乳的保存时间

母乳	室温	冰包	冰箱	冰柜
新吸出来的母乳，置于密闭容器中	4 h(不高于 26 ℃) 如果条件允许，储存在冰箱内	24 h 有冰袋的密封保温包(不高于 15 ℃)	8 日(不高于 4 ℃) 存放在冰箱最里面温度最低的地方	冰箱冷藏室内可存放 2 周 冰箱内单门冷冻柜存放 3 个月，深冻冰柜(−18 ℃以下)存放 6～12 个月
冰冻母乳移至冷藏	距离下次哺喂不超过 4 h	无法确认	冷藏 24 h	不能再冰冻
热水解冻的母乳	哺喂	不能保存	4 h	不能再冰冻
宝宝喝剩下的母乳	丢弃	丢弃	丢弃	丢弃

(3) 保存时的注意事项：挤奶或吸奶前洗净双手和吸奶配件。储奶瓶预先清洗消毒或使用预消毒的储奶袋。纯母乳喂养婴儿的每顿母乳量一般在 60～120 mL，为减少浪费，建议每份一般不超过 120 mL。由于冰冻母乳冰冻后体积会增加，建议母乳容量不超过容器容量的 3/4。多次吸出的乳汁可以在冷藏至相同温度后合并，一般建议吸出后冷藏 1 h 后合并，不可将新鲜母乳和冰冻的母乳合并。母乳冷藏后会分层，这是正常现象，避免剧烈摇晃导致成分破坏，加温时轻轻混匀即可。

(范二林　程湘玮)

第三部分

妇科部分

第二十章
妇科炎症

第一节　外阴及阴道炎症

一、外阴及阴道炎症的基础知识

1 女性生殖系统的天然防御功能有哪些?

女性生殖器的解剖和生理特点具有比较完善的自然防御功能，增加了对感染的抵抗。

(1) 双侧阴唇自然合拢，阴道前壁紧贴，宫颈内口紧闭及宫颈管黏液栓堵塞，可防止外界的污染及病原体的侵入。

(2) 子宫内膜周期性剥脱，输卵管蠕动及纤毛向宫腔方向摆动，均有利于防止病原体的侵入和生长繁殖。

(3) 宫颈黏液呈碱性，雌激素使阴道上皮增生变厚，上皮细胞内糖原含量增加，糖原在阴道乳杆菌的作用下分解为乳酸，使阴道维持正常的酸性环境(pH 4～5)，可抑制部分病原体的生长繁殖，称为阴道自净作用。

2 女性生殖系统炎症的发展与转归是什么?

女性生殖系统炎症的发展与转归包括痊愈、转为慢性、扩散与蔓延。

(1) 痊愈：当病人抵抗力强、病原体致病力弱，或治疗及时、抗生素使用恰当，病原体就被完全消灭，炎症很快被控制，炎性渗出物完全被吸收，此为痊愈。

(2) 转为慢性：当炎症治疗不彻底、不及时，或病原体对抗生素不敏感，身体防御力和病原体的作用处于相持状态，这样炎症就长期存在。身体防御力强时，炎症可被控制，身体防御力一旦下降，炎症可急性发作。

（3）扩散与蔓延：病人抵抗力低、病原体作用强时，炎症可经淋巴和血行扩散或蔓延到邻近器官。严重时可形成败血症，危及生命。

3 女性生殖系统炎症病人需要做哪些检查协助诊断？

女性生殖系统炎症为了协助诊断需要做的检查包括妇科检查和实验室检查。

（1）妇科检查包括：外阴、阴道、宫颈、子宫、附件等。

（2）实验室检查包括：阴道分泌物检查、宫颈刷片或分段诊刮术、局部活组织检查、腹腔镜、B超等。

二、外阴及阴道炎症的健康指导

4 何谓滴虫阴道炎？滴虫阴道炎有哪些主要表现？

滴虫阴道炎是由阴道毛滴虫引起的常见阴道炎症，也是常见的性传播疾病。

（1）主要症状是阴道分泌物增多，分泌物的典型特点是脓性、稀薄性、泡沫状、黄绿色、有臭味。

（2）外阴瘙痒，间或有灼热、疼痛、性交痛等。瘙痒部位主要为阴道口及外阴。

5 滴虫阴道炎的传播方式有哪些？

滴虫阴道炎有以下几种传播方式。

（1）性交直接传播，是主要的传播方式，男性感染滴虫后常无症状，易成为感染源。

（2）间接传播，经公共浴池、浴盆、浴巾、游泳池、坐式便器、污染的器械及衣物等传播。

6 治疗滴虫阴道炎有哪些方法？

（1）全身用药：口服甲硝唑。口服药物的治愈率为90%～95%。

（2）局部用药：不能耐受口服药物或不适宜全身用药者可以局部单独给药，也可全身及局部联合给药。甲硝唑泡腾片200 mg每晚塞入阴道 1 次，7 日为一个疗程。

(3) 妊娠合并滴虫阴道炎的治疗：妊娠期滴虫阴道炎可导致胎膜早破、早产儿及低体重儿出生，治疗有症状的妊娠期滴虫阴道炎可以减轻症状，减少传播，防止新生儿呼吸道和生殖道感染。方案为甲硝唑 2 g 顿服，或甲硝唑 400 mg，每日 2 次，连服 7 日。

7 滴虫阴道炎用药的注意事项有哪些?

(1) 甲硝唑用药期间及停药 24 h 内，替硝唑用药期间及停药 72 h 内，禁止饮酒。

(2) 甲硝唑可透过胎盘到达胎儿体内，亦可从乳汁中排泄，所以孕 20 周前及哺乳期不宜用药。

8 滴虫阴道炎的治愈标准是什么?

滴虫阴道炎病人再感染率很高，常于月经后复发，所以治疗后检查滴虫阴性时，仍应每次月经后复查阴道分泌物，若经 3 次检查均为阴性，才可以称为治愈。

9 如何预防滴虫阴道炎复发?

注意个人卫生，保持外阴部清洁干燥；治疗期间禁止性生活，性伴侣同时进行治疗；勤换内裤，内裤、洗涤用物应煮沸 5～10 min 以消灭病原体，避免交叉和重复感染的机会。

10 什么情况下会患外阴阴道假丝酵母病?

(1) 长期应用抗生素，抑制了乳杆菌生长，有利于假丝酵母菌繁殖。

(2) 妊娠及糖尿病病人，身体免疫力下降，阴道内糖原增加，酸度增加，有利于假丝酵母菌生长。

(3) 大量应用免疫抑制剂(如皮质类固醇激素)或免疫缺陷综合征病人，其身体的抵抗力降低。

(4) 其他诱因如穿紧身化纤内裤、肥胖等，可使会阴局部的温度及湿度增加，假丝酵母菌易于繁殖引起感染。

11 外阴阴道假丝酵母菌病有什么表现?

主要表现为外阴瘙痒、灼痛、性交痛以及尿痛，部分病人阴道分泌物增多。尿痛特点是排尿时尿液刺激水肿的外阴及前庭导致疼痛。阴道分泌物的特征是白色稠厚呈凝乳或豆腐渣样。

12 外阴阴道假丝酵母菌病如何治疗?

(1) 消除诱因:积极治疗糖尿病,及时停用广谱抗生素、雌激素及皮质类固醇激素。

(2) 局部用药:单纯性外阴阴道假丝酵母菌病主要以局部短程抗真菌药物为主,可选用下列药物放于阴道内:①咪康唑栓剂;②克霉唑栓剂;③制霉菌素栓剂;④为提高用药效果,可用2%～4%碳酸氢钠液坐浴或阴道冲洗后用药。

(3) 全身用药:对不能耐受局部用药者、未婚妇女及不愿采用局部用药者,可选用口服用药,常用药物为氟康唑,顿服。复杂性外阴阴道假丝酵母菌病病人口服药物治疗应延长治疗时间,若口服氟康唑,则72 h后加服1次。

(4) 妊娠合并外阴阴道假丝酵母菌病的治疗:以局部治疗为主,以7日疗法效果为佳,禁用口服唑类药物。

(5) 无须对性伴侣进行常规治疗:约15%男性与女性病人接触后患有龟头炎,对有症状男性应进行假丝酵母菌病检查及治疗,预防女性重复感染。

13 外阴阴道假丝酵母菌病如何预防复发?

(1) 积极治疗外阴阴道假丝酵母菌病:抗真菌治疗分为初始治疗及巩固治疗。根据培养和药物敏感试验选择药物。在初始治疗达到真菌学治愈后,给予巩固治疗至少半年。

(2) 若症状持续存在或诊断后2个月复发者,需再次复诊。对外阴阴道假丝酵母菌病在治疗结束后7～14日、1个月、3个月、6个月各随访1次,3个月及6个月时建议同时进行真菌培养。

14 哪些人容易患萎缩性阴道炎?

萎缩性阴道炎常见于自然绝经或人工绝经后妇女,也可见于产后闭经或药物假绝经治疗的妇女。

15 萎缩性阴道炎有哪些表现?

萎缩性阴道炎主要症状为外阴灼热不适、瘙痒及阴道分泌物增多。阴道分泌物稀薄,呈淡黄色,感染严重者呈脓血性白带。由于阴道黏膜萎缩，可伴有性交痛。

16 萎缩性阴道炎有哪些治疗方法?

(1) 增加阴道抵抗力：针对病因，补充雌激素是萎缩性阴道炎的主要治疗方法。雌激素制剂可局部给药，也可全身给药。可用雌三醇软膏局部涂抹，每日 1～2 次，连用 14 日。

(2) 抑制细菌生长：阴道局部应用诺氟沙星 100 mg，放入阴道深部，每日 1 次，7～10 日为一个疗程。

17 何谓细菌性阴道病?

细菌性阴道病为阴道内正常菌群失调所致的一种混合感染。正常阴道内以产生过氧化氢的乳杆菌占优势，一旦能产生过氧化氢的乳杆菌减少，其他微生物大量繁殖，其中以厌氧菌居多，这样就形成了细菌性阴道病。导致能产生过氧化氢的乳杆菌减少的原因可能有：频繁性交、多个性伴侣或阴道灌洗使阴道碱化。

18 细菌性阴道病有什么表现?

10%～40%的病人无临床症状，有症状者主要表现为阴道分泌物增多，有鱼腥臭味，尤其性交后加重，可伴有轻度外阴瘙痒或烧灼感。

19 何谓前庭大腺炎?

前庭大腺，俗称巴氏腺，左右各一，大小如黄豆，位于大阴唇后部，开口于小阴唇和处女膜之间。前庭大腺炎是病原体侵入前庭大腺引起的炎症。多在性交、流产、分娩等情况污染外阴时，病原体侵入引起，因此该病多见于育龄妇女，幼女及绝经后期妇女少见。

20 前庭大腺炎临床表现是什么?

(1) 炎症初期：病人会有局部肿胀、疼痛、灼热感，行走不便。严重时会致大小便困难。检查可见局部皮肤红肿、发热、压痛明显，患侧前庭大腺开口处有时可见白色小点。

(2) 脓肿形成时：疼痛加剧，脓肿直径达 3～6 cm 时，局部可触及波动感，部分病人出现发热等全身症状，腹股沟淋巴结会有不同程度的增大。当脓肿内压力增大时，表面皮肤变薄，脓肿自行破溃，若破孔大，可自行引流，使炎症较快消退而痊愈。若破孔小，引流不畅，则炎症持续不消退，并可反复急性发作。

21 前庭大腺炎有哪些治疗方法？

(1) 药物治疗：取前庭大腺开口处分泌物进行细菌培养，确定病原体，根据病原体选择抗生素。也可选用清热、解毒中药局部热敷或坐浴。

(2) 手术治疗：形成前庭大腺脓肿后可行切口引流及造口术，并放置引流条引流。

22 何谓前庭大腺囊肿？

前庭大腺囊肿是因前庭大腺管阻塞、分泌物积聚腺腔而成。前庭大腺囊肿大小不等，生长缓慢，有些可持续数年不变。囊肿多为单侧，双侧同时发生情况较少。若囊肿较小且无感染时，病人可无自觉症状。若囊肿较大，会有外阴坠胀感或性交不适，可向大阴唇外侧突起。

较小的囊肿应定期观察，若较大的囊肿应进行囊肿造口术或囊肿剥除术。

23 前庭大腺脓肿术后如何进行护理？

(1) 局部应保持清洁卫生，不穿化纤内裤，经常换洗内裤，避免阴道分泌物、尿液、粪便的污染。

(2) 术后应该每日进行换药，直至囊腔没有流脓，引流条较干净，局部无疼痛、红肿的症状。

(3) 急性期应卧床休息，局部可冷敷缓解疼痛。

(4) 可选用 1∶5000 的高锰酸钾溶液坐浴。每次 15～20 min，每日 2 次，还可依病原体选择口服抗生素。

(5) 避免辛辣、刺激性的食物，多吃有营养、易消化的食物。

第二节　子宫颈炎症

一、子宫颈炎症(也称宫颈炎)基础知识

24 你了解子宫颈的特殊解剖部位及生理变化吗？

通俗地讲，子宫颈(简称宫颈)就是子宫的颈部，上面连接着子

宫，下面就是阴道。宫颈与阴道间的圆周状隐窝，称为阴道穹窿。宫颈突入阴道的部分称宫颈阴道部，在阴道穹窿以上的部分称宫颈阴道上部。宫颈内口与外口之间称为宫颈管。宫颈上皮由宫颈阴道部鳞状上皮和宫颈管柱状上皮组成。在两种上皮交接的区域叫移行带或鳞-柱交接部(图 20-1)。而鳞-柱交接部不是固定的，在雌激素作用下，鳞-柱交接部外移，宫颈局部呈糜烂样改变，常见于青春期。生育年龄雌激素分泌旺盛者，绝经后雌激素水平下降，鳞-柱交界部退回宫颈管内。

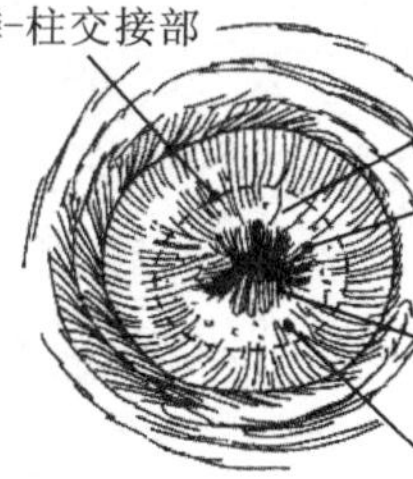

图 20-1　宫颈鳞-柱交接部

25 宫颈炎病人有哪些表现?

1）急性宫颈炎的表现：

(1) 阴道分泌物增多，呈黏液脓性，阴道分泌物刺激可引起外阴瘙痒及灼热感。

(2) 可出现经间期出血、性交后出血等症状。

(3) 若合并尿路感染，可出现尿急、尿频、尿痛。

2）慢性宫颈炎的表现：

(1) 可由急性宫颈炎迁延而来，也可为病原体持续感染所致。

(2) 慢性宫颈炎多无症状，少数病人可有阴道分泌物增多、性交后出血等。

(3) 妇科检查可发现宫颈呈糜烂样改变，也可表现为宫颈息肉或宫颈肥大。

二、宫颈炎的健康指导

26 宫颈糜烂等同于慢性宫颈炎吗?

宫颈糜烂不能等同于慢性宫颈炎,因为宫颈外口处的宫颈阴道部外观呈细颗粒状的红色区,阴道镜下表现为宽大的转化区,肉眼所见的红色区为柱状上皮覆盖,由于柱状上皮菲薄,其下间质透出而成红色,曾将此种情况称为“宫颈糜烂”。除慢性宫颈炎外,宫颈的生理性柱状上皮异位、宫颈上皮内瘤变,甚至早期宫颈癌也可呈宫颈糜烂样改变。宫颈糜烂样改变只是一个临床征象,可为生理性改变,也可为病理性改变,所以宫颈糜烂不能等同于慢性宫颈炎。

27 治疗慢性宫颈炎前,需做宫颈癌筛查吗?

治疗慢性宫颈炎前,需做宫颈癌筛查。因为宫颈糜烂样改变、宫颈肥大、宫颈息肉等慢性宫颈炎的表现,需要与宫颈上皮内瘤变和宫颈癌相鉴别。

28 宫颈炎如何治疗?

1)急性宫颈炎的治疗:主要是抗生素药物治疗。合并细菌性阴道病时要同时治疗细菌性阴道病,否则将导致宫颈炎持续存在;若宫颈炎病人的病原体为沙眼衣原体及淋病奈瑟菌,应对其性伴侣进行相应的检查及治疗。

2)慢性宫颈炎的治疗:①对糜烂样改变伴有分泌物增多、乳头状增生或接触性出血,可给予局部物理治疗,治疗前必须筛查排除宫颈上皮内瘤变和宫颈癌。②宫颈息肉:行息肉摘除术,术后将息肉送病理组织学检查。

29 物理治疗的病人应注意什么?

(1)治疗前应常规做宫颈刷片行细胞学检查。

(2)有急性生殖器炎症者列为禁忌。

(3)治疗时间选择在月经干净后3～7日内进行。

(4)术后每日清洗外阴2次,保持外阴清洁,在创面尚未愈合期(4～8周)禁盆浴、性交和阴道冲洗。

(5)病人术后均有阴道分泌物增多,在宫颈创面痂皮脱落前,阴道有大量黄水流出，在术后 1～2 周脱痂时可有少量血水或少许流血，如出血量多者需急诊处理，局部用止血粉或压迫止血，必要时加用抗生素。

(6) 一般于 2 次月经干净后 3～7 日复查，了解创面愈合情况，同时注意观察有无宫颈管狭窄。

30 如何预防宫颈炎的发生？

预防宫颈炎的发生主要从日常生活做起。

(1) 认真对待性生活的卫生。

(2) 保持外阴的清洁干燥：潮湿温暖的外阴条件容易滋生细菌，从而导致感染。尤其是流产后或产褥期。

(3) 避免过早的性生活：女性青春期时宫颈鳞状上皮还没有发育成熟，过早的性生活会导致鳞状细胞脱落而造成慢性宫颈炎。

(4) 避免不必要的对宫颈的操作性伤害，如过多的人工流产或妇科手术等。

(5) 尽量少食用刺激、辛辣性食物。

第三节　盆腔炎性疾病及生殖器结核

一、盆腔炎性疾病及生殖器结核的基础知识

31 哪些女性易患盆腔炎性疾病？

(1) 多发生在性活跃期有月经的女性：尤其是初次性交年龄小、有多个性伴侣、性交过频以及性伴侣有性传播疾病者。

(2) 患有下生殖道感染的女性：如宫颈炎、细菌性阴道病等。

(3) 宫腔操作后感染的女性：如刮宫术、输卵管通液术、宫腔镜检查等。

(4) 性卫生不良的女性：经期性交、使用不洁月经垫等，均可使病原体侵入而引起炎症。

(5) 患有其他器官炎症的女性：如阑尾炎、腹膜炎等蔓延至盆腔。

32 盆腔炎性疾病通过哪些途径感染?

(1) 沿生殖道黏膜上行蔓延:病原体侵入外阴、阴道后,或阴道内的病原体沿宫颈黏膜、子宫内膜、输卵管黏膜,蔓延至卵巢及腹腔,是非妊娠期、非产褥期盆腔炎性疾病的主要感染途径。淋病奈瑟菌、沙眼衣原体及葡萄球菌等,常沿此途径扩散。

(2) 经淋巴系统蔓延:病原体经外阴、阴道、宫颈及宫体创伤处的淋巴管侵入盆腔结缔组织及内生殖器其他部分,是产褥感染、流产后感染及放置宫内节育器感染的主要感染途径。链球菌、大肠埃希菌、厌氧菌多沿此途径蔓延。

(3) 经血循环传播:病原体先侵入人体的其他系统,再经血循环感染生殖器,为结核分枝杆菌感染的主要途径。

(4) 直接蔓延:腹腔其他脏器感染后,直接蔓延到内生殖器,如阑尾炎可引起右侧输卵管炎。

33 女性生殖器也患结核病吗?

女性生殖器也患结核病。由结核分枝杆菌引起的女性生殖器炎症,称为生殖器结核,又称结核性盆腔炎。多见于 20～40 岁妇女,也可见于绝经后的老年妇女。女性生殖器结核有输卵管结核、子宫内膜结核、卵巢结核、宫颈结核、盆腔腹膜结核。其中输卵管结核占女性生殖器结核的 90％～100％,即几乎所有的生殖器结核均累及输卵管双侧性,但双侧的病变程度可能不同。

二、盆腔炎性疾病及生殖器结核的健康指导

34 生殖器结核的病人需要住在结核病院隔离治疗吗?

生殖器结核是全身结核的表现之一,常继发于身体其他部位的结核,如肺结核、肠结核、腹膜结核等。治疗生殖器结核也需要住在结核病院隔离治疗。

35 为什么说生殖器结核是导致不孕的杀手之一?

多数生殖器结核病人因不孕而就诊。在原发性不孕病人中生殖器结核为常见原因之一。生殖器结核导致不孕的原因有:由于输卵管黏膜破坏与粘连,常使管腔阻塞,卵子与精子无法相遇;或因输

卵管周围粘连，管腔部分通畅，但输卵管僵硬、蠕动受限，丧失运输卵子能力；子宫内膜结核妨碍受精卵的着床与发育，也可致不孕。所以生殖器结核是导致不孕的杀手之一。

（刘燕　曾娅）

第二十一章
妇科手术病人术前术后的健康指导

一、妇科手术术前健康指导

1 术前需要做哪些检查?

妇科手术前需要做的检查如下。

常规检查:①心电图、胸透,了解病人心肺功能有无异常;②血尿便常规、出凝血时间、肝肾功能及输血前检查,了解病人有无贫血、凝血机制及肝肾功能异常等情况。

2 妇科手术术前注意事项包括哪些?

病人需要注意以下情况。

(1) 了解手术相关流程:在手术室行手术,在麻醉恢复室清醒后返回病房,之后会进行静脉输液、心电监护、吸氧,留置各种引流管和导尿管等。

(2) 学会床上使用便器、床上大小便,学习术后如何深呼吸、有效咳嗽,学习如何床上翻身,学会放松和收缩四肢的肌肉训练。

(3) 配合医生积极处理合并症:如糖尿病、高血压、贫血、营养不良等。

(4) 充分术前评估,若需行磁共振检查,带金属节育环者则需先下环后再做。做好宫颈癌的防癌筛查。有活动性义齿者要取下义齿。

(5) 心理准备:在准备手术的那一刻,病人就开始了心理准备,向医护人员了解正确的疾病相关知识,以及治疗方法和过程,减轻由于错误的认知而导致的焦虑、恐惧等不良情绪的发生。

(6) 物品准备:特殊物品要提前准备好,如一次性腹带、子宫托、阴道模具等。

3 妇科手术术前如何进行肠道准备？

依据病人的手术方式，术前饮食略有不同。普通手术术前1日晚8点后禁食，晚10点后禁饮。特殊准备的病人遵医嘱执行，如可能涉及肠道手术的病人则术前3日进无渣流质饮食，并按医嘱口服肠道抗生素，如甲硝唑片等。术前1日禁食，给予静脉补液。

普通腹部手术的病人，遵医嘱口服清肠剂、普通灌肠或清洁灌肠。会阴部手术和可能涉及肠道的手术，遵医嘱行饮食准备。术前2日每日普通灌肠一次或口服清肠剂，术日晨及术前晚行清洁灌肠。

4 妇科手术术前需要安置导尿管吗？

需要。因为术前安置导尿管并保持引流通畅，可以预防术中伤及膀胱、术后尿潴留等并发症。部分病人因病情需要还需在入手术室前安置输尿管导管。

5 妇科手术术前如何进行阴道准备？

妇科手术术前3日开始行阴道准备，每日行阴道擦洗一次，以减少阴道及宫颈内的细菌含量，消毒宫颈，预防手术后感染。若无性生活女性，应行阴道冲洗，避免损伤处女膜。

6 术后如何做到有效咳嗽？

妇科手术后掌握正确的咳嗽方法很重要，有效的咳嗽方法为：用双手放在伤口两侧并向中间按压，深吸一口气后屏气突然让气从喉咙冲出。有效咳嗽可以保持呼吸道通畅，有利于呼吸道的分泌物排出，预防肺部感染。

7 术中快速冰冻切片的病理检查的意义是什么？

术中快速冰冻切片的病理检查意义重大，主要用于确定病变的性质，如果诊断为恶性肿瘤时，就可以直接根据结果选择手术方式及范围，优化手术方案，从而有效地避免二次手术及损伤。

8 为何要签输血同意书？

因为手术过程中可能会因失血多而需输血，但输入血液制品也是有风险的，所以需在术前签署输血同意书，了解输血必要性及其风险。医院也会遵守输血规范，最大限度保证用血的安全。

9 何为腹腔镜手术？腹腔镜手术的优势在哪里？

腹腔镜手术是妇科常见的一种微创手术方式，它是将腹腔镜器械经腹壁插入腹腔，通过镜头传递的视频观察盆腔、腹腔内脏的形态及有无病变，手术者实施手术。一般常规消毒腹部皮肤和外阴阴道后，放置导尿管或举宫器。通过做人工气腹以获得手术视野，切开脐孔下缘并将腹腔镜插入腹腔，打开冷光源并实施手术。

腹腔镜手术最大的优势在于微创，对病人的损伤少，有利于病人术后恢复。它适用于诊断性检查和手术，适用于各种妇科良性疾病，早期子宫内膜癌的分期手术，早期宫颈癌根治术，中晚期宫颈癌放、化疗前后腹膜淋巴结取样，计划生育手术如异位宫内节育器取出、绝育术等。

二、妇科手术术后健康指导

10 妇科手术术后行心电监护需要注意什么？

病人术后使用心电监护仪来监测生命体征时需要注意以下问题。

1）无创血氧饱和度监护时：

(1) 病人指甲不能过长，不能有染色物及灰指甲。若需持续监测，应定时更换手指进行监护，以缓解手指的不适。

(2) 注意勿碰撞及拉扯探头和导线，以防影响检测效果。

(3) 血氧探头放置位置应与测血压手臂分开，避免测血压时袖带充气而影响血氧监测。

2）血压监护时：应根据情况使用不同规格的袖带。

(1) 袖带展开后应缠绕在病人肘关节上 1～2 cm 处，松紧程度应以能够插入 1～2 指为宜。过松可能会导致测压偏高；过紧可能会导致测压偏低，同时会使病人不舒适。

(2) 测血压时手臂应与心脏保持在同一水平线上，血压袖带充气时不要讲话或活动。

(3) 应避免在输液侧或有创伤侧手臂测血压。

11 妇科手术术后为何要吸氧？有什么注意事项？

因为麻醉药会影响自主呼吸，导致血氧含量下降。术后吸氧可以有效改善病人的缺氧症状，提高病人血氧含量。在用氧的过程中应注意以下几点。

（1）注意用氧安全，切实做好“四防”，即防火、防震、防油、防热。

（2）在吸氧过程中，请不要随意调节流量表，以免气体突然冲出对鼻腔、肺产生冲击。

12 妇科手术术后对卧位有什么要求？

术后卧位根据手术及麻醉种类选择。硬膜外麻醉和腰麻者去枕平卧 6～8 h；全麻者平卧，头偏向一侧，以防呕吐物误入呼吸道造成窒息，保持呼吸道通畅，6 h 后可采取舒适体位。外阴阴道部位的手术后应根据不同的手术采取相应的体位：处女膜闭锁及有子宫的先天性无阴道病人，术后采取半卧位，有利于经血的流出；因外阴癌行外阴根治术后的病人采取平卧位，双腿外展屈膝，膝下垫软枕，以减少腹股沟及外阴部的张力，有利于伤口的愈合；行阴道前后壁修补或盆底修补术后的病人应以平卧为宜，禁止半卧位，以降低外阴、阴道张力，促进伤口的愈合。

13 妇科手术术后留置的导管有哪些？有什么注意事项？

妇科手术后常见的留置导管：导尿管、腹腔引流管。

留置导尿管期间应注意：①观察记录尿液的性状、颜色、透明度、尿量、引流情况等，尿液鲜红提示可能有输尿管或膀胱损伤的可能；尿量较少时，应检查尿管有无打折、受压或堵塞。②保持外阴清洁，每天用 0.5% 活力碘消毒擦洗外阴。③及时排放尿液，尿袋高度不能高于膀胱，防止逆行感染。

留置腹腔引流管期间应注意：①保持引流管的通畅，避免导管打折、受压。观察引流液的颜色、性质、量。②妥善固定，翻身活动时应避免牵拉，以防导管脱出。一旦导管滑脱，应立刻通知医生进行处理。③不要随意排放引流袋内的引流液，如引流袋内突然出现大量鲜血，应高度警惕，通知医务人员及时处理。④引流袋应放置在低于引流口的位置，避免引流液逆流。⑤尽量处于患侧卧位，使引流效果更好。

14 术后可能会出现胃肠道反应，如恶心、呕吐等，应该怎么处理？

恶心、呕吐是常见的麻醉镇痛后的反应，一般随麻醉作用消失而缓解；另外，糖尿病、酸中毒、水电解质平衡失调（低钾、低钠）、低血糖、缺氧等也可引起呕吐。若出现恶心、呕吐等症状，要稳定情绪，观察恶心、呕吐的时间，呕吐物的量、内容、性质等，及时告知医务人员进行处理。

15 如何进行自我疼痛评估？术后疼痛该如何处理？

自我疼痛评估有以下方法。

（1）数字评估法：将一条 10 cm 长的直线划分为 10 等分，从左到右依次标有 0～10，其中 0 代表无痛，10 代表剧痛，病人将用数字（0～10）来表达感受疼痛的强度。

（2）脸谱评分法：见图 21-1。

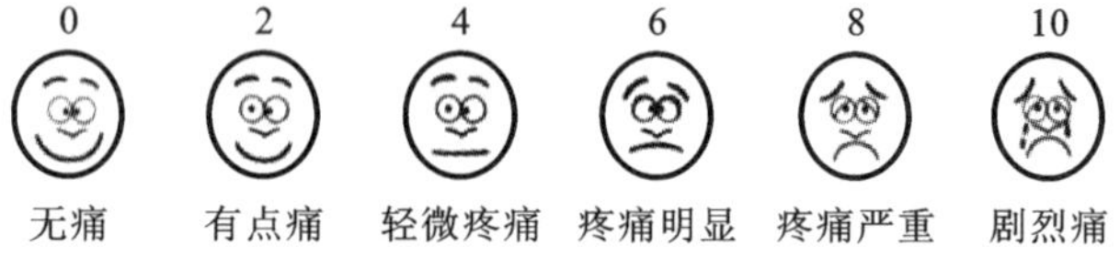

图 21-1　脸谱评分法

（3）视觉模拟评分法（VAS）：见图 21-2。

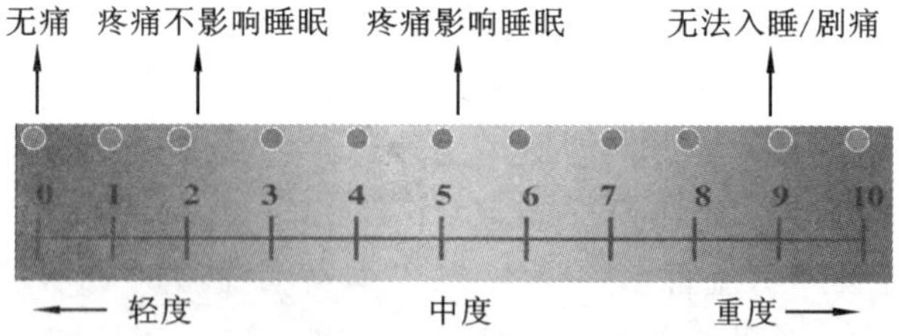

图 21-2　视觉模拟评分法

在纸上面画一条 10 cm 的横线，横线的一端为 0，表示无痛；另一端为 10，表示剧痛；中间部分表示不同程度的疼痛。

1 级(轻度疼痛):有疼痛但可以忍受,能正常生活,睡眠不受干扰。

2 级(中度疼痛):疼痛明显,不能忍受,要求用止痛药,睡眠受干扰。

3 级(重度疼痛):疼痛剧烈,不能忍受,严重干扰睡眠。

减轻术后切口疼痛的方法有:①妥善固定引流管,防止其因移动而引起牵拉痛;②在翻身、深呼吸或咳嗽时向切口方向按压,减少因切口张力增加引起的疼痛;③适当使用止痛剂,以缓解皮肤和肌肉性疼痛;④正确使用镇痛泵。

16 如何护理手术伤口?

手术伤口的护理很重要,病人回病房后,观察伤口敷料渗血、渗液情况,了解有无伤口出血情况,观察伤口有无红肿热痛等感染症状。腹部伤口上压沙袋 4～6 h,之后去除沙袋用腹带包扎腹部,以利于病人翻身,促进舒适。腹部伤口一般 5～7 天拆线。外阴阴道部肌肉组织少、张力大,切口不易愈合,要随时观察会阴切口,有无渗血、红肿、水肿、热痛等炎性反应;观察局部皮肤的颜色、温度、湿度,有无皮肤或皮下组织坏死;注意阴道分泌物的量、性质、颜色及有无异味。有些外阴部手术需要加压包扎或阴道内留置纱条压迫止血,外阴包扎或阴道内纱条一般在术后 12～24 h 内取出。术后 3 天外阴局部可行烤灯,保持伤口干燥,促进血液循环,有利于伤口的愈合。

17 什么是手术吸收热? 如何处理?

手术吸收热是指机体自身吸收局部的积液或积血而产生的无菌性的炎症反应,血常规正常,体温一般在 37.5～38.5 ℃,体温升高一般在 3 天左右就会逐渐正常。超过这个范围就要考虑感染了,手术吸收热一般不需处理,病人多喝水,适宜活动即可。

18 妇科手术后饮食应注意哪些问题?

妇科手术后饮食的恢复需要视手术和病人的具体情况而定,一般全麻术完全清醒后,无恶心、呕吐后方可进食,先给予流食,忌食糖水、牛奶、豆浆等产气食品,防止肠胀气产生腹胀。肛门排气后可进面条、稀饭、馄饨等半流质食物，忌食生冷、干硬、太油腻的食物。进食要循序渐进，多食蔬菜等含纤维素高的食品，可预防便秘。如果病人出现肠鸣音，表示肠道功能已恢复正常，可以给予正常饮食，但还需以易消化、营养高的食物为主。根据胃肠功能的恢复情况及时调整饮食的种类，以利于病人体力恢复，加快术后康复。对于少部分全麻后短期内食欲减退、恶心、呕吐而进食少的病人，要创造良好的进食环境，尽量征求并满足病人对饮食的需求，逐渐过渡到正常饮食；在禁食期间，应予静脉输液，补充水、电解质及营养，以维持机体的需要。同时记录每天的入量和出量。出院恢复期以高蛋白与维生素食物为宜，多吃大豆制品，红枣、银耳等补气血的食品，不饮酒，少喝咖啡。

19 妇科手术后应如何活动？需要注意什么？

鼓励病人 6 h 后开始在床上活动，如翻身、活动四肢等，麻醉完全清醒后尽早下床活动。术后早期活动可增加肺活量，利于肺扩张和分泌物的排出，预防和减少肺部并发症，改善血液循环，防止局部皮肤受压过久及减少下肢静脉血栓的形成；可促进肠蠕动、增进食欲、防止腹胀和肠粘连，利于膀胱功能的恢复。对于手术时间长、手术难度大、手术范围大的病人，由于术中多采用膀胱截石位，容易出现术后下肢深静脉血栓，因此，更应该鼓励术后早期在床上进行踝关节运动、屈腿伸腿运动，以防止下肢深静脉血栓的发生。

在术后早期活动时要注意安全，预防跌倒，做到起床“三部曲”(图 21-3)，第一步，平卧三分钟；第二步，坐起三分钟；第三步，站立三分钟，无不适方可行走。走路时要有陪护人员在场，起床动作不宜迅猛，以免因体位改变致脑供血不足引起眩晕而跌倒。同时连接并固定好各导管，防止导管脱出或意外的发生。在早期活动时，活动强度及时间要根据自己耐受能力而定。如病情不稳定、术中出血较多、合并有基础疾病等则不宜过早离床活动。

20 如何预防术后并发症？

术后常见的并发症有以下几点，应及早采取措施预防发生。

(1) 手术切口血肿、感染或愈合不良等：观察手术切口有无渗

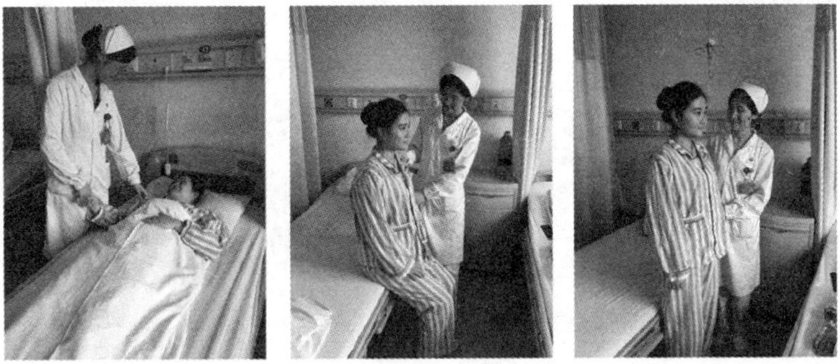

(a) (b) (c)

图 21-3 起床“三部曲”

血、压痛或肿胀，检查有无波动感，警惕切口血肿的发生，切口血肿极易感染，是伤口感染的重要原因。术后应给予充分的营养补给或红外线照射伤口以促进伤口的愈合。

(2) 肠梗阻：术后应注意维持电解质的平衡，尤其是术前进行清洁灌肠的病人，应警惕因低钾引起的麻痹性肠梗阻。

(3) 压疮：术后应尽早开始床上活动，预防压疮的发生。对于手术时间大于 4 h 的病人，需要在受压部位采取预防压疮的措施，如使用赛肤润或减压贴。

(4) 下肢深静脉血栓：术后可早期在床上做下肢活动，并尽早下床，必要时下肢穿医用弹力袜。一旦出现症状，可将患肢抬高于心脏水平，离床 20～30 cm，膝关节微屈 15°，膝窝处避免受压，防止深静脉回流障碍。严禁按摩及热敷，防止栓子脱落，同时尽量避免下肢静脉穿刺。

21 腹腔镜手术并发症有哪些？如何预防？

腹腔镜手术特有的并发症如下。

(1) 大血管损伤：妇科腹腔镜手术穿刺部位邻近腹膜后腹主动脉、下腔静脉和髂血管，损伤这些大血管，可能危及病人生命。一旦发生，应立即中转开腹止血，修补血管。

(2) 脏器损伤：主要指与内生殖器邻近的脏器损伤，如膀胱、输尿管及直肠损伤，以及未能在手术中发现的脏器损伤可导致术后数日发生肠瘘、腹膜炎，严重者可导致全身感染、中毒性休克等。

(3) 与 CO_2 有关的并发症：皮下气肿、术后上腹部不适及肩痛是常见的与腹腔气腹有关的并发症，是由 CO_2 气腹对膈肌刺激所致，通过持续氧气吸入可缓解此症状。

(4) 尿潴留：尿潴留的发生不仅与术中根治性切除宫旁和阴道旁组织不可避免的损伤有关，而且也与子宫切除后导致膀胱颈失去支撑和膀胱后倾相关。残余尿量多于 100 mL 定义为尿潴留。对于尿潴留的病人，应采取恰当的护理措施，促进排尿功能的恢复，预防尿路感染。指导病人进行膀胱功能训练，包括：①饮水训练：日间给予饮水，每小时 100～150 mL，每日摄入量 1500～2000 mL，对于心、肾功能不全的病人不宜进行饮水训练，注意入睡前限制饮水，减少夜间尿量。②间断夹闭导尿管：每 2～4 h 开放一次(宫颈癌病人除外)。③盆底肌肉训练：视病人情况取卧位或坐位，试做排尿或排便动作，先慢慢收紧肛门，再收缩阴道、尿道，使盆底肌上提，大腿和腹部肌肉保持放松，每次收缩不少于 5 s，放松时间 10 s，连续做 10～15 min 为一组，每日 2～3 组，训练过程中，注意观察病人的情况；另外，亦可采取针灸或低频理疗促进膀胱功能的恢复。④诱导排尿：拔导尿管后可协助其到洗手间，坐于马桶上，打开水龙头听流水声，可用温热的毛巾外敷膀胱区，或用温水冲洗外阴，边冲洗边轻轻按摩膀胱的膨隆处，切忌用力按压膀胱区，以免造成膀胱破裂；亦可用开塞露塞肛，使病人在排大便的同时伴随排尿，在诱导排尿过程中，随时关注病人的感受及症状，如出现面色苍白、出冷汗、眩晕等不适时，应立即处理。

22 子宫切除后对性生活有影响吗？术后性生活需注意什么？

就子宫切除本身而言，对病人的性生活是没有影响的。因为一般子宫切除术后，阴道的长度无改变，但宫颈癌广泛切除术，因手术范围大，阴道做了部分切除，阴道长度可稍缩短，但因女性阴道的伸展性较大，故术后一般对性生活无影响。少数病人出现性生活障碍或不能恢复性生活，是因为术后恐惧或误认为术后需要禁欲造成的。也有少数病人或配偶担心切除子宫后就不是女人了，出现心理障碍而拒绝性生活。

子宫切除术后，3个月去医院复查，确定阴道残端伤口完全愈合方可恢复性生活。术后第一次性生活时，往往会因为精神紧张，造成性交困难，此时可使用润滑剂，效果较好。值得注意的是，术后开始的几次性生活，动作应轻柔、缓慢，以免出现阴道残端裂开、出血等意外。

（王培红　曾娅）

第二十二章 子宫内膜异位症及子宫腺肌病

一、子宫内膜异位症及子宫腺肌病的基础知识

1 何谓子宫内膜异位症？何谓子宫腺肌病？

当子宫内膜组织出现在子宫体以外的部位时，我们就叫子宫内膜异位症。当子宫内膜侵入子宫肌层时，称为子宫腺肌病。在B超下可以看见，子宫体前后径增大明显，呈球形，但是一般不超过12周妊娠子宫大小。少数腺肌病病灶呈局限性生长形成结节或团块，似肌壁间肌瘤，称为子宫腺肌瘤。

2 子宫内膜异位症好发于女性身体哪些部位？

异位内膜可侵犯全身任何部位，如脐、膀胱、肾、输尿管、肺、胸膜、乳腺，甚至手臂、大腿等处；但绝大多数位于盆腔脏器和壁腹膜，以卵巢、宫骶韧带最常见。其次为子宫及其他脏腹膜、直肠阴道隔等部位(图22-1)。

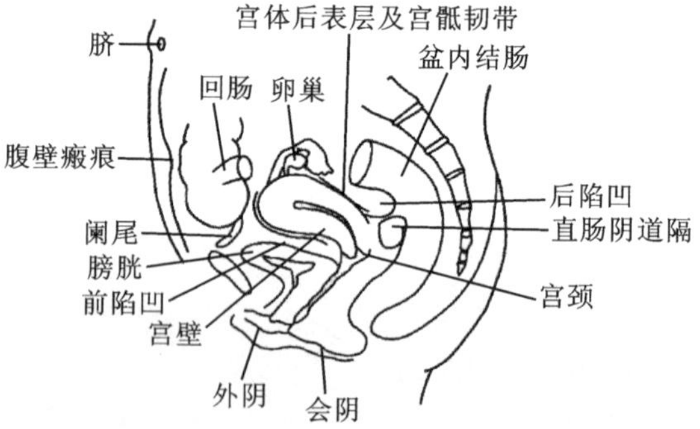

图22-1　子宫内膜异位症好发部位

3 为什么直肠子宫凹容易发生子宫内膜异位症？病人会有哪些不适？

因为直肠子宫凹处于盆腔后部位较低，与经血中的内膜碎屑接触最多，经血中有内膜细胞，很容易种植在直肠子宫凹，通常直肠子宫内膜异位症的病人会有下腹疼痛，特别是月经期、性交时碰撞或子宫上提时引起疼痛。

4 为什么年轻女性容易患子宫内膜异位症？

因为子宫内膜异位症是激素依赖性疾病，也就是说此疾病和女性的卵巢功能密切相关，处于生育年龄的年轻女性，卵巢功能处于旺盛时期。流行病学调查也显示，育龄期是子宫内膜异位症的高发期，其中76%在25～45岁。

5 子宫内膜异位症会遗传吗？

子宫内膜异位症可能与遗传有关。根据相关研究表明，子宫内膜异位症具有一定的家族聚集性，某些病人的发病可能与遗传有关。病人一级亲属的发病风险是无家族史者的7倍，人群研究发现单卵双胞胎中一方患有子宫内膜异位症，另一方发生率可达75%。

6 子宫内膜异位症有哪些症状？

子宫内膜异位症的常见症状就是下腹痛和痛经。

(1) 典型症状为继发性痛经并进行性加重。疼痛多位于下腹、腰骶及盆腔中部，有时可放射至会阴部、肛门及大腿。

(2) 其次是会导致不孕，研究表明是盆腔和宫腔免疫机制紊乱影响卵巢排卵、输卵管功能、受精、黄体生成和子宫内膜接收性多个环节从而对怀孕产生影响。

(3) 病人可能还有性交时碰撞或子宫收缩上提而引起疼痛，一般表现为深部性交痛，月经来潮前性交痛最明显。

(4) 月经的异常，15%～30%的病人有经量增多、经期延长、月经淋漓不尽或经前期点滴出血等。

(5) 肠道内异症可出现腹痛、腹泻、便秘或者周期性少量便血，严重者可因肿块压迫肠腔而出现肠梗阻症状。

(6) 膀胱内异症常在经期出现尿痛、尿频。

(7) 手术瘢痕异位，病人常在剖宫产或会阴侧切术后数月至数年出现周期性瘢痕处疼痛。

7 何谓卵巢巧克力囊肿?

月经期脱落的子宫内膜碎片，随经血逆流经输卵管进入盆腔，种植在卵巢表面或盆腔其他部位，就会形成异位囊肿。异位内膜侵犯卵巢，并在其中生长，反复周期性出血，就形成了单个或多个囊肿型的典型病变，我们就叫它卵巢子宫内膜异位囊肿。形成的囊肿大小不一，内含暗褐色、似巧克力样糊状陈旧性血性液体，故又称卵巢巧克力囊肿。

8 卵巢子宫内膜异位囊肿为什么容易发生蒂扭转、破裂? 发生蒂扭转、破裂会有什么后果?

发生蒂扭转的原因是因为囊肿蒂长、中等大、活动度好、重心偏于一侧，当病人体位突然改变如跑步、突然起身时，卵巢囊肿的血管就容易发生扭曲。而卵巢囊肿容易发生破裂，是因为卵巢囊肿在多种因素下可以发生自发破裂或在外力(腹部重击、分娩、性交、妇科检查和穿刺后)影响下破裂，而且破裂可反复发生。当卵巢囊肿发生了蒂扭转后，就如一根麻绳扭在一起，使卵巢囊肿失去血供，甚至坏死破裂，破裂的卵巢囊肿内的液体流入盆腔内，就会引起剧烈腹痛，甚至病人会有恶心、呕吐症状。卵巢囊肿蒂扭转为妇科急腹症之一。

9 子宫内膜异位症的病人在月经期有轻微腹痛可以使用止痛药吗?

可以，也可使用双氯芬酸钠塞肛，使用这类药物时，需要病人多饮水、多休息。

10 假孕疗法可以治疗子宫内膜异位症吗? 使用激素治疗有哪些副作用?

怀孕是对子宫内膜异位症最好也是最自然的治疗，其间无排卵而闭经，显著升高的孕激素使异位灶蜕变并萎缩，因此，外源性给予高效孕激素及相对较小量的雌激素，模拟妊娠期间体内激素的状态来治疗子宫内膜异位症的方法，称为假孕疗法。病人月经暂时性停止的同时，异位的子宫内膜也不再出现子宫内膜异位症的症状，从而达到治疗的目的，停药后，卵巢功能恢复，月经会如期来临。

病人使用激素类药物，一般都有副作用，比如恶心、轻度抑郁、水钠潴留、体重增加及阴道不规则出血等。

11 使用促性腺激素释放激素激动剂（GnRH-a）为什么会出现闭经？该药物有哪些副作用？

GnRH-a 为人工合成的十肽类化合物，可导致卵巢激素水平明显下降，出现暂时性闭经，此疗法又称药物性卵巢切除。可以减轻异位子宫内膜给病人带来的不适症状。

GnRH-a 类药物的副作用主要有潮热、阴道干燥、性欲减退和骨质丢失等症状。

12 子宫内膜异位症病人的手术治疗方式有哪些？

子宫内膜异位症病人的手术方式包括：有生育要求的子宫内膜异位症病人，一般切净或破坏所有可见的异位内膜病灶，分离粘连，恢复正常的解剖结构，保留子宫、一侧或双侧卵巢，至少保留部分卵巢组织；无生育要求的 45 岁以下子宫内膜异位症病人，适合切除盆腔内病灶及子宫，保留至少一侧或部分卵巢；45 岁以上的严重子宫内膜异位症病人可以选择根治术，将子宫、双侧附件及盆腔内所有异位内膜病灶予以切除和清除。

13 子宫内膜异位症手术后还会复发吗？

子宫内膜异位症与卵巢激素调节有关系，所以这种疾病的复发率较高。年轻女性保留生育功能，术后的复发率约为 40%，因此术后应尽早妊娠或者使用药物以减少复发；保留卵巢功能手术后复发率约为 5%；根治性手术后不用雌激素补充治疗的病人，几乎不复发。

二、子宫内膜异位症及子宫腺肌病的术前健康指导

14 合并糖尿病病人术前应该如何控制血糖？

术前应请内分泌专家对病人进行手术评估，糖尿病病人对手术的耐受性差，术前需要定时监测血糖值，将血糖控制在 5.6～11.2 mmol/L，尿糖（＋）～（＋＋）。使用口服降糖药的病人，应继续服用至手术前一天晚上，禁食病人静脉输注葡萄糖时根据医嘱加胰岛素

维持血糖轻度上升状态(5.6～11.2 mmol/L)较为适宜;平时使用胰岛素的病人,术前应以葡萄糖加胰岛素维持正常糖代谢,在手术当天早晨停止使用胰岛素。所以在禁食期间,可以每6～8 h监测一次血糖,避免发生低血糖。

三、子宫内膜异位症及子宫腺肌病的术后健康指导

15 术后有少许阴道出血正常吗?

子宫腺肌病和子宫内膜异位症术后可能都会有少许的阴道出血,不必过于担心。如卵巢巧克力囊肿手术剥除了囊肿之后,可引起激素撤退性阴道出血;子宫全切手术后,阴道残端也会有少许的出血等,属于正常现象。如果出血量多于月经量,色鲜红,需要汇报医生并根据情况做相应的处理。

四、子宫内膜异位症及子宫腺肌病出院指导

16 如何预防子宫内膜异位症?

子宫内膜异位症的发病因素,虽然目前尚未阐明,但是也有几种学说来支持。预防子宫内膜异位症的方法如下。

(1) 首先,需要防止经血逆流,如先天性生殖道畸形、闭锁、狭窄和继发性宫颈粘连、阴道狭窄等。

(2) 其次,可以选择口服避孕药,抑制排卵、促使子宫内膜萎缩。对有高发家族史、容易带器妊娠的病人可以选择。

(3) 最后,防止医源性异位内膜种植,避免多次的宫腔操作如人流术、清宫术等,避免在月经期做宫腔的手术。

17 子宫内膜异位症术后什么时候复查?

有生育要求的子宫内膜异位症病人,一般在术后1个月复查。月经第一天,在医生的指导下使用GnRH-a类药物,避免子宫内膜异位症的复发。若行子宫及双侧附件切除术,那么复查时间是术后3个月。

(万丞　万盈璐)

第二十三章
黄体破裂

一、黄体破裂基础知识

1 黄体破裂的临床表现有哪些?

黄体破裂属于妇科常见的急腹症之一。症状因出血量而异，出血少时表现为一过性腹痛而被忽视，病人的主诉多为月经后半期突发下腹部疼痛，体格检查出现不同程度的腹肌紧张、下腹压痛及反跳痛、宫颈举痛、附件区触及包块，后穹窿穿刺抽出不凝血，出血多时有移动性浊音出现，并伴失血性休克，若治疗不及时可危及生命。

2 黄体破裂和宫外孕有什么区别?

黄体破裂和宫外孕的区别如下：黄体破裂多见于生育年龄妇女在正常月经后半期突发急性下腹剧痛，且往往发生在性交、排便、剧烈咳嗽等使腹压增高动作之后，一般无阴道出血，无闭经及早孕现象，血人绒毛膜促性腺激素（HCG）为阴性。而宫外孕通常有停经史和阴道不规则出血的病史，常为突发性下腹一侧撕裂样或阵发性疼痛，并伴有恶心、呕吐。刺激膈肌时可引起肩胛部放射性疼痛，当盆腔内积液时，肛门有坠胀和排便感，血 HCG 是阳性或可疑阳性的。同时也可以通过病史、症状、体征并结合血 HCG 等辅助检查来鉴别诊断。

3 黄体破裂可以保守治疗吗?

大多数黄体破裂的出血量不超过 500 mL，是一种自限性疾病，是可以自愈的，复发少，大部分出血量少者短期内可以自行吸收，腹痛症状也可以逐渐缓解，可行保守治疗。即使出血量多，贫血明显，只要出血速度缓慢，腹痛缓解，生命体征平稳，在有手术准备的情况下仍可以保守治疗，多数可以治愈。

4 同房会导致黄体破裂吗?

同房会导致黄体破裂。性生活时女性生殖器官扩张充血,黄体内张力升高,倘若男方动作粗鲁,女方下腹部受到强烈的冲击时,可导致黄体破裂。

二、黄体破裂术前健康教育指导

5 黄体破裂病人适合行腹腔镜手术吗?

黄体破裂病人是适合行腹腔镜手术的。诊断不明确者需要密切监测 HCG 及 B 超检查,必要时行腹腔探查术。黄体破裂病人若出血多不伴休克,应首选腹腔镜手术,因腹腔镜手术治疗卵巢黄体破裂时将手术视野放大数倍,故能快速查找到出血部位,进行有效止血,具有创伤小、副作用小、手术时间短、恢复快、痛苦少等优点。

6 黄体破裂病人的术前准备为什么不能灌肠?

黄体破裂病人的术前准备不能灌肠,因为卵巢黄体位于卵巢的表面,张力较大,质脆而且缺乏弹性,内含丰富的血管。术前灌肠会增加病人排便次数,加之排便时用力、腹压增加都是引发黄体破裂的诱因。

三、黄体破裂术后健康教育指导

7 黄体破裂病人术后为什么会有阴道出血?

黄体破裂病人行手术治疗,子宫内膜同样受到孕激素和雌激素撤退影响,出现撤退性阴道出血,一般出血时间较短,不同病人,因身体体质的差异,个人恢复情况也是不一样的,一般出血时间在一周左右。

四、黄体破裂病人的出院教育指导

8 黄体破裂病人的出院宣教有哪些?

除了妇科病人腹腔镜手术后的常规注意事项外,当病人出现异常的腹部疼痛时需要及时就医;避免重体力劳动,注意休息,劳逸结合,适当参加户外活动;保持饮食均衡,营养合理,排便通畅;手术后

1 个月门诊复查,了解手术恢复情况。

9 黄体破裂手术后对生育是否有影响?

黄体破裂手术后对生育没有影响,所以育龄妇女不用过度担心,放松心情,并积极做好各项备孕工作。

(程璟　万盈璐)

第二十四章
异位妊娠

一、异位妊娠的基础知识

1 何谓异位妊娠？异位妊娠常常发生在哪些部位？

受精卵在子宫体腔以外的部位着床称为异位妊娠，习称为宫外孕。

根据受精卵在子宫体外种植部位不同而分为：输卵管妊娠、卵巢妊娠、腹腔妊娠、阔韧带妊娠、宫颈妊娠（图 24-1）。另外还有剖宫产瘢痕部位妊娠。其中输卵管妊娠占异位妊娠的 95％左右，在辅助生殖技术的影响下，输卵管同侧、双侧多胎妊娠可见，偶然也可见宫内、宫外同时妊娠的病例。

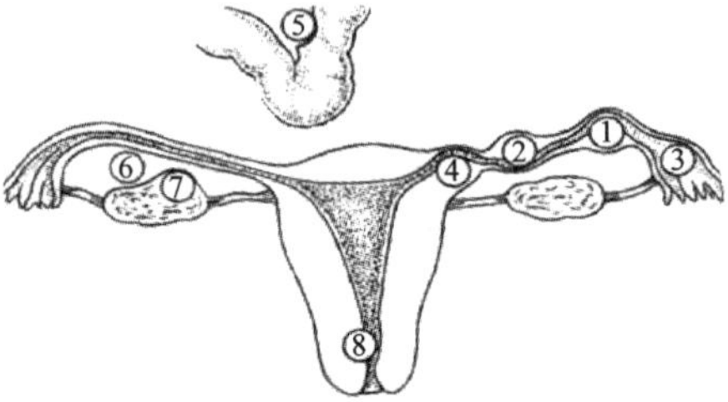

图 24-1　异位妊娠发生部位

注：①输卵管壶腹部妊娠；②输卵管峡部妊娠；③输卵管伞部妊娠；④输卵管间质部妊娠；⑤腹腔妊娠；⑥阔韧带妊娠；⑦卵巢妊娠；⑧宫颈妊娠。

2 为什么宫外孕不等同于异位妊娠？

异位妊娠包括宫外孕，但宫外孕仅指子宫体腔以外的妊娠，不包括发生在宫颈、宫角和间质部的妊娠等。而异位妊娠比宫外孕的范畴大，包含了宫外孕及宫颈妊娠、宫角妊娠和间质部妊娠。

3 哪些人容易发生异位妊娠?

有以下症状的女性容易发生异位妊娠,应予以警惕注意。

(1) 怀孕前有输卵管炎症的病人:这是输卵管妊娠的主要原因,包括输卵管黏膜炎和输卵管周围炎。输卵管黏膜炎使黏膜皱襞粘连,管腔变窄,导致受精卵在输卵管内运行受阻,不能正常进入子宫而直接在输卵管着床;输卵管周围炎造成输卵管周围粘连、输卵管扭曲、管腔狭窄、蠕动减弱,影响受精卵的运行。

(2) 输卵管妊娠史或手术史:曾有输卵管妊娠史,不管是经过保守治疗后自然吸收还是输卵管手术者,再次发生异位妊娠的概率达10%。或者曾经因不孕症进行输卵管粘连分离手术或输卵管成形手术(输卵管吻合术或输卵管造口术)者,发生异位妊娠的风险也会增加。

(3) 输卵管发育不良或功能异常:可影响受精卵正常运行导致异位妊娠。

(4) 辅助生殖技术和避孕失败:有宫内节育器的女性,因节育器会影响受精卵的着床,可能导致异位妊娠。辅助生育技术发生异位妊娠率为2%~4%,有本身输卵管疾病的原因,也有移植技术、激素环境的影响,所以也有可能会发生异位妊娠。

(5) 合并有子宫肌瘤或卵巢肿瘤的病人,因肌瘤或肿块压迫输卵管,使输卵管腔堵塞,影响受精卵的运行,从而发生异位妊娠。

(6) 有人流史的女性,尤其是有反复人流史者,因宫腔的操作使子宫内膜变薄,受精卵难以正常着床,有可能发生异位妊娠。

4 带避孕环的女性,还会发生异位妊娠吗?

会,即使是上了避孕环,还是有可能患异位妊娠。避孕环——宫内节育器(简称为IUD),是一种安全、简单、有效、可逆的避孕工具。但是IUD只在子宫内起局部作用,只能防止子宫内的正常怀孕,若胚胎在输卵管内着床而没有到达子宫,就会造成宫外孕的发生,此外,IUD本身并不会增加异位妊娠的发生率,其原因主要是使用IUD所致的输卵管炎症。

5 “假”月经会不会导致异位妊娠误诊?

异位妊娠的典型症状之一就是阴道出血,占60%~80%。胚胎死亡后,常有不规则阴道出血,色暗红或深褐,量少呈点滴状,一般不超过月经量,类似月经,大多数人误认为月经,就是我们俗称的“假”月经。常见于平时月经不规律或是阴道出血的时机正好是平素月经期的病人,当出现这种症状时没有引起重视,以为是月经而忽视了就诊或错过就诊的最佳时机,因此“假”月经会导致异位妊娠的误诊。

6 进行“试管婴儿”为什么会发生异位妊娠?

虽然是将胚胎移植到子宫内,但由于输卵管趋化因子对胚胎的影响,胚胎可能会游走到输卵管内,在输卵管内、宫角处着床发育,造成异位妊娠。有时胚胎还会种植在其他部位,形成宫颈妊娠、卵巢妊娠、腹腔妊娠等。近年来,随着辅助生殖技术的广泛应用,输卵管妊娠的发生率也逐渐增加,接受“试管婴儿”技术的妇女发生宫外孕的概率还会高于一般人群,发生率为2%~4%。

7 哪些检查可协助判断异位妊娠?

(1) HCG测定:尿或血HCG测定是早期诊断异位妊娠的重要方法之一,除可协助诊断外,还可帮助判断胚胎的活性。

(2) 孕酮测定:异位妊娠病人孕酮水平偏低,也可以作为早期异位妊娠的指标。

(3) B超检查:对诊断异位妊娠必不可少,还可以明确异位妊娠的部位和大小。有剖宫产史的,应重点观察其前壁瘢痕部位,以免漏诊瘢痕部位妊娠。如果血HCG超过2000 IU/L、阴道超声未见宫内妊娠囊时,异位妊娠诊断基本成立(图24-2)。

(4) 腹腔镜检查:诊断异位妊娠的“金标准”,但为有创性方法,明确诊断的同时可进行镜下手术,避免了开腹手术的盲目性,创伤小、恢复快。

(5) 阴道后穹窿穿刺:一种简单可靠的诊断方法,适用于有腹腔内出血的病人。但是阴道后穹窿穿刺阴性也不能排除输卵管妊娠。

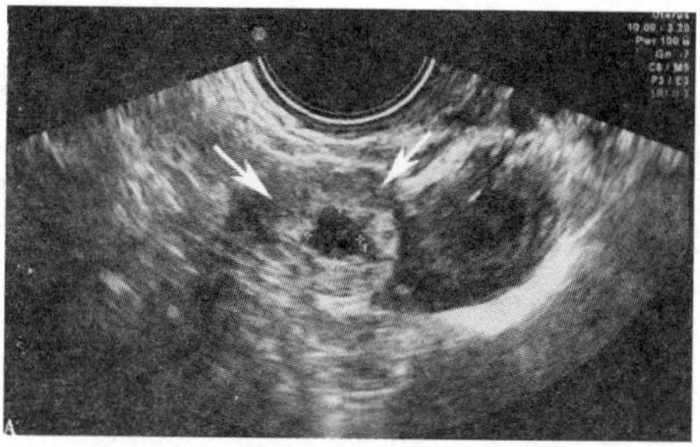

图 24-2　B超(异位妊娠)

(6) 诊断性刮宫：刮出物病理检查切片显示有绒毛，可诊断为宫内妊娠；仅见蜕膜未见绒毛，有助于诊断异位妊娠。

8 输卵管妊娠流产是指什么?

输卵管妊娠流产(图 24-3)多见于 8～12 周输卵管壶腹部妊娠。受精卵种植在输卵管黏膜皱襞上，由于蜕膜形成不完整，发育中的胚泡常向管腔突出，最终突破包膜而出血，胚泡与管壁分离，若整个胚泡剥离落入管腔，刺激输卵管逆蠕动经伞端排出到腹腔，形成输卵管妊娠完全流产，出血一般不多。若胚泡剥离不完整，妊娠产物部分排出到腹腔，部分尚附着在输卵管壁，形成输卵管妊娠不全流产，滋养细胞继续侵蚀输卵管壁，导致反复出血。

9 输卵管间质部妊娠破裂是指什么? 会有生命危险吗?

输卵管间质部妊娠靠近输卵管黏膜，由于输卵管间质部管腔周围基层较厚，血液循环丰富，因此破裂常发生于孕 12～16 周。受精卵着床于此处，胚泡生长发育时绒毛向子宫肌层和浆膜方向侵蚀，最终穿破浆膜层，导致破裂(图 24-4)。一旦间质部妊娠破裂，犹如子宫破裂，症状极严重，往往在短时间内病人就会出现低血容量休克症状，后果严重。如若抢救不及时，极可能有生命危险。对于输卵管间质部妊娠的病人在临床上应做到早诊断、早治疗。

10 异位妊娠的病人"同房"会发生输卵管妊娠破裂吗?

有可能。病人发生异位妊娠时患侧输卵管会有不同程度的胀大、增粗或在输卵管内形成包块，随着停经月份增加，包块会不断地

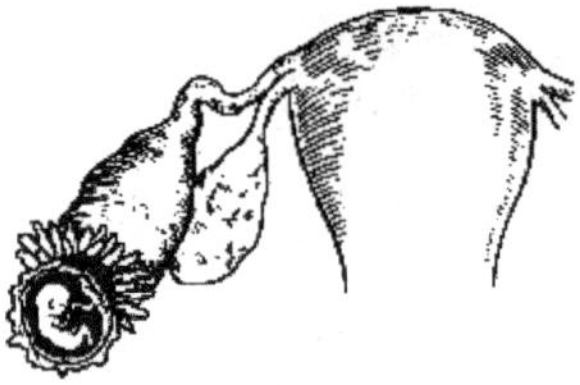

图 24-3　输卵管妊娠流产示意图

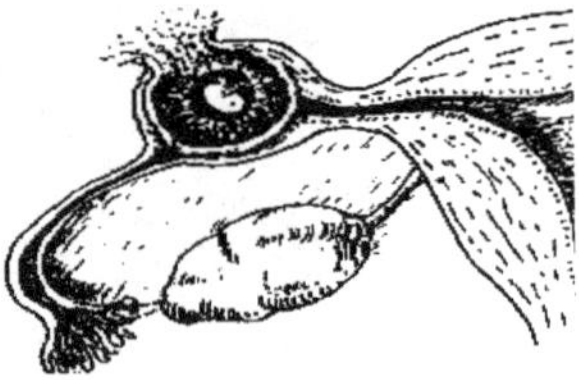

图 24-4　输卵管间质部妊娠破裂示意图

增大或变硬，若此时“同房”，动作过大，受到外力作用，引起异位妊娠病人的患侧输卵管妊娠破裂。因此，若异位妊娠诊断不明确或待查时，应当避免因性生活而导致输卵管妊娠破裂的发生。

11 腹腔内可以怀孕吗？

可以发生，发病率约为 1∶15000，母体死亡率约为 5%，胎儿存活率仅为 1%。腹腔妊娠是指胚胎或胎儿位于输卵管、卵巢及阔韧带以外的腹腔内，这是一种极少见的异位妊娠。腹腔妊娠胎盘附着异常，血液供应不足，胎儿不易存活至足月，因此，腹腔妊娠确诊后，应立即剖腹取出胎儿。

12 “石胎”是怀了石头吗？

不是的。它是异位妊娠的一种病理变化。输卵管妊娠流产或破裂，若长期反复内出血形成的盆腔血肿不消散，血肿机化变硬并与周围组织粘连，临床称为陈旧性宫外孕。胎儿胎死腹中后，会被机体视为异物加以排斥，当死胎不能脱离母体时，就分泌钙质，将其包裹使之在体内与母体隔离，从而形成“石胎”。

13 输卵管妊娠有什么典型症状？

输卵管妊娠典型症状是停经后腹痛和阴道出血。

(1) 停经：很多病人有 6～8 周停经史，但输卵管间质部妊娠停经时间较长。还有 20%～30%病人无停经史，把异位妊娠的不规则阴道出血误认为月经。

(2) 腹痛：腹痛是病人就诊最主要的症状。常表现为一侧下腹隐痛或酸胀感、突感一侧下腹撕裂样疼痛、肛门有坠胀感、全腹疼痛，也可有肩胛放射性疼痛。

（3）阴道出血：胚胎死亡后常有不规则阴道出血，色暗红或深褐，量少呈点滴状，一般不超过月经量，少数病人阴道出血量较多，类似月经。阴道出血常常在病灶去除后方能缓解。

14 输卵管妊娠病人下腹部突发“撕裂样”疼痛说明什么？

当输卵管妊娠破裂时会出现下腹部突发“撕裂样”疼痛。开始常为患侧下腹剧烈疼痛，如撕裂感，随即可能波及全腹。疼痛的程度与性质和内出血的量及速度有关。出现“撕裂样”疼痛，应立即就医进行处理，否则后果不堪设想。

15 阴道后穹窿穿刺抽出不凝血说明什么？为什么？

阴道后穹窿穿刺抽出不凝血说明腹腔有内出血。腹腔内出血最易积聚于直肠子宫陷凹，即使出血量不多，也能经阴道后穹窿穿刺抽出血液。若是陈旧性的宫外孕，可抽出小块或不凝固的陈旧性血液。

血液不凝固的原因是因为腹膜的去纤维蛋白作用，当血液流入腹腔后，刺激腹膜，产生促纤维蛋白溶解的激活因子——纤溶酶原活化质，使血中的纤溶酶原转变为纤溶酶，从而溶解凝固的纤维蛋白和血浆蛋白，导致血液不凝固。

16 血 HCG 与输卵管妊娠之间的关系是怎样的？

（1）首先我们来了解正常妊娠时血 HCG 与周数的关系，见表 24-1。

（2）异位妊娠时病人体内 HCG 水平较宫内妊娠低。连续测定血 HCG，若倍增时间大于七日，异位妊娠可能性极大。当血 HCG 大于 2000 IU/L 而阴道超声未见宫内妊娠囊时，异位妊娠诊断基本成立。

表 24-1　妊娠周数与血 HCG 对照表

妊娠周数	0.2～1周	1～2周	2～3周	3～4周	4～5周	5～6周	6～8周
HCG/(IU/L)	5～50	50～500	100～5000	500～10000	1000～5万	1万～10万	1.5万～20万

17 异位妊娠失血性休克时有哪些急救措施?

(1) 急救处理:积极做好术前准备,如皮肤准备、配血、留置导尿管,病人暂禁食禁饮,以免手术中误吸。医生进行术前谈话,并完善相关检查如B超、心电图等,签好手术知情同意书和麻醉同意书。

(2) 密切观察病人病情:①体位:病人取休克卧位,上肢抬高15°,下肢抬高30°,以增加回心血量,保证和增加脑血流量,以减少腹腔器官对心肺的压迫,并利于下肢静脉的血液回流,这样既可以促进休克的恢复,又可以使病人感到舒适。②保持呼吸道通畅,遵医嘱给予鼻导管吸氧3～4 L/min,以改善缺氧状态。持续心电监护,严密监测血压、体温、脉搏、呼吸、血氧饱和度、病人意识、面色及尿量,并做好记录。③立即快速建立静脉通道,遵医嘱快速补液,以及时补充血容量,维持有效循环。④同时注意保暖,特别是转运途中。⑤心理调节:医护人员介绍本疾病的相关知识,使病人及家属积极配合治疗护理,并给予病人心理支持。病人应配合医生进行抢救,放松紧张心情,解除思想顾虑,同时对于未婚病人,医护人员还应注意保护病人的隐私,尊重病人的权利。

(3) 尽量卧床休息,预防跌倒,避免发生体位性低血压而加重病情。

18 异位妊娠的病人一定要手术吗?

不一定,根据病人的自身情况而定。异位妊娠的治疗包括药物治疗和手术治疗。

(1) 药物治疗:主要适用于早期输卵管妊娠、要求保留生育能力的年轻病人。适应证主要包括:①没有药物治疗的禁忌证;②输卵管妊娠未发生破裂;③妊娠囊直径≤4 cm;④血HCG＜2000 IU/L;⑤无明显内出血。

(2) 手术治疗:分为保守手术和根治手术。保守手术为保留患侧输卵管,根治手术为切除患侧输卵管。适应证包括:①生命体征不稳定或有腹腔内出血征象者;②诊断不明确者;③异位妊娠有进展者(如血HCG＞3000 IU/L或持续增加、有胎心搏动、附件区有大包块等);④随诊不可靠者;⑤药物治疗禁忌证或无效者。

19 保守治疗期间为什么要卧床休息?

异位妊娠病人保守治疗期间是要卧床休息的,因为残余的滋养细胞仍可能继续生长,有可能再次引发出血,引起腹痛等的风险,发生持续性的异位妊娠,因此病人应卧床休息,减少剧烈活动如负重、运动以及避免半卧位以免增加腹压、诱发活动性出血。

20 医生要给病人用化疗药,异位妊娠是癌症吗?

异位妊娠的药物治疗是可以采用化疗药的,但异位妊娠不是癌症。

化疗一般是采用全身用药,亦可采用局部用药。全身用药常用的药物有甲氨蝶呤(MTX),其治疗机制是抑制滋养细胞的增生,破坏绒毛,使胚胎组织坏死、脱落、吸收。

21 为什么病人腹痛时,医生不给病人使用止痛剂?

异位妊娠病人会出现不同程度的疼痛,病情观察期间出现疼痛是不能使用镇痛剂的,因为镇痛剂的使用会掩盖病情,不利于疾病的观察、治疗和处理,有可能还会延误治疗时机而造成严重后果。

22 保守治疗的适应证有哪些?

保守治疗主要是适用于有生育要求的年轻妇女,特别是对一侧输卵管已切除或有明显病变者,但必须要符合以下指标:①没有药物治疗的禁忌证;②输卵管妊娠未发生破裂;③妊娠囊直径≤4 cm;④血HCG<2000 IU/L;⑤无明显内出血。

二、异位妊娠术前健康指导

23 术前准备要注意什么?

异位妊娠病人术前不能灌肠,因为灌肠可能会刺激到异位包块,引起异位包块破裂出血。

三、异位妊娠术后健康指导

24 术后心率过快、尿量偏少考虑可能是什么原因?

考虑可能是循环血容量不足。当输卵管妊娠破裂时,腹腔短时间内大量出血,使有效循环血量降低、组织灌注不足、细胞代谢受损和功能损害，手术后应积极补充血容量，加快输液滴速，严密观察生命体征的变化。

25 术后腹腔引流管突然引流出大量鲜红色的液体，可能是什么原因？

考虑为腹腔内出血，应予以警惕，立即汇报医生，必要时做好备血、输液、输血、补充血容量和做好再次进行剖腹探查术的准备。

四、异位妊娠病人的出院指导

26 异位妊娠治愈后，将来还会患宫外孕吗？

据统计，异位妊娠术后约10%的病人可能会再次患异位妊娠。异位妊娠病人术后，半年之内应避孕，同时要经过检查，确定是否具备正常怀孕的条件才能备孕。建议做输卵管造影等相关检查，确认输卵管是否通畅，排除盆腔炎、腹膜炎等妇科炎症。若输卵管不通，需做通液术，若有盆腔炎等炎症最好先治疗，否则在炎症没有完全消除的情况下再次怀孕，可能会因输卵管炎症再次发生异位妊娠。如已患过异位妊娠而切除一侧输卵管，病人再次妊娠后，应在早孕期就进行B超检查，以排除宫外孕。

27 异位妊娠后还能自然受孕吗？

异位妊娠后还能不能怀孕要结合自身的情况而定，处理得当的话可以再次受孕。若一侧输卵管切除，另一侧仍具备生育功能；双侧输卵管切除，可以借助辅助生殖技术妊娠。

28 异位妊娠病人术后多久可以性生活？

异位妊娠病人术后未行经之前禁止性生活，提前“同房”会增加感染、再次怀孕的可能。因为手术后宫颈口处于松弛状态，阻止细菌进入宫腔的作用减弱，异位妊娠病人术后行性生活时，男性包皮中潜藏的细菌及女性外阴、阴道、宫颈中的细菌可以乘机上行感染宫腔；同时胚胎组织剥脱后子宫壁上的血窦开放，易于细菌感染。因此，建议此类病人术后1个月来医院复诊，当医生明确病人身体机能完全恢复后，方可行性生活。

29 异位妊娠病人行保守手术后复查血 HCG 重要吗?

异位妊娠病人保守手术后复查血 HCG 是非常重要的。因为输卵管妊娠行保守手术后残余的滋养细胞有可能继续生长，再次发生出血，引起疼痛等，称为持续性异位妊娠。需病人密切配合，监测血 HCG 水平，若保守手术后血 HCG 持续升高、术后 1 日血 HCG 下降小于 50%，或术后 12 日血 HCG 未下降至术前值的 10%以下，均可诊断为持续性异位妊娠，应及时给予甲氨蝶呤治疗，必要时需再次手术。

（万盈璐　王培红）

第二十五章
剖宫产瘢痕部位妊娠

一、剖宫产瘢痕部位妊娠的基础知识

1 剖宫产瘢痕部位妊娠到底是怎么回事?

剖宫产瘢痕部位妊娠(CSP)是指有剖宫产史孕妇,受精卵着床于既往剖宫产切口瘢痕处,是一种特殊部位的异位妊娠,为剖宫产的远期潜在的严重并发症之一,可导致胎盘植入、子宫破裂甚至孕产妇死亡。近年来由于剖宫产率居高不下,二孩政策全面放开,剖宫产瘢痕部位妊娠的发生率也呈逐渐上升趋势。

由于子宫瘢痕处基层柔软薄弱,并含有丰富的血管和结缔组织,若在此处继续妊娠,随着胚胎的发育可能出现大出血的情况,严重时还会造成子宫破裂,危及生命安全。

2 剖宫产瘢痕部位妊娠有哪些表现?

剖宫产瘢痕部位妊娠表现如下。

(1) 阴道出血:大部分病人均有阴道出血,一般均量少,亦有少数一开始就有大量出血,易被误诊为先兆流产或过期流产。

(2) 腹痛:剖宫产瘢痕未破裂时症状不明显,有时可因子宫破裂出现腹部剧痛。

(3) 晕厥或休克:多半由于子宫完全或不完全破裂,引起腹腔内出血而出现腹痛,可合并失血性休克。

3 哪些检查可协助诊断剖宫产瘢痕部位妊娠?

(1) 超声检查:经阴道B超检查是诊断剖宫产瘢痕部位妊娠的主要手段。

(2) 磁共振成像:能通过多维图像清楚地分辨宫腔、剖宫产术后瘢痕和妊娠囊的关系,可用于剖宫产瘢痕部位妊娠的早期诊断和疗效监测。

（3）宫腔镜：检查时宫腔内无孕囊亦未见水泡状物，但子宫内口正常形态消失，并可见占位性囊块状物或绒毛状物，但本法常有导致出血可能，以在B超引导下检查较好。

4 剖宫产瘢痕部位妊娠有哪些治疗方法？

一旦确诊，必须立即住院治疗，防止子宫破裂、大出血等严重并发症的发生，治疗方案可以依据个体化的原则，包括药物治疗、手术治疗等。

（1）药物治疗：使用药物杀死胚胎组织。对于早期病人，如无腹痛、阴道出血不多、妊娠包块未破裂者可先选择甲氨蝶呤治疗。

（2）清宫术：在B超引导下进行清宫术，也可联合先期药物及介入治疗后在宫腔镜下清除胚胎组织。

（3）宫腔镜治疗：用于药物治疗或子宫动脉栓塞术后出血仍多且病灶向宫内凸出的病人。

（4）腹腔镜下或开腹病灶切除术：用于不愿保守治疗或保守治疗失败者。

（5）子宫动脉栓塞术：一般在介入栓塞术后1周内行清宫术。

（6）子宫切除术：介入栓塞未成功、出血过多或病变严重出现子宫破裂等，需切除子宫，挽救生命。

（7）中期妊娠病人如无并发症，可在密切观察下继续妊娠，如需终止妊娠，可先行子宫动脉栓塞术后再行引产术。

5 为什么剖宫产瘢痕部位妊娠清宫会更危险？

剖宫产瘢痕部位妊娠，因粘连引起子宫位置过度前屈或后屈、子宫活动受限使复位困难、宫体上升使宫颈异常狭长，加上宫颈质硬，瘢痕处肌层不健全、缺乏弹性，血管丰富，损伤后不易收缩止血等原因，手术难度大，容易出现子宫穿孔、大出血、人流不全、漏吸、感染等并发症，因此会更危险。

二、瘢痕部位妊娠术前健康指导

6 行子宫动脉栓塞术前的准备有哪些？

（1）术前相关检查：心电图、胸部X线、三大常规、肝肾功能和B超检查等。

（2）术前 2 h 禁食、禁饮。

（3）皮肤准备：介入术时，其备皮主要是以右侧腹股沟为中心，覆盖周围 10 cm 范围。备皮后洗净皮肤。

（4）术前做好碘过敏试验，试验阴性才能行介入术。

（5）术前使膀胱排空呈空虚状态，以免手术误伤膀胱造成术后并发症。介入术毕病人需卧床 24 h，并留置导尿管。

三、术后护理健康指导

7 行子宫动脉栓塞术后的观察重点是什么？

行子宫动脉栓塞术后病人常见的表现有腹痛、恶心、呕吐、发热等。术后观察的重点包括：穿刺部位伤口情况，有无出血、血肿。穿刺部位用一次性压迫器压迫 6 h，每 2 h 拧松 2 圈，穿刺侧肢体制动，避免屈膝或抬高，同时观察有无腹痛、阴道出血量、足背动脉有无减弱或消失、足部皮温是否正常。平卧 24 h 后可以下床活动，72 h 内避免剧烈活动。

8 行子宫动脉栓塞术可能有哪些并发症？

子宫动脉栓塞术的并发症如下。

（1）缺血性疼痛感：在治疗后有不同程度的下肢及腰骶部坠胀疼痛症状，持续 1～6 周后疼痛缓解并消失。

（2）发热：少数病人术后 1 周出现体温上升，一般体温在 38℃左右。

（3）穿刺部位血肿：栓塞治疗完成后，穿刺点加压包扎 24 h 可避免血肿发生。

（4）不规则阴道出血：可能与治疗后子宫血供不足以维持内膜生长有关。

（5）恶心、呕吐：栓塞反应引起迷走神经兴奋导致恶心、呕吐，恶心、呕吐多发生于术后 48 h 内，是栓塞治疗后常见的胃肠道反应。同时栓塞过程中注射的化疗药物也会引起胃肠道反应。

9 行清宫术后需要注意什么？

忌生冷刺激性食物。术后可能出现少量阴道出血和下腹不适感，可能与栓塞后子宫供血不足以维持内膜生长有关，无须处理。如果阴道出血多于月经量，应及时就诊处理。禁止性生活和盆浴1个月，保持外阴的清洁。勤换内衣、裤及会阴垫，不适随诊。

四、出院后的健康指导

10 如何复查？复查内容包括哪些？

出院后每周复查血 HCG 至正常，必要时复查 B 超；若应用了化疗药物还需要复查血常规、肝肾功能情况，了解化疗药物的副反应。不适随诊。

11 出院后需要避孕吗？如何避孕？

出院后应严格避孕1年，1个月内禁盆浴及性生活，使其有足够的时间让瘢痕愈合，防止意外妊娠着床于子宫瘢痕处。可采取避孕套避孕。

（曾娅　王培红）

第二十六章 女性生殖器官发育异常

一、女性生殖器官发育异常的基础知识

1 常见的生殖器官发育异常包括哪些?

(1) 正常管道形成受阻所致的异常,包括处女膜闭锁、阴道纵隔、阴道闭锁等。

(2) 副中肾管衍生物发育不全所致的异常,包括无子宫、无阴道、子宫发育不良、单角子宫等。

(3) 副中肾管衍生物融合障碍所致的异常,包括双子宫、双角子宫、弓形子宫等。

2 "石女"是怎么回事?

真"石女"属于先天性的阴道缺失或阴道闭锁,指生殖器官中阴道或者是阴道和子宫的发育不良或缺失;假"石女"则属于处女膜闭锁或者有阴道横隔,指阴道及其他生殖器官发育良好,仅因为阴道或处女膜的异常而造成的阴茎无法进入。"石女"也具有女性的一般性征、性欲和正常的女性心理状态。从解剖学角度讲,"石女"主要指月经的通道畸形、堵塞,无月经或有月经无法排出。本病系胚胎在发育期间受到内在或外界因素干扰,亦可能由于基因突变引起双侧副中肾管发育异常所致。

3 处女膜闭锁有哪些表现?

绝大多数病人至青春期后无月经初潮,发生周期性下腹坠痛,呈进行性加剧。严重者可引起肛门或阴道部胀痛和尿频、便秘、肛门坠胀等症状。检查可见处女膜膨出,表面呈紫蓝色(图 26-1);肛诊可扪及阴道膨隆,凸向直肠;并可扪及盆腔肿块,用手指按压肿块可见处女膜向外膨隆更明显。盆腔 B 超检查可见宫腔内和阴道内

均有积血，即处女膜闭锁引起的经血潴留(图 26-2)。

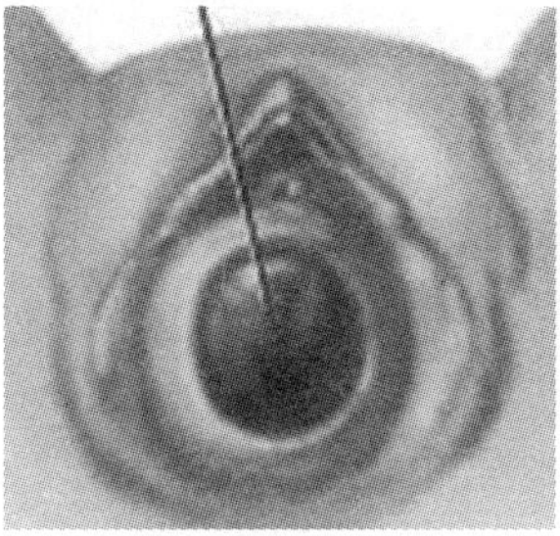

图 26-1 妇检所见处女膜闭锁

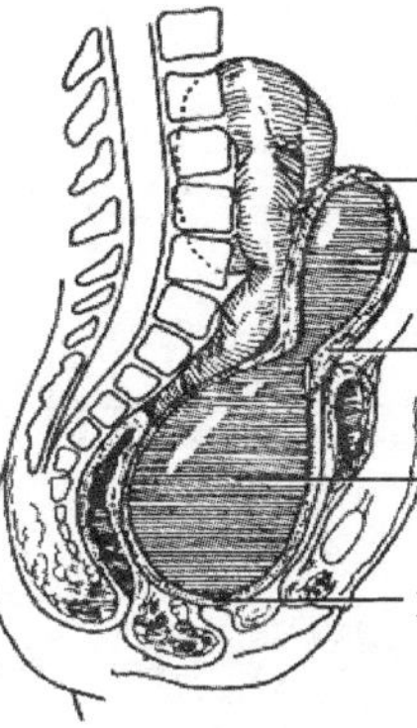

图 26-2 处女膜闭锁并阴道、宫腔积血

4 处女膜闭锁确诊后需要立即手术治疗吗?

处女膜闭锁确诊应及时手术治疗。先用粗针穿刺处女膜中部膨隆部，抽出陈旧积血后再进行“X”形切开，排出积血。常规检查宫颈是否正常，切除多余的处女膜瓣，修剪处女膜，再用可吸收缝线缝合切口边缘，使开口呈圆形。

5 女性生殖器官发育异常的治疗方法包括哪些?

(1) 先天性无阴道：可采用阴道成形术，常见术式有羊膜阴道成形术、腹膜阴道成形术、乙状结肠阴道成形术、皮瓣阴道成形术等。

(2) 阴道闭锁：一旦明确诊断，应尽早手术切开，以解除阴道阻塞，使经血引流通畅为原则。

(3) 阴道横隔：切除横隔，缝合止血。横隔切除术后要注意创面的愈合和防止横隔残端挛缩。

(4) 阴道纵隔：阴道完全纵隔者无症状，对性生活和阴道分娩无影响；不全纵隔者可有性生活困难或不适，分娩时胎先露下降可能受阻。

6 子宫发育异常的病人都会导致不孕吗?

不一定。有些子宫畸形病人可无任何自觉症状，月经、性生活、妊娠、分娩等均无异常表现，以至终生不被发现，或于体检时偶被发现，如单角子宫、纵膈子宫等。但亦有一部分病人的生殖系统功能受到不同程度影响，到性成熟时、婚后、孕期或产时，因出现症状才被发现。无子宫、始基子宫、幼稚型子宫等子宫发育不良，常为不孕的主要原因。

二、女性生殖器官发育异常病人的术前健康指导

7 乙状结肠代阴道术术前肠道如何准备?

对于乙状结肠代阴道术术前肠道准备比普通手术更严格。术前3天进无渣流质饮食。术前1天晚20:00禁食，22:00禁饮，以避免手术期间发生胃内容物的反流、呕吐或误吸，以及由此导致的窒息和吸入性肺炎。术前3天开始口服肠道抗生素。

三、女性生殖器官发育异常病人的术后健康指导

8 乙状结肠代阴道术术后饮食要注意什么?

乙状结肠代阴道术的病人，术后严格禁食5～7天，并给予肠蠕动抑制剂。由于术后控制排便时间，肠道黏膜应激性降低以及食物残渣减少或水分不足而易发生便秘，因此术后可根据情况给予适当的肠道润滑剂，可口服石腊油软化大便以促进排便，保证肠道通畅，促进伤口愈合。

9 乙状结肠代阴道术术后护理要点有哪些?

会阴部伤口的护理要点如下。

(1) 外阴阴道肌肉组织少，切口张力大不容易愈合。每天用0.5%活力碘消毒外阴，并观察伤口情况，注意有无渗血、红肿、热痛等炎性反应，注意阴道分泌物的量、性质、颜色及有无异味。

(2) 对于阴道成形术，手术后肛管妥善固定，观察肛管引流液的量和性状，待排气后才能拔出。

(3) 阴道模具用丁字带固定，以防模具滑出，影响手术效果。

四、女性生殖器官发育异常病人的出院指导

10 先天性无阴道术后如何指导病人出院后正确使用阴道模具?

病人住院期间应指导其更换阴道模具的技巧及相关清洁消毒知识,以便出院后能自如使用阴道模具。鼓励病人出院后坚持使用阴道模具,以防阴道闭锁或狭窄,如遇咳嗽、排便等腹压骤增时,可用手轻压阴部,以防模具脱出,如有脱出应在消毒后及时放入。使用模具期间不可从事重体力劳动,不宜举重及长时间站立、行走等。更换模具时,动作要轻柔,不能强行插入,以无不适感为宜,取出模具后应冲洗干净消毒后备用。一般术后 6 个月,成形的阴道愈合良好,可以开始性生活,正常性生活后可不用模具。

(曾娅　王培红)

第二十七章
盆底功能障碍性疾病

第一节　子 宫 脱 垂

一、子宫脱垂基础知识

1 何谓子宫脱垂?

子宫脱垂是指子宫从正常位置沿阴道下降,宫颈外口达坐骨棘水平以下,甚至子宫全部脱出阴道口以外。

2 子宫脱垂有哪些诱因?

(1) 妊娠和分娩:是最主要的原因。特别是经阴道生产使用产钳或胎头吸引助产、第二产程延长等,可能会使支撑子宫在正常位置的韧带、盆底的肌肉、筋膜等因为过度的牵拉而削弱了它们的弹性和支托功能。另外生产后未注意休养,过早地参加体力劳动,尤其是重体力的劳动或活动,影响了盆底组织张力的休养,而使未休息好的子宫有不同程度的下移。

(2) 腹内压增加:如长期的慢性咳嗽、腹腔积液、便秘、举重、长期穿紧身塑形衣、盆腔肿瘤长期压迫等,均会使腹内压增加,而造成子宫脱垂。还有诸如肥胖类型的妇女,尤其是腹部脂肪比较多的,也会因为腹压增加而导致子宫脱垂。

(3) 医源性的原因:如下节育环牵扯、不充分的纠正手术所造成的盆腔支持系统的缺损等。

3 为什么子宫脱垂青睐绝经期的妇女?

一方面,主要是由于绝经期的妇女卵巢的功能开始逐渐衰退,雌激素也就是我们常说的“女性激素”分泌不足,使盆底的肌肉张力逐渐下降，盆底的筋膜坚韧度也逐渐减退，子宫的"安全绳"韧带失去了弹性，导致整个盆底的支持组织松弛无力。另一方面，随着年龄的增长，雌激素的缺乏也会使生殖器官萎缩，子宫的肌层变薄，体积慢慢缩小，导致萎缩的子宫从阴道中脱出。

4 子宫脱垂有哪些临床表现?

一般轻症的病人没有不适。重症的病人可表现如下。

(1) 下坠感及腰背酸痛：这种感觉常常在病人站立、蹲下时间过久或者重体力劳动后更加明显。一般在卧床休息后症状可减轻。

(2) "肿物"自阴道脱出：其实这个"肿物"便是子宫，常常在走路、下蹲、大小便、咳嗽、弯腰负重等状况下发生。病人卧床平躺休息后，肿物会回缩变小或者消失，严重者平躺休息也不能缓解症状，可以用手将肿物推进阴道内，有时甚至用手也不能将肿物推进阴道内。

(3) 大小便异常：主要表现为在病人咳嗽、喷嚏、大笑等时刻，小便不自主地溢出；解小便困难，需要用手压迫阴道的前壁辅助排尿；便秘等。

5 子宫脱垂如何分度?

平卧在床上，用力向下屏气时，子宫下降的程度，将子宫脱垂分为三度。

(1) Ⅰ度轻型：宫颈外口距离处女膜缘小于 4 cm 但未达处女膜缘。Ⅰ度重型：宫颈已达处女膜缘，阴道口可见宫颈。

(2) Ⅱ度轻型：宫颈脱出阴道口，宫体仍在阴道内。Ⅱ度重型：宫颈及部分宫体脱出阴道口。

(3) Ⅲ度：宫颈与宫体全部脱出阴道口外。

6 子宫脱垂病人常用的手术方式有哪些?

子宫脱垂病人常用的手术方式有以下几种。

(1) 曼氏手术：包括阴道前后壁修补术、主韧带缩短术、宫颈部分切除术。此手术方式安全、经济，适用于年轻、宫颈延长的子宫脱垂病人。

(2) 阴式子宫全切＋阴道前后壁修补术：适用于年龄较大、无生育要求的病人。

(3) 阴道封闭术:就是通过手术将阴道全封闭或半封闭。此种手术仅仅适合年老体弱不能耐受较大手术的病人,术后失去性行为能力。

(4) 盆底重建手术:此手术利用网片,替代盆底支持组织,从而加固支撑盆腔器官到正常的解剖位置。

7 子宫脱垂可以预防吗?

子宫脱垂是可以预防的。

(1) 避免多产、难产,以减少盆底组织损伤。

(2) 在孕期要做好保健工作,定期到正规医院做产前检查,便于及时发现并纠正胎位不正,预防难产发生。

(3) 重视"坐月子"。产后 6~8 周,尤其注意休息,加强营养,避免重体力劳动,让机体得到充分的休养和恢复。

(4) 体质虚弱有合并其他疾病的病人,应积极治疗,避免劳累。

(5) 积极预防或治疗慢性疾病,如慢性支气管炎、哮喘等。

(6) 合理安排膳食,不挑食不偏食,多吃含有纤维素较多的食物,如谷类、笋类、绿叶蔬菜、马铃薯、水果、菌类等,保持肠道通畅。

(7) 避免长时间久蹲、久站,适当活动。

(8) 处于更年期的妇女要保持乐观情绪,适当参加文娱活动,注意合理锻炼身体,加强营养。

(9) 肥胖病人尤其是腹部肥胖的,需注意减重。

8 子宫脱垂病人如何进行盆底康复治疗?

(1) 盆底肌肉锻炼:也就是肛提肌的锻炼。有意识地进行肛门的收缩锻炼,每次收缩 5 s 以上后放松 10 s,10~15 min 为一组,每天做 2~3 组,坚持 6~8 周,为一个疗程。还可以利用辅助器具,如阴道哑铃(图 27-1)等。病人两腿站立,张开如肩宽,将清洁的阴道哑铃放入阴道内,要保持阴道哑铃在阴道内不掉出来则必须要收缩盆底肌肉。每天坚持 10~20 min,在站立阴道哑铃也不滑落出来后,可逐渐发展为行走、下蹲、上下楼梯、蹦跳等动作,通过逐渐增加训练难度来锻炼盆底肌肉。

(2) 电子生物反馈技术:借助盆底康复治疗仪,就是在病人阴道内放置肌电探头(图 27-2),通过技术手段,使肌肉的收缩能以信号的形式反映在电脑屏幕上(图 27-3),看着屏幕,根据反馈的信号,通过医生的指导,病人可以学会如何正确、适当地收缩肌肉,病人做得不对时,医生也可以从屏幕上看出来并及时加以纠正。这个锻炼方法可以“唤醒沉睡”的盆底肌肉,增加它们的肌力和弹性,从而使盆底功能逐渐恢复正常。

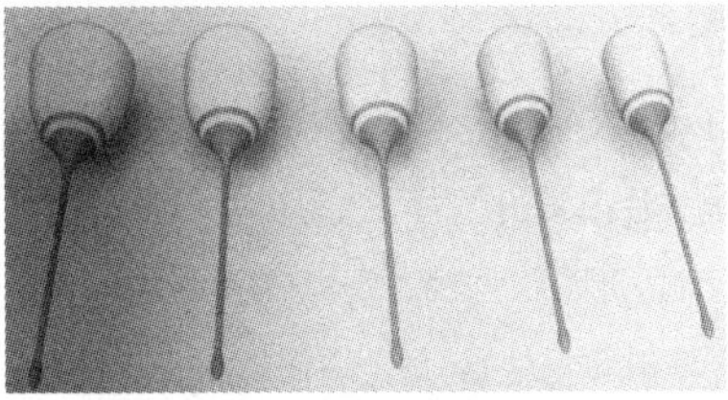

图 27-1　各型号的阴道哑铃

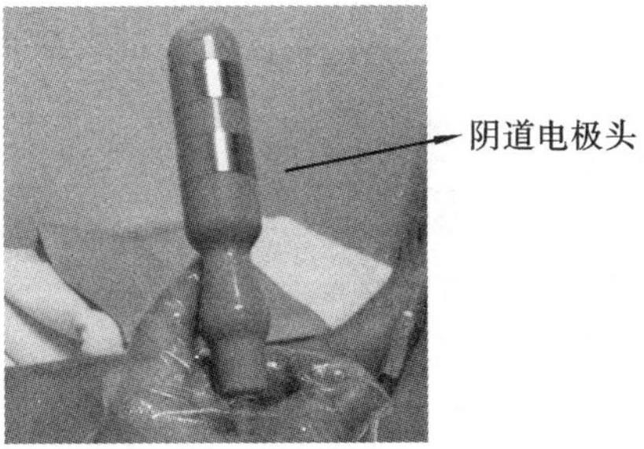

图 27-2　阴道肌电探头

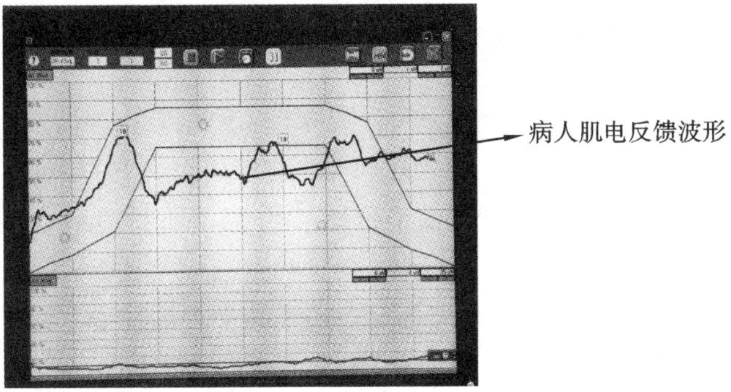

图 27-3　肌电反馈示意图

(3) 功能性电刺激:利用盆底康复治疗仪,通过仪器的低频电来刺激盆底肌肉,使它们被动地做有节律的收缩和放松,从而得到锻炼,使盆底肌肉的强度和弹性逐渐增强。

二、子宫脱垂术前健康指导

9 子宫脱垂病人术前有哪些准备？

除常规术前阴道准备、肠道准备和皮肤准备外，对于Ⅲ度子宫脱垂有脱出物破溃和感染的，根据个体情况，可以用 1∶5000 的高锰酸钾溶液进行坐浴，每天 1～2 次，预防感染。

三、子宫脱垂术后健康指导

10 子宫脱垂病人术后有少许阴道出血怎么办？

术毕因伤口止血需要，医生会在病人阴道内塞纱布条，并密切观察有无渗血，若无异常，24～48 h 取出。取出后，医护人员仍会密切观察病人的阴道分泌物的颜色、性质及量，如果有少量的阴道出血，病人需要保持会阴部的清洁干燥，勤换内裤及使用消毒的会阴护垫，避免感染。为了降低外阴及阴道张力，术后禁止长时间半卧位。

四、子宫脱垂出院指导

11 子宫脱垂病人的出院指导有哪些？

(1) 出院后一般休息 3 个月，6 个月内避免重体力劳动。

(2) 禁止盆浴和性生活 3 个月，3 个月后复查伤口愈合情况，完全恢复方可有性生活。

(3) 注意加强营养，合理安排饮食，可进食瘦猪肉、鱼类、蔬菜瓜果、豆制品、奶制品、鸡蛋等高蛋白、高纤维素饮食，保持大便通畅，有利于体力和机体的恢复。

(4) 积极治疗原发疾病，出现感冒、咳嗽时需及时治疗，以免腹压增加。

(5) 加强盆底肌及提肛肌的收缩训练，避免久蹲、久站等增加腹压的举动，防止复发。

第二节　阴道前、后壁膨出

一、阴道前、后壁膨出基础知识

12 何谓阴道前壁膨出？何谓阴道后壁膨出？

阴道前壁膨出大多数是因膀胱和尿道膨出所致（图 27-4），以膀胱膨出最为常见，常伴有不同程度的子宫脱垂。

阴道后壁膨出也称直肠膨出（图 27-5）。可以单独存在，也常合并阴道前壁膨出。

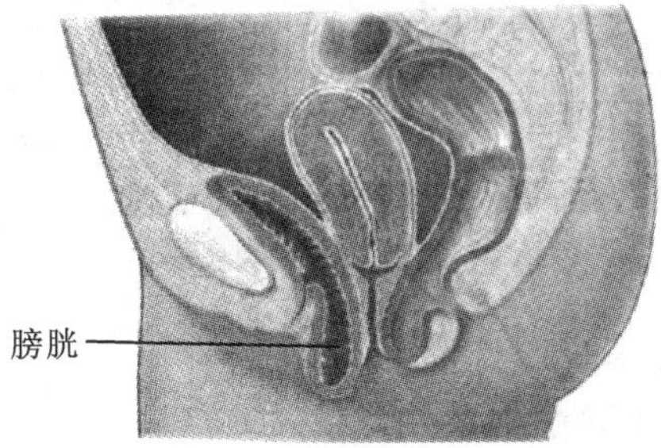

图 27-4　阴道前壁膨出（膀胱膨出）

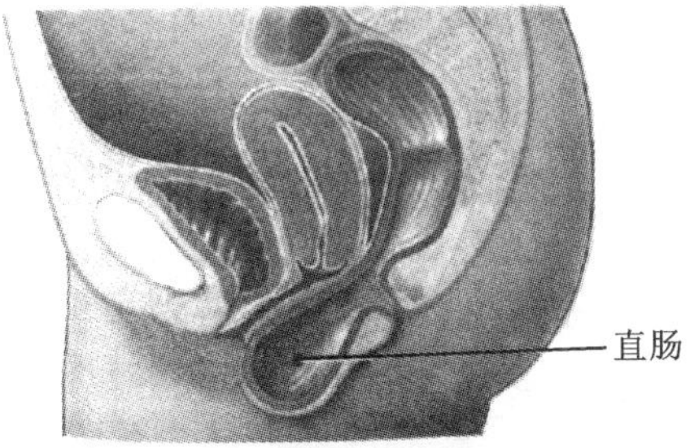

图 27-5　阴道后壁膨出（直肠膨出）

13 导致阴道前壁膨出的病因有哪些？

（1）分娩损伤。

（2）产后过早地参加体力劳动，使机体未能很好恢复。

(3) 老年女性盆底肌肉及肛门内括约肌肌力较弱,长期便秘,用力地解大便,均可造成或加重直肠膨出。

14 阴道前、后壁膨出的临床症状有哪些?

一般轻症的病人没有特殊症状。症状较重的病人会觉得排小便异常,有排不尽感;自觉有腰酸,有下坠感;可看见有肿物从阴道内脱出,卧床休息或解小便后,肿物可减小,在站立、咳嗽、提重物等有增加腹压的举动或憋尿时,肿物可增大并有尿液溢出。严重者有排便困难。

15 如何预防和治疗阴道前、后壁膨出?

预防需从阴道前壁膨出的诱因着手。注重产科检查,避免产伤;积极预防、治疗引起腹内压增高的疾病;合理锻炼,避免重体力的劳动;锻炼盆底肌,增强其功能。对于轻型阴道前、后壁膨出,没有症状,可以不治疗。而重度膨出的病人,需行手术治疗。

二、阴道前、后壁膨出术前健康指导

16 阴道前、后壁膨出术前有哪些准备?

同子宫脱垂手术的术前准备。

三、阴道前、后壁膨出术后健康指导

17 阴式手术术后出现血肿怎么办?

阴式手术后回室,若病人主诉膀胱或直肠区有坠胀痛和排便感,应检查导尿管是否通畅,若肛诊触摸到包块,肠腔空虚,则考虑为血肿。出现血肿的原因多为术中血管结扎、止血操作不充分或病人凝血功能等多方面原因所致,术后短时间内即发生的血肿,需进行手术探查寻找原因。

四、阴道前、后壁膨出出院指导

同子宫脱垂手术病人的出院指导。

第三节　压力性尿失禁

一、压力性尿失禁基础知识

18 何谓压力性尿失禁?

压力性尿失禁是指腹压突然增加导致尿液不自主流出，但不是由逼尿肌收缩压或膀胱壁对尿液的张力压所引起的，如打喷嚏、咳嗽、大笑等腹压突然增高时，出现不自主的尿液自动流出。

主要与妊娠和阴道分娩损伤、妇女绝经后雌激素水平降低等原因造成盆底组织松弛有关，此类型约占 90%。而另外约 10%的病人是先天发育异常所致的尿道括约肌障碍型。

19 压力性尿失禁是如何分度的?

(1) Ⅰ级尿失禁：只发生在剧烈的压力下，如打喷嚏、咳嗽、慢跑等。

(2) Ⅱ级尿失禁：发生在中度压力下，如上下楼梯、快速地运动等。

(3) Ⅲ级尿失禁：发生在轻度的压力之下，如站立，但仰卧位可控制尿液。

20 压力性尿失禁确诊需要做哪些检查?

除了常规的体格检查、妇科检查、神经系统检查等外，还有以下特殊的检查。

(1) 压力试验：病人需要憋尿，让膀胱充盈起来，然后平躺在妇检床上，双腿打开。医生会让病人做咳嗽的动作，然后观察尿道口有无尿液不自主地溢出。

(2) 指压试验：取同样的卧位，医生戴上手套，把中指和食指放入阴道前壁的尿道两侧，指尖位于膀胱与尿道交接的地方，向前、向上抬高膀胱颈，然后再让病人咳嗽，检查有无尿液溢出，若没有尿液溢出，则检查结果为阳性(图 27-6)。

(3) 棉签试验：让病人仰卧在检查床上，将具有局部麻醉作用

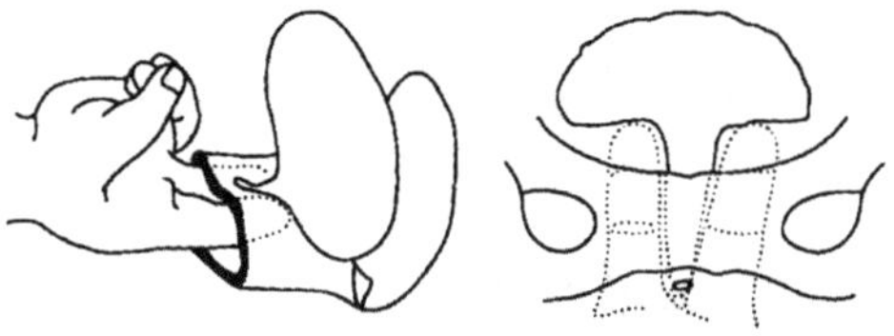

图 27-6　指压试验示意图

涂有利多卡因凝胶的棉签伸入尿道，使棉签头位于尿道膀胱交界处，然后让病人处于安静无刺激和紧闭声门屏气这两个不同的情形下，两种情形下棉签与地面之间形成的角度＞30°，则证明解剖学支持薄弱(图 27-7)。

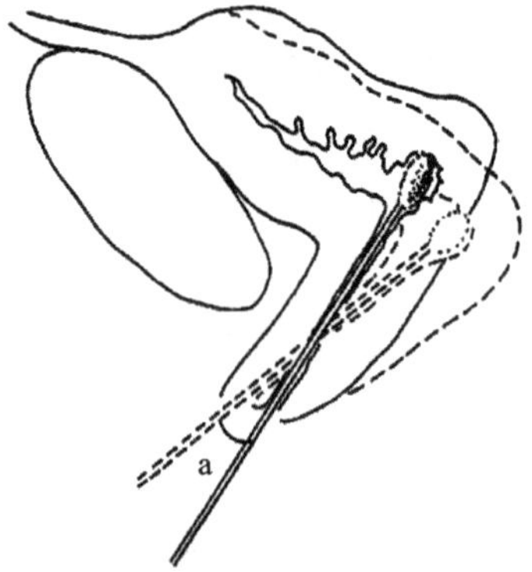

图 27-7　棉签试验示意图

(4) 尿动力学检查：包括测定膀胱的内压和尿流速率。还可以通过 B 超检查和尿道膀胱镜检查进行辅助诊断。

21 压力性尿失禁怎么治疗？

有手术治疗与非手术治疗两种方式。

(1) 非手术治疗：包括盆底肌肉的锻炼、盆底电刺激、膀胱训练，还有药物、雌激素治疗等。30%～60%的病人可以改善症状。

(2) 手术治疗：一般建议病人完成生育之后选择手术治疗，手术术式为耻骨后膀胱尿道悬吊术和阴道无张力尿道中段悬吊带术。治愈率高达 90%。

二、压力性尿失禁术前健康指导

压力性尿失禁术前健康指导同子宫脱垂。

三、压力性尿失禁术后健康指导

压力性尿失禁术后健康指导同子宫脱垂。

四、压力性尿失禁出院指导

压力性尿失禁出院指导同子宫脱垂。

第四节　生殖道瘘

一、生殖道瘘的基础知识

22 何谓生殖道瘘?

生殖道瘘是指由于各种原因导致生殖器官,包括卵巢、输卵管、子宫、阴道等与其毗邻器官之间形成的异常通道。最为常见的是尿瘘,其次为粪瘘,这两者也可能同时存在(图 27-8)。

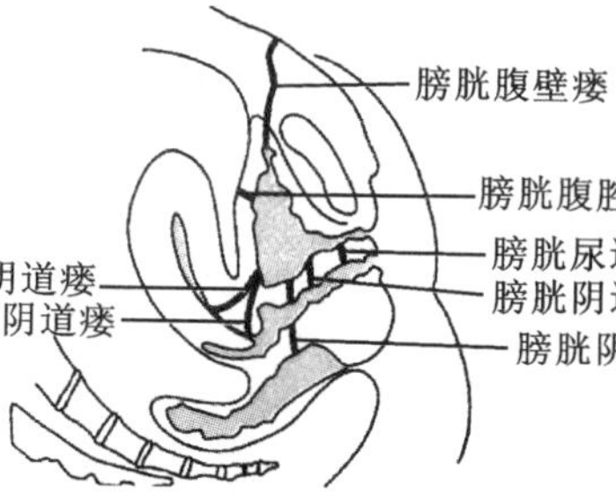

图 27-8　尿瘘及粪瘘

23 尿瘘的病因是什么?

(1) 产伤是造成尿瘘最主要的原因。

(2) 腹部手术损伤,一般是手术过程中分离粘连的组织,伤及膀胱、输尿管或者是输尿管末端游离过度,而导致膀胱阴道瘘、输尿管阴道瘘等。

（3）尿瘘还可能继发于外伤、子宫托安放不恰当、膀胱结核、生殖泌尿道肿瘤晚期、放射治疗后、局部药物注射治疗等。

24 尿瘘有哪些临床表现?

（1）漏尿：出现无痛性、持续性的阴道流液是最为常见的症状。瘘孔的部位不同，表现也会不同，如持续性的漏尿、体位性的漏尿、压力性尿失禁或膀胱充盈性漏尿等。

（2）外阴皮炎：病人的皮肤长期被尿液刺激，致使外阴部、臀部、大腿内侧的皮肤出现皮炎、湿疹、外阴瘙痒、烧灼痛感。

（3）泌尿系感染：出现尿频、尿急和尿痛，以及下腹部不适等症状。

（4）内分泌紊乱：闭经、月经失调等。

25 尿瘘发生的时间早晚与病因有关吗?

尿瘘发生的时间与病因是有关系的。

（1）手术损伤型尿瘘的病人术后随即开始漏尿。

（2）坏死型的尿瘘多在产后或者手术后的3～7天发生。

（3）在子宫切除中使用腹腔镜能量器械所致的尿瘘常常在术后7～14天发生。

（4）根治性子宫切除的病人的尿瘘常发生在术后10～21天，且多为输尿管阴道瘘。

（5）放射损伤导致的尿瘘发生的时间常较晚。

26 哪些检查可以帮助我们诊断尿瘘?

（1）膀胱镜、输尿管镜检查：可以通过镜检直视了解瘘孔数目、大小位置，瘘孔与输尿管口、尿道内口的关系，并了解膀胱容量，有无炎症、结石等，可以明确输尿管受阻的部位。

（2）亚甲蓝试验：可以鉴别膀胱阴道瘘、膀胱宫颈阴道瘘、输尿管阴道瘘。

（3）靛胭脂试验：是通过静脉注入约5 mL的靛胭脂，若10 min内可以看见蓝色的液体由瘘孔流入阴道，则说明是输尿管阴道瘘。

27 尿瘘治疗方法有哪些?

(1) 保守治疗:仅限于生产或手术后 7 天内发现的膀胱阴道瘘、输尿管小瘘孔。插入导尿管或者输尿管导管,有可能让小瘘孔自行愈合。

(2) 手术修补治疗:是主要的治疗方法。如果是手术直接损伤的尿瘘可尽早修补,但若是非手术直接损伤的原因,应需待组织水肿消退以及局部恢复血供后再进行手术,一般约为 3 个月,如果手术修补失败,需等待 3 个月后再行手术。建议放疗所致的瘘孔,1 年后再行修补术,因其可能需要更长的时间结痂。

28 尿瘘如何预防?

预防尿瘘要做到以下几点。

(1) 预防生产导致的尿瘘是最主要的,提高产科质量,加强分娩产程的观察,及时、正确地处理异常分娩。

(2) 如果怀疑生产过程中造成损伤,应立即留置导尿管 10 天,让膀胱处于空虚状态,利于血液的供给,促进循环恢复,预防尿瘘的发生。

(3) 对怀疑有严重盆腔粘连的病人,术前为病人安置输尿管导管,以便术中辨认,能及时发现输尿管或者膀胱损伤,便于及时进行修补。

(4) 如果是长期放置子宫托的病人,应将子宫托定期取出。

(5) 放射治疗时,医生需小心安放放射源并控制放射剂量。

29 何谓粪瘘? 引起粪瘘的原因是什么?

粪瘘是肠道与生殖道之间的异常通道,以直肠阴道瘘最为常见,也可有小肠、结肠阴道瘘。粪瘘产生的主要原因如下。

(1) 产伤,原因同尿瘘。

(2) 先天发育异常,病人先天性的发育畸形,常常伴有肛门闭锁。

(3) 盆腔手术损伤:这种类型的瘘孔位置一般较低,位于阴道穹窿处。

(4) 其他因素导致,如长期安放子宫托、放射治疗、生殖道恶性肿瘤浸润等。

30 粪瘘的临床表现有哪些?

粪瘘主要的临床表现是阴道内排出粪便。

(1) 瘘孔较大者,经阴道排出成形的大便,稀便时持续流出。

(2) 瘘孔较小者,可无粪便污染,但稀便、肠内气体可自小瘘孔排入阴道内。

31 粪瘘如何治疗? 粪瘘可以预防吗?

粪瘘一旦发生需行手术治疗。手术的方式主要取决于瘘管形成的原因、位置、大小以及是否合并有多个瘘孔的存在。手术时机的选择同样是关键。

(1) 若为手术损伤,应在术中立即修补。

(2) 先天性发育异常者,应在病人月经来潮(15 岁左右)的时候再行手术,以免过早手术造成阴道狭窄。

(3) 压迫坏死型粪瘘,需等待 3～6 个月后再行手术修补。

(4) 如是高位的巨大直肠阴道瘘合并尿瘘者、前次手术失败致使阴道瘢痕严重的病人,应控制炎症 1 个月后再行修补手术。

粪瘘的预防基本与尿瘘相同。此外,在分娩时注意保护会阴体,避免发生会阴重度裂伤,会阴切开缝合时应注意缝线勿穿透直肠黏膜,常规在会阴缝合后进行肛诊,发现直肠黏膜有缝线应立即拆除。

二、生殖道瘘术前健康指导

32 哪些病人尿瘘手术前需要服用雌激素?

闭经或者是绝经的病人,在手术前 1 周服用雌激素的目的,主要是促进阴道上皮组织的增生,利于伤口的愈合。

33 粪瘘手术前为什么需要流质饮食 3 天?

为防止术后感染,手术对肠道准备的要求颇高,所以术前需要进行严格的肠道准备,进无渣流质饮食,可减少粪渣的产生,利于手术前的清洁灌肠,同时还需口服肠道抗生素抑制肠道的细菌生长。

三、生殖道瘘术后健康指导

34 尿瘘手术后导尿管如何进行护理?

尿瘘手术后一般导尿管需留置10～14天,而留置输尿管导管者,术后需留置1个月。导尿管的护理同妇科手术常规的护理。

35 粪瘘手术后能马上吃东西吗? 怎样吃才好?

因粪瘘手术涉及肠道,所以在手术后即使肠道通气后,仍然不能恢复正常进食。需禁食5～7天,而后改为流质、少渣饮食,如米汤、鱼汤、清淡少油的肉汤等,逐渐过渡到半流质、软食、普食。5天后可口服缓泻剂,使粪便变稀、软化。

四、生殖道瘘出院指导

36 生殖道瘘病人出院需注意什么?

(1) 出院后按医嘱服用抗生素或雌激素药物。

(2) 3个月内禁止性生活和重体力劳动,保持大便通畅,必要时可口服缓泻剂软化大便。

(3) 尿瘘修补手术成功的病人应避孕1年以上,完全恢复后若妊娠,应按时到医院产检,加强孕期保健,提前住院待产,以剖宫产为宜。

(4) 若手术失败,请不要沮丧、失望,积极调适心态,待手术时机成熟再次进行手术。

(丁颖　万盈璐)

第二十八章 外阴肿瘤

一、外阴肿瘤的基础知识

1 外阴上皮内瘤变是癌症吗?

外阴上皮内瘤变不是癌症,是外阴的癌前病变。外阴上皮内瘤变虽不是癌症,但也不能忽视它。如果发现有外阴瘙痒、皮肤破损、烧灼感及溃疡,要及时就医,积极治疗。

2 外阴癌的临床表现有哪些? 外阴癌会发生转移吗?

外阴鳞状细胞癌的临床表现,主要为长时间持续久治不愈的外阴瘙痒和各种不同形态的肿物,如结节状、菜花状、溃疡状等。肿物合并感染或晚期癌可出现疼痛、渗液和出血。癌灶可生长在外阴任何部位,但大多数发生于大阴唇,也可发生于小阴唇、阴蒂和会阴。

外阴癌会发生转移,转移的途径如下。

(1) 直接浸润:肿瘤逐渐增大,沿皮肤或黏膜直接侵犯阴道、尿道或肛门,甚至累及膀胱或直肠。

(2) 淋巴转移:外阴有丰富的淋巴管,且两侧相互交通成网,癌细胞通常沿淋巴管扩散。

(3) 血行播散罕见,仅发生于晚期,引起肺、骨转移多见。

3 如何治疗和预防外阴癌?

外阴癌以手术治疗为主,辅助放射治疗及化学药物综合治疗。

目前,外阴癌尚无有效的预防措施,但是积极治疗外阴瘙痒、感染性疾病及癌前病变,也是预防外阴癌和阴道癌的重要手段之一。如发现外阴结节、溃疡或白色病变,应及时就诊和治疗,治疗后还应坚持定期随访,以便及时发现病情变化。同时,还应注意保持外阴清洁,避免分泌物长期刺激。

二、外阴肿瘤术前健康指导

4 外阴手术术前皮肤准备需注意什么?

会阴阴道手术的备皮范围上至耻骨联合上 10 cm,两侧至腋中线,下至外阴部、肛门周围、臀部及大腿内部上 1/3(图 28-1)。备皮后洗净皮肤。我们在清除阴毛时要仔细小心,避免将外阴皮肤刮破,特别是外阴能够看见的病灶。

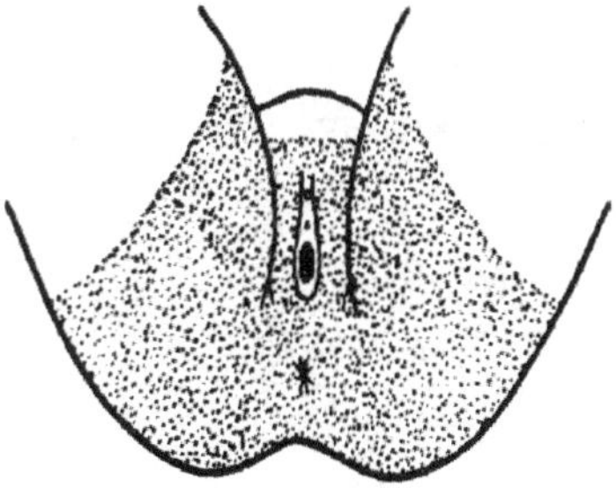

图 28-1　会阴阴道及肛门部手术备皮范围

三、外阴肿瘤术后健康指导

5 外阴肿瘤术后病人的体位如何指导?

外阴肿瘤术后应取平卧位,双腿外展屈膝,并在腘窝垫一软垫,以减少腹股沟及外阴部的张力,有利于伤口愈合。术后 6 h 使用沙袋压迫腹股沟处,观察腹股沟处伤口是否渗血,保持伤口敷料清洁干燥。

6 外阴癌术后引流管如何护理?

外阴癌手术行腹股沟淋巴结清扫术,难免会有一些淋巴液、组织液及一些淤血淤积在皮瓣下,所以术后用引流管持续负压引流,及时引流出皮下组织液、淤血使皮肤与皮下组织紧贴,来帮助皮肤及皮下组织的生长。如果发现引流液过多或有新鲜血液流出,可能皮内有新鲜出血点,应立即通知医生。负压引流瓶需要每天更换。

四、外阴肿瘤出院指导

7 外阴癌术后病人出院应注意什么?

(1) 外阴癌的复发率为10%～20%,术后的随访时间为第1年内每1～2个月1次,第2年每3个月1次,第3～4年每半年1次,5年及以后每年1次。

(2) 坚持放化疗,定期检查外阴是否有新的肿块生长,表面是否有破溃,腹股沟淋巴结是否有肿大等,一旦出现异常,及早进行治疗。

(3) 术后半年避免重体力劳动;积极预防咳嗽、便秘、久蹲等增加腹压的行为。

(4) 术后3个月禁止性生活,进高蛋白、高维生素、高纤维的食物。保持会阴清洁,有不适及时就诊。

(万丞　万盈璐)

第二十九章
子宫肿瘤

第一节　子宫肌瘤的健康指导

一、子宫肌瘤的基础知识

1 何谓子宫肌瘤？子宫肌瘤分为哪几种类型？

子宫肌瘤主要由子宫平滑肌细胞增生而形成，其间的少量结缔组织纤维仅作为一种支持组织存在。它是妇科最常见的良性肿瘤。

子宫肌瘤的分类见图 29-1。

（1）根据生长部位分为宫体肌瘤和宫颈肌瘤。

（2）根据肌瘤和子宫肌壁的关系分为肌壁间肌瘤、浆膜下肌瘤和黏膜下肌瘤。各种类型肌瘤可发生在同一子宫里，称为多发性子宫肌瘤。

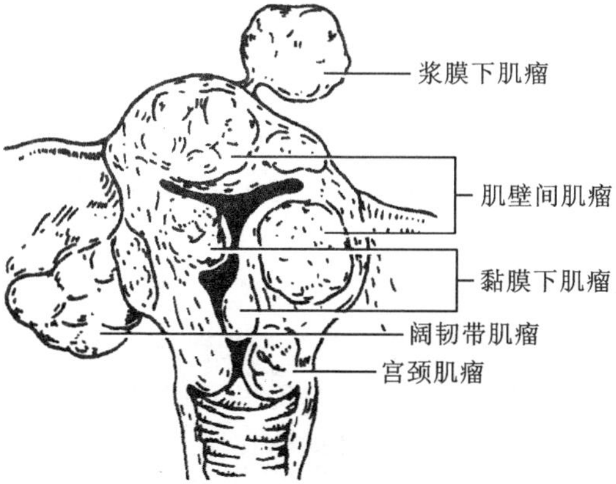

图 29-1　子宫肌瘤的分类

2 子宫肌瘤有哪些症状?

大多数子宫肌瘤无症状,多数人在体检时偶被发现,所以定期体检是发现子宫肌瘤的主要途径。

(1) 月经量增多,经期延长:是子宫肌瘤最常见的症状。

(2) 下腹部包块:当子宫肌瘤增大使子宫超过 3 个月妊娠大时,可以从腹部触及。

(3) 白带增多:常见于较大的肌壁间肌瘤,由于宫腔面积增大,内膜腺体分泌增多致使白带增多;若黏膜下肌瘤伴有感染时可以有大量脓性或者脓血性恶臭白带。

(4) 压迫症状:肌瘤增大可以压迫周围邻近器官而产生各种相应症状,表现为尿频、尿急、排尿障碍、便秘、大便不畅等。

(5) 其他:肌瘤红色变性时表现为下腹部急性腹痛,伴有呕吐,带蒂的浆膜下肌瘤发生蒂扭转也可引起较剧烈的腹痛;月经过多没有及时治疗可导致贫血,表现为全身乏力、脸色苍白、心悸、胸闷等症状;黏膜下肌瘤和引起宫腔变形的肌壁间肌瘤可引起不孕或流产。

3 什么情况下子宫肌瘤需要手术治疗?

子宫肌瘤的手术方式包括肌瘤剔除术和子宫切除术。适应证包括以下几个方面。

(1) 月经过多致继发贫血,药物治疗无效。

(2) 严重腹痛、性交痛或慢性腹痛、有蒂肌瘤扭转或者感染时引起的急性腹痛。

(3) 体积大或引起膀胱、直肠等压迫症状。

(4) 能确定肌瘤是不孕或反复流产的唯一原因者。

(5) 怀疑恶变者。

4 切除子宫后的女性病人会变成男人吗?

切除子宫后不会变成男人。子宫切除术是妇产科最常用的手术之一,不少病人对切除子宫存在畏惧心理,担心自己子宫切除后会变成男人。其实不然,子宫只是孕育胎儿的场所,女性性征的维持依赖于性腺——卵巢所产生的女性激素。通常只要保留一侧的卵巢,就可使女性激素的分泌基本保持正常水平,虽不再有月经来潮，也丧失生育功能，但不会影响女性的性特征。

5 妊娠合并子宫肌瘤时怎么办？

妊娠合并子宫肌瘤时根据妊娠大小以及有无临床症状而制订治疗方案。

(1) 早孕合并肌瘤：一般对肌瘤不予处理，否则易致流产。如肌瘤大，估计继续妊娠易出现并发症，孕妇要求人工流产或计划外妊娠则可终止妊娠，术后短期内行肌瘤剔除术或人流术同时行肌瘤剔除术。

(2) 中孕合并肌瘤：通常认为无论肌瘤大小、单发或多发，宜首选严密监护下行保守治疗。如肌瘤影响胎儿宫内发育，或发生红色变性，经保守治疗无效或瘤蒂扭转、坏死，瘤体嵌顿，出现压迫症状时行肌瘤切除术，手术应在孕 5 个月之前进行。

(3) 孕晚期合并肌瘤：通常无症状者可等足月时行剖宫产术，同时行肌瘤剔除术。有症状者先予保守治疗等到足月后再处理。

(4) 产褥期合并肌瘤：预防产后出血及产褥感染。肌瘤变性者采用保守治疗，通常能缓解。

(5) 妊娠合并肌瘤的分娩方式：肌瘤小不影响产程进展，又无产科因素多可经阴道分娩。若出现胎位不正、宫颈肌瘤、肌瘤嵌顿，阻碍胎先露下降，应选择剖宫产术，术中是否同时切除肌瘤，要根据肌瘤大小、部位和病人病情决定。

二、子宫肌瘤病人术前健康指导

6 子宫肌瘤病人术前需要做哪些检查？

子宫肌瘤行手术治疗，术前需要做血常规、尿常规、大便常规、心电图等检查。若是 40 岁以上，B 超发现子宫内膜厚，且有不规则子宫出血的病人，需行诊断性刮宫以排除子宫内膜病变。若需保留子宫应做宫颈刷片以排除宫颈病变。

7 腹腔镜手术有哪些优势？

(1) 腹壁穿刺孔(图 29-2)取代了腹壁切口，避免了腹壁肌肉、血管和相应神经的损伤，术后不会出现腹壁薄弱和腹壁切口疝，不

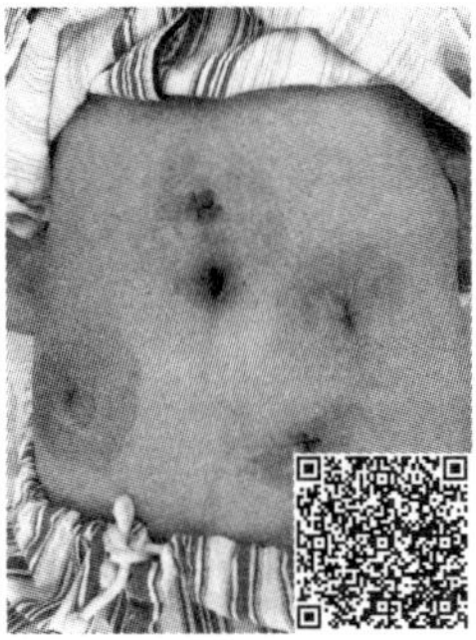

图 29-2　腹壁穿刺孔

会因为腹壁肌肉瘢痕化影响运动功能，不会因为腹壁神经切断引起相应皮肤麻木。

（2）腹壁穿刺孔小，愈合后不影响美观。穿刺孔感染远比传统开腹的切口感染或脂肪液化少。

（3）腹腔镜手术对腹腔内脏器干扰小，避免了空气和空气中尘埃、细菌对腹腔的刺激和污染。术中以电切电凝操作为主，对血管先凝后断，止血彻底，出血少，创伤小。

（4）术后早期下床，所以肠功能恢复快，可较早进食，大大减少了术后肠粘连的发生。

三、子宫肌瘤病人术后健康指导

8 子宫肌瘤剔除术后阴道出血正常吗？

子宫肌瘤剔除术后有少量的阴道出血是正常的，一般为暗红色或者淡红色的少量血液。若多于平时月经量应及时告知医护人员。

四、子宫肌瘤手术病人出院指导

9 子宫肌瘤病人出院后需要注意什么？

（1）无论子宫肌瘤剔除术还是全子宫切除术的病人，出院后都需要保持腹壁伤口干燥，一周内不要打湿伤口，一周后可行淋浴，复查前禁止盆浴。

（2）子宫肌瘤剔除术的病人，因子宫收缩，可能会有少许阴道出血;子宫切除术后10～15天,可能会因为阴道残端缝线的溶解而有少量黄色或血性分泌物,不要紧张,可能持续1～2周后停止;若阴道出血多于月经量,则需及时就诊。

(3) 宜进清淡易消化的高蛋白、高维生素饮食。全子宫切除的病人需避免重体力劳动和增加腹压的动作,不宜久站、久坐、久蹲、提重物等。

(4) 子宫肌瘤剔除术后禁止性生活1个月,子宫切除术后禁止性生活3个月,复查正常后可恢复性生活。

10 子宫肌瘤会复发吗?

子宫肌瘤剔除术后有可能复发,可能因手术时十分微小而触摸不到的肌瘤难以切除殆尽而遗留复发,也有可能是新生的子宫肌瘤。术后妊娠是子宫肌瘤剔除术后复发的危险因素。若有这些高危因素者术后需要定期进行B超复查。

11 子宫肌瘤剔除术后多久可以怀孕?

子宫肌瘤剔除术后怀孕,需要在医生的指导下进行,一般根据子宫肌瘤的大小、手术切口等相关情况来考虑,子宫肌瘤剔除术对生育的影响很难评估,妊娠率随着年龄的增长而下降。

(曾娅　王培红)

第二节　宫　颈　癌

一、宫颈癌的基础知识

12 何谓宫颈上皮内瘤变?何谓宫颈癌?

宫颈上皮内瘤变(CIN)是与宫颈浸润癌密切相关的一组宫颈病变。大部分低级别的CIN可自然消退,但高级别CIN具有癌变可能,可能发展为浸润癌,被视为癌前病变。CIN形成后继续发展,突破上皮下基底膜,浸润间质,形成宫颈浸润癌。

宫颈癌是最常见的妇科恶性肿瘤之一，指发生在宫颈阴道部或移形带的鳞状上皮细胞及宫颈管内膜的柱状上皮细胞交界处的恶性肿瘤。高发年龄为50～55岁。

13 宫颈糜烂会发展成宫颈癌吗？

慢性宫颈炎、宫颈的生理性柱状上皮异位、宫颈上皮内瘤变，甚至早期宫颈癌均可呈现子宫颈糜烂样改变。宫颈糜烂样改变只是一个临床征象，可为生理性改变，也可为病理性改变，需借其他方法进一步确诊。

14 宫颈癌的高危因素有哪些？

流行病学调查发现CIN和宫颈癌与人乳头瘤病毒(HPV)感染、多个性伴侣、吸烟、性生活过早(＜16岁)、早年分娩、多产、性传播疾病、经济状况低下和免疫抑制等因素有关。

15 阴道接触性出血需警惕什么？

阴道接触性出血，即性生活或者妇科检查后阴道出血，也可表现为不规则阴道出血，或经期延长、经量增多。老年病人常有绝经后不规则阴道出血，要警惕宫颈病变。一般外生型宫颈癌出血较早，量较多；内生型宫颈癌出血较晚，出血量根据病灶大小和位置有所不同。

16 诊断宫颈癌需要做哪些检查？

(1) 宫颈细胞学检查，是CIN及早期宫颈癌筛查的基本方法。筛查应在性生活开始3年后开始，并定期复查。

(2) HPV DNA检测可与宫颈细胞学检查联合应用于宫颈癌筛查。

(3) 阴道镜检查。

(4) 宫颈活组织检查(活检)是确诊宫颈癌最可靠的方法。

17 做宫颈刷片和人乳头瘤病毒检测需要注意什么？

(1) 应避开月经期进行检查。

(2) 检查前24 h内应避免性生活。

(3) 检查前24～48 h内应避免阴道冲洗及阴道栓剂的使用。

(4) 有阴道炎的病人应等炎症消退后再行该检查。

18 宫颈癌的治疗方法有哪些?

(1) 手术治疗:主要用于早期宫颈癌(ⅠA~ⅡA期)、肿瘤直径>4 cm的病人。根据病情选择不同的手术方式,如全子宫切除术或根治性子宫切除术及盆腔淋巴结清扫术。手术治疗的优点在于年轻病人可以保留卵巢及阴道的功能。

(2) 放射治疗:宫颈癌对放射治疗(放疗)较为敏感。放疗适用于各期病人及肿瘤直径大于4 cm的病人。

(3) 化疗主要用于晚期或复发转移病人。

19 诊断性宫颈锥切术是怎么回事?

宫颈锥切术是指沿着宫颈外缘,由外向内呈圆锥形形状切下部分宫颈,它一方面可以用作病理检查确诊宫颈病变,另一方面可以切除较小病灶,适用于宫颈刷片检查多次阳性而宫颈活检阴性者,或宫颈活检为原位癌需要确诊者(图29-3)。

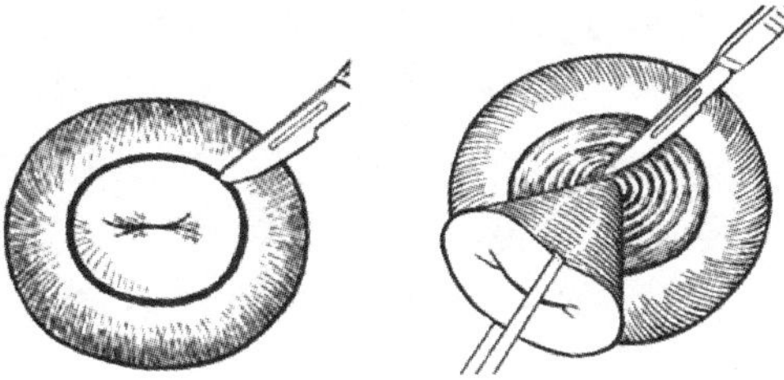

图29-3　宫颈锥切术示意图

20 妊娠合并宫颈癌病人怎么办?

妊娠合并宫颈癌的治疗应将宫颈癌的临床期别、妊娠周数,以及病人对胎儿的需求程度等多方面因素相结合考虑。具体原则如下。

(1) 早期宫颈浸润癌(Ⅰ~ⅡA期)以手术治疗为首选。20周以后诊断的宫颈癌,如病人坚决要求生育的,可酌情考虑延缓到胎儿成熟后,行剖宫产,同时行广泛子宫切除术和盆腔淋巴结清扫术,年轻病人可保留一侧卵巢。但在等待胎儿成熟的过程中应每隔6~8周重复刷片检查和阴道镜检查等。若妊娠小于20周,多建议终止妊娠,行剖宫取胎,同时行广泛子宫切除术和盆腔淋巴结清扫术,年轻病人可保留一侧卵巢。

（2）晚期宫颈癌（ⅡB期以上）应首选放疗，时机应根据妊娠周数和胎儿能否存活而定。对于早期妊娠可直接放疗，如发生流产，即行刮宫术，并于流产后3天继续放疗。对于中期妊娠可先行剖宫取胎，术后2周开始放疗，也可直接放疗。但放疗过程中，70%的病人会发生流产。晚期妊娠可选择胎儿成熟后行剖宫产，术后2周开始行放疗，也可立即放疗，以免延误治疗时机。

21 注射疫苗可以预防宫颈癌吗？

目前的宫颈癌疫苗实际上就是针对HPV的疫苗。因为目前认为99%的宫颈癌和HPV的感染相关，HPV感染发展到宫颈癌，是一个漫长的过程，而且并不是所有的亚型都和宫颈癌有关。HPV感染，其实就是个普通的病毒感染，就像是感冒一样，大多数有性生活的女性，一生当中都可能会有过HPV感染，病毒感染是自限性的，只要自身免疫力没问题，没必要特殊处理。而只有高危型的长期感染，才可能发展为宫颈癌。所以即使偶有HPV感染，也不用担心，更没必要滥用抗病毒药物，只需加强随访就够了。一般注射疫苗的最佳时间，建议在13～15岁没有性生活之前，效果较好。对于已经有性生活或已经感染过HPV者，注射疫苗意义不大，只要做好筛查就能够及早发现宫颈病变。

二、宫颈癌病人术前健康指导

22 宫颈癌病人术前准备应注意什么？

（1）宫颈癌根治术手术范围较大，为避免误伤肠道，术前需进行严格的肠道准备。术前3天开始进流质饮食，同时口服甲硝唑，术前2天开始口服清肠剂，手术前1天晚22:00后禁食、禁饮并行清洁灌肠一次，将肠道下段的食物残渣清洁干净。手术当天早晨再次行清洁灌肠一次，使肠道保持空虚。

（2）术前阴道准备同妇科手术护理常规。若为开腹手术，术前需用纱条填塞于阴道内，利于术中充分暴露手术视野。

23 术前有阴道出血能做手术吗?

(1) 由于术前的阴道准备触碰肿瘤而导致的阴道出血,可以如期进行手术。

(2) 月经来潮应暂停手术,因为在月经期内血液中的激活物质增多,此时手术会导致术中及术后血液不易凝固,导致渗血增多,而影响手术效果。月经期抵抗力下降极易引起感染,诱发呼吸道梗阻,引起窒息而危及生命。

三、宫颈癌病人手术后健康指导

24 宫颈癌病人术后留置导尿管应注意什么?

宫颈癌术后可能会留置导尿管、腹腔引流管等。管道护理同妇科手术护理常规。

(1) 因为宫颈癌根治术切除范围大,可能会影响逼尿肌功能,术后需要留置较长时间导尿管使膀胱空虚,功能得到充分恢复,因此活动时应保持尿袋出口平面低于尿道口(图 29-4)。术后第 10～14 天需测残余尿量以了解膀胱功能恢复情况,残余尿量若小于 100 mL,即可认为膀胱功能恢复,可拔出导尿管。若残余尿量大于 100 mL 则需要继续留置导尿管,直至膀胱功能恢复。

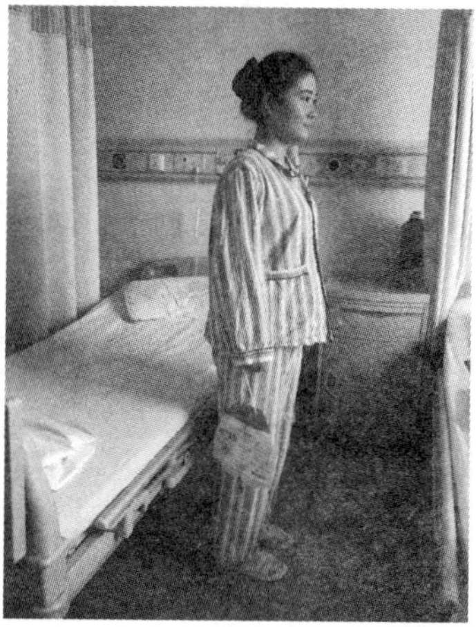

图 29-4　活动时尿袋位置

(2) 当腹腔引流液少于 20 mL/d 时,医生会酌情拔除腹腔引流管,一般 5～7 天,部分病人在拔除腹腔引流管之后,伤口可能会出现漏液的情况,此时不用紧张,通知医生进行伤口换药,保持伤口敷料干燥即可,此情况会慢慢缓解。

25 宫颈锥切术后阴道内的纱条需要填塞多久?

宫颈锥切术后,阴道内会填塞纱条以压迫止血,通常 48 h 后可拔除,拔除后需观察阴道出血情况。

四、宫颈癌病人出院指导

26 宫颈癌病人出院后为什么要复查?复查内容包括哪些?

宫颈癌治疗后 50%的复发在 1 年内;75%～80%的复发在 2 年内。第 1 年,在出院后 3 个月行首次随访,以后每 2～3 个月复查 1 次;第 2 年,每 3～6 个月复查 1 次;第 3～5 年,每半年复查 1 次;第 6 年开始,每年复查 1 次。复查内容包括盆腔检查、阴道脱落细胞学检查、胸部 X 线检查等。间隔期间若出现任何症状应及时就诊。

27 宫颈癌病人留置导尿管回家如何自我护理?

(1) 保持会阴清洁干燥,每天清洗会阴及导尿管,预防感染。

(2) 保持管道通畅:不要随意拉扯、拔除导管;活动时,动作宜缓慢,避免导管被拉脱;避免导管扭曲、折叠和受压。

(3) 多饮水,使尿液稀释,起到自身冲洗尿道的作用,从而预防泌尿系感染。

(4) 引流袋低于尿道口平面,防止逆行感染。

(5) 观察尿量及尿色,发现异常及时就诊。

(6) 若出现导尿管意外脱出,及时返院测量残余尿量,看是否需要继续留置导尿管。

28 出院回家几天后突然出现阴道出血是正常的吗?

子宫切除术后的病人阴道残端有伤口,会出现少量的阴道出血,一般为残端伤口缝线溶解所致,若出血量大于月经量,应立即到医院就诊,排除阴道残端伤口裂开。

(洪菲　曾娅)

第三节　子宫内膜癌

一、子宫内膜癌的基础知识

29 何谓子宫内膜癌?

子宫内膜癌是发生于宫体内膜层的一组上皮性恶性肿瘤,以腺癌最常见。它与宫颈癌、卵巢癌为女性生殖道常见三大恶性肿瘤,好发于更年期与绝经后妇女,平均发病年龄为60岁,其中75%发生于50岁以上妇女。

30 哪些人容易患子宫内膜癌?

(1) 肥胖者。

(2) 糖尿病病人或糖耐量不正常者。

(3) 高血压病人。

(4) 未产、不孕者。

(5) 初潮早与绝经延迟者:12岁以前初潮者比12岁以后初潮者,子宫内膜癌的发生率高60%。子宫内膜癌病人绝经年龄较正常妇女迟6年。

(6) 多囊卵巢综合征病人:病人子宫内膜缺乏孕激素作用,长期处于雌激素作用下,使子宫内膜发生癌变概率增加。

(7) 卵巢肿瘤病人。

(8) 外源性雌激素补充者:服用雌激素的妇女发生子宫内膜癌的危险增加。

(9) 有肿瘤家族史者。

31 子宫内膜癌有哪些临床表现?

(1) 绝经后阴道出血为子宫内膜癌病人的主要症状。多数为少量血性排液或仅见内裤染血,呈持续性或间断性,大量阴道出血者少见。

(2) 大多数病人表现为阴道分泌血性或浆液性分泌物,合并宫腔感染时表现为阴道分泌脓性或脓血性液体,并伴有恶臭味。

(3) 当癌累及宫颈时会堵塞宫颈口,引起宫腔积脓,出现下腹胀痛或痉挛样疼痛;晚期癌浸润至周围组织或压迫神经时可引起下腹或腰骶部疼痛。

(4) 晚期癌病人可出现贫血、消瘦、恶病质等症状。

(5) 早期不易发现,晚期可有子宫增大、质软。

32 子宫内膜癌的治疗方法有哪些?

1) 手术治疗:是子宫内膜癌首选的治疗方法。手术可切除病变的子宫和可能存在的转移病灶,可准确判断病变范围及预后情况,可为术后选择辅助治疗提供依据。

2) 放射治疗:是子宫内膜癌主要辅助治疗方法。年老体弱及有严重内科合并症不能耐受手术的病人,以及Ⅲ期以上不宜手术的病人,可行放射治疗。

3) 药物治疗:

(1) 化疗:对晚期癌不能手术或治疗后复发的病人,或是具有复发高危因素的手术后病人,可选择化疗。

(2) 孕激素治疗:对于要求保留生育功能的病人,或晚期不能手术治疗的病人,或子宫内膜癌复发的病人,可采用大剂量人工合成的孕激素治疗。

33 如何预防子宫内膜癌?

(1) 培养良好的生活方式。健康饮食,加强锻炼,预防高血压、糖尿病、肥胖等“富贵病”的发生以减少子宫内膜癌的发病率。

(2) 更年期异常出血、阴道排液,合并肥胖、高血压或糖尿病的妇女,要提高警惕,及时就医,早期诊断。

(3) 子宫内膜癌病人在治疗后应定期随访,及早发现有无复发,多数复发是在术后2~3年内。

(4) 避免雌激素的滥用,加强用药期间的监测和随访。

(5) 子宫内膜有不典型增生的病人,应积极治疗,严密随诊,疗效不好的病人及时手术切除。

(6) 林奇综合征妇女加强监测,定期检查。

二、子宫内膜癌病人术前健康指导

34 子宫内膜癌病人术前需要做哪些检查?

(1) B超检查:是筛查和诊断子宫内膜癌最常规的检查方法。诊断符合率达80%以上。

(2) 分段诊刮:是确诊子宫内膜癌最常用、最有价值的方法。不仅可以明确是否为癌、子宫内膜癌是否累及宫颈管,还可鉴别子宫内膜癌和宫颈腺癌,指导临床治疗。

(3) 宫腔镜检查:可直接观察宫腔及宫颈管有无癌灶存在,癌灶部位、大小、病变范围,以及宫颈管是否受累等;可在直视下对可疑病变取材活检,减少对子宫内膜癌的漏诊率。

(4) 磁共振(MRI):是当前对子宫内膜癌病变进行分期的首选检查方法。

(5) CT:可明确肿瘤的范围和临床分期,协助判断有无子宫外转移。

(6) 血清CA125测定:在早期内膜癌病人中一般无升高,有子宫外转移者,CA125可明显升高,可作为疗效观察的指标。

三、子宫内膜癌病人术后健康指导

子宫内膜癌病人术后健康指导同妇科手术后护理常规。

四、子宫内膜癌病人出院指导

35 子宫内膜癌病人术后为何要复查? 复查哪些内容?

75%~95%的子宫内膜癌病人在术后2~3年内复发。一般术后2~3年内每3个月随访1次,3年后每6个月随访1次,5年后每年随访1次。

随访内容包括盆腔检查、阴道脱落细胞检查、胸部X线、血清CA125检测等,必要时进行MRI检查。

(薛梅　曾娅)

第三十章
卵巢肿瘤

一、卵巢肿瘤基础知识

1 卵巢肿瘤为什么被称为隐藏的“杀手”?

由于卵巢位于盆腔内,无法直接窥视,而且早期无症状,又缺乏完善的早期诊断和鉴别方法,一旦出现症状往往已属晚期病变,且疗效不佳,故死亡率高居妇科恶性肿瘤之首,所以被称为隐藏的“杀手”。

2 哪些女性易患卵巢肿瘤?

卵巢肿瘤是妇科常见的肿瘤,可发生于任何年龄,20%～25%卵巢恶性肿瘤病人有家族史;卵巢癌的发病还可能与高胆固醇饮食、内分泌因素有关,此为卵巢肿瘤发病的高危因素,如初潮年龄早、绝经年龄晚、不孕不育、未经过哺乳等。

3 如何早期发现卵巢肿瘤?

定期做妇科普查及防癌筛查,普查内容如妇科 B 超检查、肿瘤标志物检查、宫颈细胞学检查等,发现异常时,进一步行 CT、MRI 等检查。发现有不规则阴道出血、腹部包块、腹胀等及时就诊。力争做到早发现、早诊断、早治疗,提高治愈率。

4 卵巢肿瘤伴有胸水、腹水时需注意什么?

卵巢肿瘤伴有胸水、腹水时,表现为呼吸困难、腹胀、恶心、呕吐、消瘦等。在护理时应注意:

(1) 休息:大量腹水者可取半卧位,以减轻呼吸困难、心悸等。

(2) 饮食:每日摄入总量应不低于 2000 kcal,给予高蛋白低盐饮食。

(3) 皮肤:保持清洁干燥,定时翻身,预防压疮发生,必要时给予气垫床。

(4) 腹腔穿刺放腹水时注意:①术前排空膀胱,以免误伤;②一次放腹水量不宜超过 3000 mL;③放腹水后,用腹带包扎腹部,以免腹压骤然下降导致血压下降;④穿刺点用无菌敷料覆盖,观察敷料处有无渗液;⑤严密观察生命体征。

5 卵巢肿瘤有哪些并发症?

(1) 蒂扭转:为常见的妇科急腹症,常在体位突然改变,或妊娠期、产褥期子宫大小及位置改变时发生蒂扭转。一经确诊,尽快手术治疗。

(2) 破裂:有自发性破裂和外伤性破裂。自发性破裂常因肿瘤发生恶性变,肿瘤快速、浸润性生长穿破囊壁所致。外伤性破裂则在腹部受重击、分娩、性交、妇科检查及穿刺后引起。诊断肿瘤破裂后应立即手术。

(3) 感染:较少见。多继发于蒂扭转或破裂,也可来自邻近器官感染灶(如阑尾脓肿等)的扩散。抗感染治疗后,手术切除肿瘤。

(4) 恶变:肿瘤迅速生长,并且呈双侧性,应考虑有恶变可能,并应尽早手术。

6 哪些检查有助于诊断卵巢肿瘤?

(1) 影像学检查:①B 超检查:可了解肿块的部位、大小、囊性或实性,临床诊断符合率>90%。②腹部 X 线摄片:卵巢畸胎瘤可显示牙齿、骨质及钙化囊壁。③MRI、CT 检查:MRI 可较好显示肿块及肿块与周围的关系,有利于病灶定位及病灶与相邻结构关系的确定;CT 可判断周围侵犯及远处转移情况,对手术方案的制订有较大优势。

(2) 肿瘤标志物:血清 CA125、血清 AFP、血清 HCG、性激素、血清 HE 等。

(3) 腹腔镜检查:可直接观察肿块外观和盆腔、腹腔及横膈等部位,在可疑部位进行多点活检,抽取腹水行细胞学检查。

(4) 妇科检查:通过妇科双合诊或三合诊检查可以评估卵巢肿块的质地、大小、单侧或双侧、活动度、肿瘤与周围组织的关系等。

7 卵巢肿瘤如何治疗?

(1) 良性卵巢肿瘤:直径<5 cm 瘤样病变可暂观察,直径≥5 cm 的卵巢良性肿瘤,以手术为主。根据病人年龄、生育要求及对侧卵巢情况,决定手术范围。

(2) 恶性卵巢肿瘤:手术治疗是治疗恶性卵巢肿瘤的主要方法,辅以化疗、放疗等综合治疗。

(3) 妊娠合并卵巢肿瘤的治疗:①妊娠合并良性肿瘤:妊娠早期发现者等待至妊娠 12 周后手术,以免引起流产;妊娠晚期发现者,可等待至足月行剖宫产,同时切除肿瘤。②妊娠合并卵巢恶性肿瘤:应尽早手术,处理原则同非孕期。

8 如何预防卵巢肿瘤?

积极采取措施对高危人群进行严密监测并随访。

(1) 口服避孕药可预防卵巢上皮性癌,高危妇女可通过口服避孕药预防卵巢肿瘤发生。

(2) 对实质性或囊实相间,或直径>5 cm 的囊性附件包块,通过检查,明确诊断,不要盲目观察随访。

(3) 遗传性卵巢癌综合征(HOCS)家族成员是发生卵巢肿瘤的高危人群,与 *BRCA* 基因突变密切相关,因此对 *BRCA* 基因突变者建议行预防性卵巢切除以预防卵巢肿瘤的发生。

二、卵巢肿瘤病人术前健康指导

9 肿瘤标志物在卵巢肿瘤诊断和治疗中有什么意义?

(1) 血清 CA125:80%卵巢上皮性癌病人血清 CA125 水平升高,但近半数的早期病例并不升高,故不单独用于卵巢上皮性癌的诊断。90%以上病人 CA125 水平与病程进展有关,故更多用于病情监测和疗效评估。

(2) 血清 AFP:对卵黄囊瘤有特殊性诊断价值。未成熟畸胎瘤、混合性无性细胞瘤中含卵黄囊成分者,AFP 也可升高。

(3) 血清 HCG:对非妊娠性卵巢绒癌有特异性。

(4) 性激素:颗粒细胞瘤、卵泡膜细胞瘤产生较高水平雌激素,浆液性、黏液性囊腺瘤或库肯勃瘤有时也可分泌一定量雌激素。

(5) 血清 HE4，是继 CA125 后被高度认可的卵巢上皮性癌肿瘤标志物，目前推荐其与 CA125 联合应用来判断盆腔肿块的良、恶性。

三、卵巢肿瘤病人术后健康指导

10 卵巢肿瘤病人手术后会影响生育能力吗?

卵巢肿瘤病人手术后对生育能力的影响程度，主要取决于病人病情和手术方式。行单侧或双侧卵巢肿瘤剔除术，经典的卵巢囊肿剔除术仅仅剔除囊肿及其少量包膜，理论上对卵巢影响不大，但有研究表明，卵巢手术后能影响卵巢功能，减低卵巢储备能力，一定程度上影响生育；行单侧附件切除，理论上使生育的概率下降了50%；行全子宫加双侧附件切除，就丧失了生育能力。

11 卵巢癌根治术后病人为什么会出现情绪不稳定、易激动、潮热等现象?

卵巢癌根治术是切除了双侧卵巢，尤其是年轻女性，体内雌激素水平骤然降低而产生的绝经综合征，主要表现为情绪不稳定、睡眠改变、焦虑、注意力不集中、易激动、潮热等症状。此类病人应保持乐观心态，建立健康的生活方式。必要时遵医嘱给予激素补充治疗。

四、卵巢肿瘤病人出院指导

12 卵巢肿瘤病人术后如何复查? 复查内容包括哪些?

一般在治疗后第 1 年，每 3 个月随访一次；第 2 年后每 4～6 个月随访一次；第 5 年后每年随访一次。复查内容包括症状、体征、全身及盆腔检查(包括乳腺检查)和 B 超检查。血清 CA125、AFP、HCG 等肿瘤标志物测定根据组织学类型选择。临床检查或肿瘤标志物提示肿瘤复发时可选择 CT、MRI 和(或)PET 检查等。

(刘燕　曾娅)

第三十一章 妊娠滋养细胞疾病

第一节 葡 萄 胎

一、葡萄胎的基础知识

1 何谓妊娠滋养细胞疾病？

妊娠滋养细胞疾病是一组来源于胎盘滋养细胞的疾病。组织学根据形态特征将其分为葡萄胎、侵蚀性葡萄胎、绒毛膜癌（简称绒癌）及胎盘部位滋养细胞肿瘤等，其中侵蚀性葡萄胎、绒癌和胎盘部位滋养细胞肿瘤等又统称为滋养细胞肿瘤。

2 何谓葡萄胎？

葡萄胎因妊娠后胎盘绒毛滋养细胞增生、间质水肿，而形成大小不一的水泡，水泡间借蒂相连成串，形如葡萄而得名，也称为水泡状胎块。葡萄胎可分为完全性葡萄胎和部分性葡萄胎两类（图31-1）。

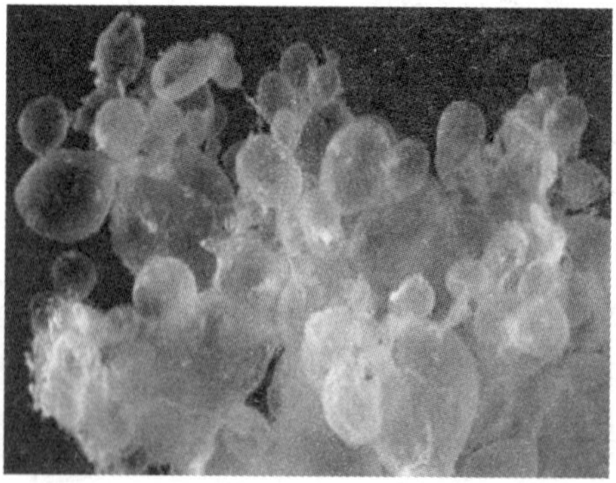

图 31-1　葡萄胎

3 葡萄胎的高危因素有哪些?

(1) 营养状况与社会经济因素:当饮食中缺乏维生素 A 和动物脂肪时发生葡萄胎的概率显著升高。

(2) 年龄大于 35 岁和 40 岁的妇女,葡萄胎的发生率分别约为年轻妇女的 2 倍和 7.5 倍,50 岁以上妊娠者约 1/3 会发生葡萄胎,小于 20 岁的妇女的葡萄胎发生率也显著升高。

(3) 既往有葡萄胎史:有过 1 次和 2 次葡萄胎妊娠者,再次发生率分别为 1%和 15%~20%。

(4) 流产和不孕史。

4 葡萄胎有哪些症状?

葡萄胎可以分为完全性葡萄胎和部分性葡萄胎两类。

1) 完全性葡萄胎:

(1) 停经后阴道出血:是最常见症状,80%以上病人会出现阴道出血。有时可自行排出葡萄胎组织,但排出前和排出时常伴有大量出血。反复阴道出血若不及时治疗,可继发贫血及感染。

(2) 子宫异常增大、变软:由于葡萄胎迅速增长及宫腔积血,约半数以上的病人的子宫大于停经月份,质地极软,常伴 HCG 明显升高。

(3) 妊娠呕吐:葡萄胎时出现妊娠呕吐较正常妊娠早,症状严重且持续较长时间,严重呕吐若得不到及时有效治疗会导致水电解质平衡紊乱。

(4) 子痫前期征象:子宫异常增大者多易发生,在孕 24 周前出现高血压、水肿和蛋白尿。

(5) 甲状腺功能亢进:表现为心动过速、皮肤潮湿及震颤,血清游离 T3、T4 水平升高,葡萄胎清除后迅速消失。

(6) 腹痛:常表现为阵发性下腹痛,常发生在阴道出血之前。

(7) 卵巢黄素化囊肿:黄素化囊肿在葡萄胎清宫后,随着 HCG 水平下降,于 2~4 个月可自行消退。

2) 部分性葡萄胎:部分性葡萄胎症状较轻,主要表现为停经后阴道出血,子宫小于停经月份,一般无妊娠呕吐、卵巢黄素化囊肿等,故易误诊为不全流产或过期流产,诊断常通过刮宫标本的组织学检查来确诊。

5 葡萄胎病人清宫时要注意什么?

葡萄胎一经确诊要及时清除宫腔内容物。

(1) 由于葡萄胎病人的子宫大而软,操作中易发生子宫穿孔,所以葡萄胎病人清宫操作前,应在建立静脉通道并备血的情况下进行,充分扩张宫颈管,用大号吸管,待葡萄胎组织大部分吸出,子宫缩小后,改用刮匙轻柔刮宫。术中为减少出血和发生子宫穿孔可给予静脉点滴缩宫素以加强子宫收缩。术后将宫腔刮出物送组织学检查。

(2) 子宫小于妊娠12周者,可以一次刮净,子宫大于妊娠12周或术中感到一次刮净有困难时,可于1周后行第二次刮宫。

6 哪些辅助检查能确诊葡萄胎?

(1) B超:是诊断葡萄胎的一项可靠且敏感的辅助检查。

(2) HCG测定:血清HCG的测定是诊断葡萄胎的重要辅助检查之一。

7 哪些葡萄胎病人需要行预防性化疗?

预防性化疗可以降低高危葡萄胎发生妊娠滋养细胞肿瘤的概率,因此预防性化疗仅适用于有高危因素和随访困难者的完全性葡萄胎病人。

(1) 年龄大于40岁。

(2) 葡萄胎清除后,血HCG降低到一定水平后持续不变。

(3) 血HCG>100000 U/L。

(4) 子宫明显大于妊娠月份。

(5) 卵巢黄素化囊肿直径>6 cm。

8 葡萄胎治愈后怎样避孕最合适?

葡萄胎治愈后应该严格避孕一年。在不能怀孕的一年中,最合适的避孕方式为采用避孕套避孕,不宜使用宫内节育器,以免混淆子宫出血的原因或造成穿孔。

二、葡萄胎清宫术健康指导

9 葡萄胎清宫后的组织为什么要送病理切片检查?

葡萄胎有良性和恶性之分,也有完全性和部分性的区别,区分它们不仅要看症状、体征及辅助检查结果,最重要的是看病理切片的报告结果。因为组织学是葡萄胎的最终诊断依据,所以,葡萄胎每次刮宫的刮出物,必须送病理切片检查。

10 清宫术后应该吃些什么?

清宫术后注意饮食营养均衡,多食豆类、肉类、蛋类、含铁丰富的绿色蔬菜、动物血等食物,避免食用辛辣刺激、生冷的食物。下面介绍几种食物补血的方法。

(1) 鸡蛋红枣汤:鸡蛋 2 个,红枣 10 枚,红糖适量。锅内放水煮沸后打入鸡蛋卧煮,水再沸下红枣及红糖,文火煮 20 min 即可,具有补中益气和养血作用。

(2) 荔枝大枣汤:干荔枝、干大枣各 8 枚。共加水煎服,每日 1 剂。分早晚两次服用,具有补血生津作用。

(3) 乳鸽枸杞汤:乳鸽 1 只,枸杞 30 g,盐少许。将乳鸽去毛及内脏杂物,洗净,放入锅内加水与枸杞共炖,熟时加盐少许。吃肉饮汤,每日两次,具有益气、补血、理虚作用。

三、葡萄胎病人出院指导

11 葡萄胎病人出院后还需要定时复查吗?

对葡萄胎病人而言,出院后定时复查非常重要。因为只有坚持出院后定期复查,才能尽早发现滋养细胞肿瘤,以便积极干预,及时治疗。此外,病人出现阴道不规则出血、头痛等不适要及时到医院进行检查。若不及时就诊可能出现反复性的阴道出血,甚至阴道大出血,导致出血性休克、死亡等。复诊时还需行妇科检查,检查子宫恢复情况,是否有阴道转移等,还需行 B 超、胸片等检查,必要时行 CT 检查。所以葡萄胎病人出院后一定要进行定期复查。

12 葡萄胎病人如何随访？

葡萄胎虽是良性疾病，但部分可以发展成妊娠滋养细胞肿瘤，所以葡萄胎病人出院后，必须定期随访，以便及早发现问题，积极干预治疗。随访应包括以下内容。

（1）定期进行 HCG 的测定，葡萄胎清宫手术后，开始每周一次 HCG 的测定，直到连续三次正常，然后每个月一次共 6 个月，此后再每 2 个月一次共 6 个月，自第一次阴性后如此测定共计一年。

（2）注意月经是否规律，有无异常阴道出血，有无咳嗽、咯血及其转移灶症状；进行妇科检查，B 超、胸片检查，必要时行 CT 检查等。

第二节　妊娠滋养细胞肿瘤

一、妊娠滋养细胞肿瘤的基础知识

13 何谓妊娠滋养细胞肿瘤？

妊娠滋养细胞肿瘤包括侵蚀性葡萄胎和绒癌。妊娠滋养细胞肿瘤 60％继发于葡萄胎妊娠，30％继发于流产，10％继发于足月妊娠或异位妊娠，其中侵蚀性葡萄胎全部继发于葡萄胎妊娠。绒癌可继发于葡萄胎妊娠，也可继发于非葡萄胎妊娠。

14 妊娠滋养细胞肿瘤病人有何症状？

1）原发灶表现：

（1）阴道出血：葡萄胎清除后阴道不规则出血，多数在葡萄胎清除后几个月开始出现阴道不规则出血。

（2）子宫可呈不均匀增大、质软：妇科检查子宫复旧延迟，葡萄胎排空后 4～6 周子宫未恢复正常大小。

（3）卵巢黄素化囊肿：在 HCG 的持续作用下，虽然葡萄胎已排空，但卵巢黄素化囊肿仍然持续存在。

（4）急性腹痛：出现于卵巢黄素化囊肿发生扭转或破裂。另外，当子宫病灶穿破浆膜层，也表现为急性腹痛及腹腔内出血症状。

(5) 假孕症状：因 HCG 及雌、孕激素的影响，表现出与妊娠反应相似的症状，如乳房增大，乳头及乳晕着色、生殖道质地变软等。

2) 转移灶的表现：侵蚀性葡萄胎以血行转移为主，最常见的是肺转移，其次为生殖道转移，最后为肝、脑转移。

(1) 肺转移：病灶明显时可有胸痛、咳嗽、咯血及呼吸困难。

(2) 阴道转移：转移灶常位于阴道前壁及穹窿，呈紫蓝色结节，破溃后发生不规则阴道出血，甚至大出血。

(3) 肝转移：可表现为右上腹部或肝区疼痛、黄疸等，若病灶穿破肝包膜可出现腹腔内出血，导致死亡。

(4) 脑转移：为最主要的死亡原因，预后差，脑转移典型症状有猝然跌倒、暂时性失语、失明继而头痛、偏瘫直至昏迷及脑疝形成。

15 哪些辅助检查能确诊妊娠滋养细胞肿瘤?

根据病史及临床表现，葡萄胎清除后半年内出现典型的临床表现或转移灶症状，结合辅助诊断方法，临床诊断可确立侵蚀性葡萄胎。常用的辅助检查如下。

(1) HCG 水平是其主要诊断依据。

(2) 超声检查：是诊断子宫原发病灶最常见的方法。

(3) 胸片：明确的肺转移可支持妊娠滋养细胞肿瘤诊断。

(4) CT 和磁共振检查：胸部 CT 对肺部、脑、肝等部位的转移灶有较高的诊断价值。磁共振主要用于脑、腹腔和盆腔病灶的诊断。

16 妊娠滋养细胞肿瘤病人突发大量阴道出血怎么办?

突发大量阴道出血时，首先考虑妊娠滋养细胞肿瘤阴道结节发生破溃所致。

(1) 会阴垫妥善保留，以便正确评估出血量。

(2) 病人取休克卧位，上肢抬高 15°，下肢抬高 20°，以增加回心血量，保证和增加脑血流量，利于下肢静脉的回流，促进休克的恢复。

(3) 保持呼吸道通畅，氧气吸入 3～4 L/min，以改善缺氧状态。给予心电监护，严密监测血压、体温、脉搏、呼吸、血氧饱和度、病人意识、面色及尿量。

(4) 建立静脉通道，及时补液以补充血容量，维持有效循环，同时注意保暖。

(5) 备血，做好输血准备。

17 妊娠滋养细胞肿瘤可以痊愈吗?

妊娠滋养细胞肿瘤是能用化疗完全治愈的实体肿瘤之一，因此规范的化疗辅以适当或必要的手术治疗方法，不但可以达到根治的目标，而且可以保留生育功能，但是耐药和复发仍是病人死亡的重要原因。

二、妊娠滋养细胞肿瘤病人的健康指导

18 什么是绒癌的完全恢复标准?

绒癌需要规范治疗，要达到根治，减少复发，治疗必须达到完全恢复标准，即临床无症状、肺内转移病灶完全消失、HCG 测定持续三次正常后，低危病人进行 1 个疗程的化疗，对于病变广泛者和 HCG 下降缓慢者可巩固 2～3 个疗程，才可停药观察，有时高危病人治疗后为预防复发，可继续巩固 3 个疗程。

三、妊娠滋养细胞肿瘤病人的出院指导

19 妊娠滋养细胞肿瘤病人出院后如何随访?

出院后必须严密进行随访，出院后 3 个月进行第一次随访，然后每 6 个月一次直至 3 年，此后改为每年一次直至 5 年，以后可每 2 年一次。随访内容同葡萄胎，随访期间严格避孕，一般化疗停止不少于 1 年方可妊娠。

(程璟　万盈璐)

第三十二章 化疗病人的护理

一、化疗的基础知识

1 何谓化疗?

化疗是化学药物治疗的简称,是利用化学药物阻止癌细胞的增殖、浸润、转移,直至最终杀灭癌细胞的一种治疗方式。它是一种全身性治疗手段,和手术、放疗并称为恶性肿瘤的三大治疗手段。

2 妇科恶性肿瘤常见化疗方式有哪些?

(1) 晚期或播散性肿瘤的全身化疗。

(2) 辅助化疗:是指局部治疗(手术或放疗)后,针对可能存在的微小转移病灶,防止其复发转移而进行的化疗。

(3) 新辅助化疗:针对临床上相对较为局限性的肿瘤,但手术切除或放疗有一定难度的,可在手术或放疗前先使用化疗手段。

(4) 特殊途径化疗:如腹腔化疗等。

3 新辅助化疗有哪些优点?

(1) 新辅助化疗在减轻多种恶性肿瘤伴随症状的同时,也减轻了病人的精神和心理上的不适反应。

(2) 新辅助化疗可降低临床病期、缩小原发病灶及转移的淋巴结,为无手术条件的病人提供手术的可能,提高根治性手术的切除率。同时,瘤体缩小可使手术范围相对缩小,有利于手术中最大限度地保留正常组织。

(3) 新辅助化疗能使肿瘤细胞活力降低,手术时不易播散入血,减少手术中转移、术后复发的发生,有利于病人术后恢复。

(4) 可及早预防远处转移的发生,有效地消灭微小转移灶,提高长期生存率。

(5) 新辅助化疗方案与术后化疗一样,但效果优于术后化疗,并未增加病人的医疗负担。

4 静脉化疗为何首选经外周静脉穿刺中心静脉置管(PICC)(图 32-1)?

静脉化疗是恶性肿瘤病人的主要治疗手段之一,长期静脉输注化疗药物,为肿瘤病人提供外周静脉营养成为首要任务。导管从外周静脉插入至上腔静脉,使药物、血制品、高浓度营养物质直接输注至上腔静脉,避免高渗或强刺激性的药物对外周静脉造成损害。PICC 导管适用于长期静脉输液的病人、化疗病人、胃肠外营养(TPN)病人、静脉输入刺激药物病人、早产儿等。化疗药物毒副反应大,病人血管弹性较差,易造成药物外渗,对静脉血管造成不可逆的损害,使病人饱受疾病与肉体的双重痛苦。使用 PICC 导管,可减少药物对血管的刺激,在保护外周血管的同时,大血管又可以快速稀释化疗药物送达全身,为病人提供了一条安全、长期、无痛的静脉通路(图32-2)。

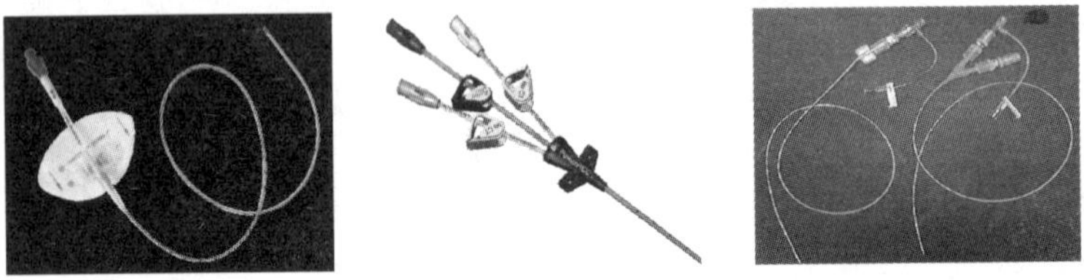

(a) (b) (c)

图 32-1 PICC 导管

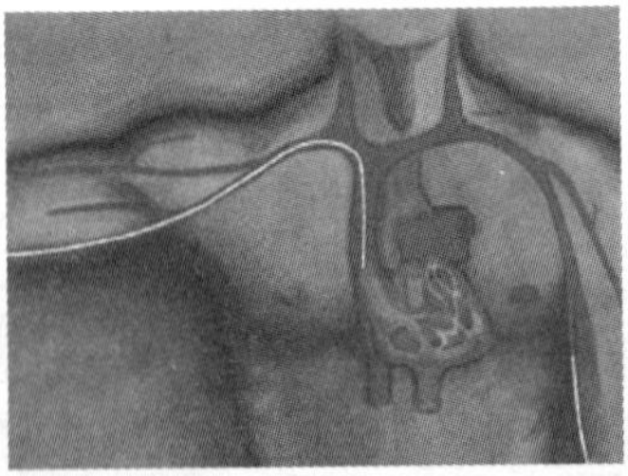

图 32-2 经外周静脉穿刺中心静脉置管示意图

5 何谓植入式静脉输液港？如何维护？

植入式静脉输液港又称植入式中央静脉导管系统(图 32-3)，是一种可完全植入皮下、长期留置在体内的静脉输液装置(图 32-4)。可进行输注药物、补液、营养支持、输血等治疗，同时也可以用于血样采集。通过使用无损伤针穿刺输液港即可建立输液通道，减少反复静脉穿刺的痛苦和难度。

输液港采用不易损伤的、具有自动愈合功能的硅胶穿刺隔膜，使注射座的穿刺次数可高达 2000 次，使用寿命一般可达 5 年。植入式静脉输液港一般治疗间歇期每 4 周冲管 1 次。

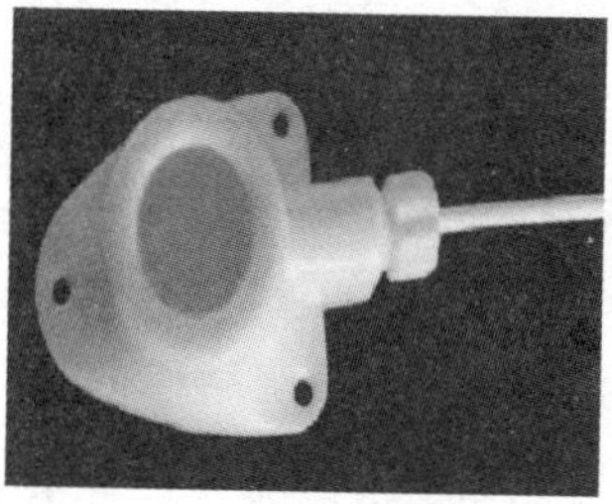

图 32-3 植入式静脉输液港

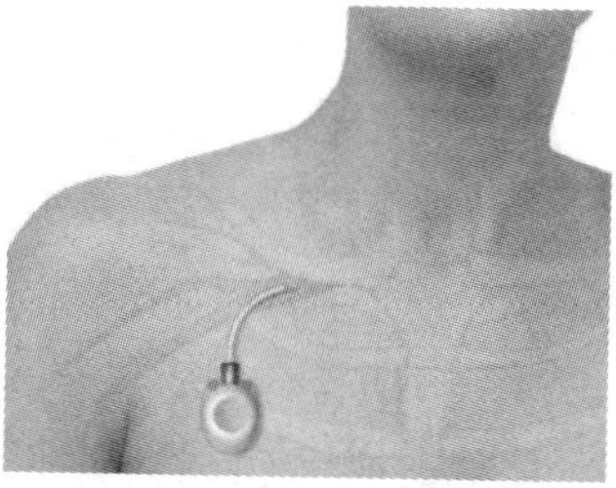

图 32-4 植入式静脉输液港在体表位置

二、化疗病人的健康指导

6 化疗前需做哪些准备？

首先是心理准备，很多病人知道自身疾病需要化疗的时候，其实心里或多或少是害怕的，但是为了疾病的痊愈，病人要根据自己的情况及医生的讲解，对化疗做到心中有数，了解一些化疗的常识，积极配合治疗。其次，要保证足够的睡眠，饮食应易消化，少吃煎炸油腻的食物，保证足够的蛋白质摄入，多吃蔬菜、水果，戒除烟酒。最后，化疗前需做血常规、肝肾功能、电解质、肿瘤标志物、心电图检查等，保证身体能够承受治疗，才可以开始化疗。

7 化疗的常见药物毒性反应有哪些？

(1) 抑制造血系统功能：主要表现为外周白细胞和血小板减

少,对红细胞影响较少。在停药后14天多可自然恢复,且具有一定的规律性。

(2) 消化系统的损害:常表现为恶心、呕吐,多在用药后2～3天开始。5～6天达到高峰,停药后好转。也有病人表现为腹泻或便秘,口腔溃疡最为明显,多在用药7～8天出现,停药后自然消失。

(3) 神经系统损害:长春新碱对神经系统的毒性作用,表现为指趾端麻木、复视等。

(4) 药物中毒性肝炎:主要表现为用药后血转氨酶值升高,偶见黄疸。

(5) 泌尿系统损害:环磷酰胺对膀胱有损害,顺铂、甲氨蝶呤对肾脏都有一定的毒性作用。

(6) 皮疹和脱发:皮疹最常见于应用甲氨蝶呤后,严重者引起剥脱性皮炎。脱发最常见于应用更生霉素的病人,1个疗程即可全脱,停药后均可生长。

8 化疗后为何要定期复查血常规?

骨髓造血细胞在化疗期间会出现抑制现象,表现为白细胞减少、血小板减少,严重时血色素也会降低,因此化疗期间定期复查血常规,以便及时了解病人的造血功能以及药物对骨髓抑制作用的情况,从而作为调整用药的依据。

9 骨髓抑制病人应如何自我护理?

骨髓抑制是多数化疗药物常见的毒副反应,可使周围血细胞数量减少,主要表现为白细胞和血小板降低。白细胞降低就是免疫系统功能的降低,病人存在感染的风险。预防感染是自我护理的主要目的。首先,当出现活动无耐力时,可多卧床休息。其次,保持房间空气流通,早晚各开窗通风1次,每次30 min。尽可能少去公共场所或人多的地方,必须外出时可戴口罩防止交叉感染。住院期间限制探视人员,同时进高蛋白、高热量、高维生素的食物,以增加自身抵抗力。注意保暖,避免感冒。血小板减少时,遵医嘱使用升白细胞和血小板的药物,必要时输新鲜血和血小板。

10 化疗为什么会引起病人脱发？如何解决脱发带来的尴尬？

正常人头皮约有 10 万根头发，其中 10%～15%处于静止状态，其他大部分都在活跃生长，因此多数抗癌药物可通过血液循环造成皮肤毛囊的损害，引起不同程度的脱发。毛发脱落是化疗常见的副作用之一。当它发生时，毛发变得很稀疏或全部脱落，常在病人接受治疗后才逐渐脱落。在化疗结束后，毛发通常可以重新长出，因此不必担心，脱发后可以选择合适的假发、漂亮的头巾或者戴帽子。

11 化疗药物外渗的原因和危害有哪些？

化疗药物外渗是指化疗药物在输注过程中，由于各种原因渗漏到皮下组织中，使注射部位出现疼痛、肿胀、红斑。化疗药物外渗的原因也会有很多，如抽血、长期输液、反复大剂量化疗等，对血管内膜有不同程度的损伤，使血管壁变薄，血管脆性增加、弹性下降，血管硬化，这样在输注化疗药物时，就很容易外渗。还有病人血小板减少或者老年病人由于生理性退化、皮肤松弛、静脉脆弱，也增加了外渗的可能。也有药物的原因，与药物本身的刺激性、渗透压、酸碱度、浓度及药物对细胞代谢的营养有关。药物在很短时间内大量或快速进入血管内，使血管通透性增加，导致药液外渗。还可能是静脉穿刺时针尖刺破对侧血管壁或针头斜面未能完全进入血管腔，药液经破口和针尖斜面漏到皮下组织，或推注化疗药物，拔针后按压时间太短，药液沿针眼外渗，从而引起一系列并发症。化疗药物外渗，轻度的出现局部组织大片红肿，沿血管出现条索状的红线，局部肿痛；重度的可出现局部皮肤苍白继而出现水疱，严重者出现紫黑色，如不及时处理皮下组织坏死，可形成溃疡，甚至累及深层组织（图 32-5）。

12 化疗暂停的标准是什么？

化疗在抑制和消灭肿瘤细胞的同时，也会对身体器官组织造成很大的损害。如果病人出现以下反应，应考虑暂停化疗。

（1）严重的消化道反应，腹泻每天超过 5 次。

（2）白细胞低于 $4.0\times10^9/L$，血小板低于 $60\times10^9/L$。

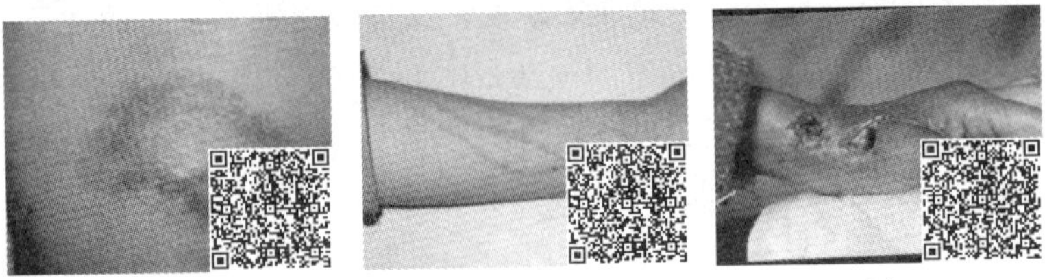

(a) (b) (c)

图 32-5 化疗药物外渗

（3）体温超过 38 ℃。

（4）出现肝功能和心肌损害、中毒性肾炎等。

13 化疗期间的饮食应注意什么？

（1）经常更换菜肴品种，注意菜肴的色香味调配，以增加病人的食欲。

（2）保证足够的蛋白质摄入，如瘦猪肉、牛肉或鸡鸭类，及蛋白质含量丰富的奶酪、鸡蛋等。

（3）多吃煮、炖、蒸等易消化的食物，少吃油腻食物。

（4）多吃维生素含量丰富的蔬菜和水果，如芦笋、蘑菇、西红柿、胡萝卜、香蕉、苹果、猕猴桃等。

（5）食欲不振、消化不良者，增加健脾开胃食品，如山楂、萝卜、陈皮等。

14 PICC 后应注意什么？

首次进行 PICC 穿刺术后，穿刺部位有少量渗血属正常现象，如果出血多应及时更换敷贴。同时，需要拍胸片，进行 PICC 导管的定位。穿刺术 24 h 内，要注意观察穿刺部位有无红肿、疼痛等症状，一旦发生应抬高病人肢体，进行局部热物理疗法和鼓励病人上肢轻微活动。第 2 天鼓励做握拳松拳活动：手握小球以手掌大鱼际略变白色的力道，30 次/分，5～10 分/组，3～4 组/天的频率做抓握动作，建立侧支循环，避免上肢肿胀。这种症状一般持续 2～3 天，病人不用过于紧张。要定时测量上臂臂围，警惕静脉血栓形成。

三、化疗病人的出院指导

15 PICC后可以洗澡吗？

PICC导管使用过程中可以采用淋浴的方式洗澡。洗澡前将导管穿刺点和导管接口处用防水的无菌敷料掩盖好，或者用保鲜膜包裹后再用干毛巾包裹，尽可能避免水侵入PICC的贴膜里。

16 安置PICC导管回家后应注意什么？

(1) 保持穿刺部位清洁干燥，不要擅自撕下贴膜，贴膜有卷曲、松动或潮湿，请及时到医院进行更换。

(2) 观察穿刺点周围有无发红、肿胀疼痛、皮温增高等不适，及时到医院检查并处理。

(3) 每7天对PICC导管维护1次。

(4) 出现贴膜过敏，可以使用纱布进行维护，使用纱布期间需每天更换，直至穿刺部位皮肤恢复正常。

(5) 因剧烈咳嗽等原因出现导管回血，应及时到医院进行冲管，并检查导管是否通畅。

(6) 病人及家属请勿自行维护导管，有任何问题请与医护人员联系。

17 什么情况需要拔出PICC导管？

当穿刺点持续性化脓性感染或者有明显的脉管炎，经处理无效，为避免引起更严重的感染，可考虑拔管。置管后，若上肢出现静脉血栓，应尽早拔管进行对症处理。另外，全部化疗结束或者导管留置已到有效期(1年)，也可以拔管。

18 化疗病人需要复查吗？

化疗病人必须根据医嘱定期复查，一旦发现异常及时进行处理。

(万丞　万盈璐)

第三十三章
生殖内分泌疾病

一、生殖内分泌疾病的基础知识

1 何谓功能失调性子宫出血?

功能失调性子宫出血简称功血,是由于生殖内分泌轴功能紊乱造成的异常子宫出血,分为无排卵性和有排卵性两大类。

(1) 无排卵性功血好发于青春期和绝经期,也可以发生于生育年龄。青春期下丘脑-垂体-卵巢轴激素间的反馈调节尚未成熟,导致不能排卵;绝经过渡期卵巢功能不断衰退,卵巢发育受阻导致无法排卵;生育年龄的妇女由于应激等因素干扰也可发生无排卵。

(2) 排卵性功血常与黄体功能不足、子宫内膜不规则脱落有关,常表现为月经过多或月经周期间出血。

2 功血的治疗方法有哪些?

青春期及生育年龄无排卵性功血以止血、调整月经周期、促排卵为主;绝经过渡期功血以止血、调整月经周期、减少经量、防止子宫内膜病变为治疗原则。

(1) 止血:需根据出血量选择合适的制剂和方法。包括:①性激素止血。②刮宫术。③辅助治疗:纠正贫血、抗感染治疗等。

(2) 调整月经周期:应用性激素止血后,必须调整月经周期。

(3) 手术治疗:对于药物治疗效果不佳或不宜用药、无生育要求的病人,尤其是不宜随访的年龄较大者,应考虑手术治疗。包括宫腔镜下子宫内膜切除和子宫切除术。

3 功血药物治疗需注意什么?

(1) 按时按量正确服用性激素,保持药物在血液中的稳定水平,不得随意停服和漏服。

（2）药物减量必须按医嘱规定在血止后才能开始，每3天减量1次，每次减量不得超过原剂量的1/3，直至维持量。特殊情况遵医嘱服用。

（3）维持量服用时间，通常按停药后发生撤退性出血的时间与上一次行经时间相应考虑。

（4）治疗期间若出现不规则阴道出血应及时就诊。

4 功血药物治疗的副作用有哪些？

（1）雌激素剂量过大引起乳房胀、白带多、头痛、水肿、色素沉着等。

（2）孕激素可致抑郁、易怒、乳房痛、水肿。

（3）长期单用雌激素使患子宫内膜癌的风险增加。

（4）长期激素补充治疗会增加卵巢癌的发病概率。

5 绝经综合征有哪些症状？

（1）月经周期不规则、经期持续时间长及经量增多或减少。

（2）反复出现短暂的面部和颈部及胸部皮肤阵阵发红，伴有燥热，继之出汗。持续时间短，每天可发生数次或更多，严重时会影响工作、生活和睡眠。

（3）心悸、眩晕、头痛、失眠、耳鸣等。

（4）注意力不易集中，情绪波动大，易怒，焦虑不安，情绪低落，记忆力减退等。

（5）阴道干燥、性交困难及反复阴道感染，排尿困难、尿痛、尿急等反复发生的尿路感染。

6 何谓多囊卵巢综合征？

多囊卵巢综合征（PCOS）是一种最常见的妇科内分泌疾病之一。临床上以高雄激素表现、持续无排卵、卵巢多囊改变为特征，常伴有胰岛素抵抗和肥胖。主要临床表现：①月经失调表现为月经稀发或闭经；②不孕；③多毛、痤疮；④肥胖；⑤黑棘皮症，呈对称性，皮肤增厚，质地柔软。

7 多囊卵巢综合征的治疗方法包括哪些？

（1）改善生活方式：对于肥胖的多囊卵巢综合征（PCOS）病人

合理控制饮食，加强运动以降低体重，从而恢复排卵及生育功能。

（2）药物治疗：①调节月经周期；②降低雄激素水平；③改善胰岛素抵抗；④诱发排卵。

（3）手术治疗：①腹腔镜下卵巢打孔术：可获得90%排卵率和70%妊娠率。②卵巢楔形切除术：降低雄激素的水平。

二、生殖内分泌疾病健康指导

8 功血导致的贫血该如何注意饮食？

功血导致贫血时，在饮食上应注意加强营养，改善全身情况，可补充铁剂、维生素C和蛋白质。推荐多食用含铁较丰富、易消化的食物如动物内脏、蛋黄、胡萝卜、肉类、红枣、红豆等。

9 痛经时该怎么办？

月经时的轻度不适是生理反应，应调节好心态，消除紧张和顾虑，疼痛可以得到缓解。足够的休息和睡眠、规律而适度的锻炼、热敷下腹部、戒烟等均对缓解疼痛有一定的帮助，对于后倾子宫的病人，可采取俯卧位以纠正子宫过度后倾，使经血利于排出，以减轻经血潴留所致的疼痛。若疼痛不能忍受时可以辅助药物治疗。

10 绝经后再次阴道出血是怎么回事？

引起绝经后阴道出血的原因有很多，如生殖系统的炎症、子宫肌瘤、服用激素类药物、节育环嵌顿、妇科恶性肿瘤等。然而，超过90%的子宫内膜癌病人都会出现绝经后子宫出血，它是恶性肿瘤的重要信号。所以，若出现绝经后阴道出血，要提高警惕，及时到医院查明原因。

11 多囊卵巢综合征与不孕症之间有什么关系？

由于PCOS病人排卵功能障碍，使其生育能力明显降低。雄激素增多和高胰岛素血症可能导致卵细胞早熟，排卵时已老化。生长因子的旁分泌失调可能破坏卵泡内环境，影响卵子质量。

是否PCOS病人就无法怀孕呢？其实不然。PCOS病人不易怀孕的最直接原因在于卵泡发育不良。而PCOS病人卵泡发育停滞是功能性的，增加垂体激素卵泡刺激素（FSH）水平即可纠正。除此之外，在改善内环境紊乱的基础上行促排卵治疗，做好卵泡发育和子宫内膜监测工作，排卵后做好黄体支持可增加受孕概率。

三、生殖内分泌疾病出院指导

12 功血病人手术治疗术后如何复查？复查内容包括哪些？

功血手术治疗包括诊刮术和子宫切除术。子宫切除术后 3 个月复查伤口愈合情况。诊刮术后每个月经周期都需要进行复查，以便及时调整治疗方案。其复查的内容如下。

(1) 血常规：通过血常规检查可以及时发现病人的贫血程度，若继发感染，则白细胞、中性粒细胞会升高。

(2) 肝肾功能：通过检查肝肾功能及时调整药物的种类及剂量。

(3) 基础体温测定：监测基础体温，方法简单易行，在观察治疗效果的同时还能为是否排卵提供参考依据。

(4) B 超：了解有无引起子宫出血的其他因素，如子宫肌瘤、子宫内膜息肉等。同时可以确定子宫内膜的厚度，为治疗方案及监测疗效提供依据。

13 清宫术出院回家后突然出现阴道出血是正常的吗？

清宫术后会有阴道出血现象，会持续 7～10 天，若 14 天后还未停止应立即到医院就诊，14 天内的阴道出血若少于平时月经量属于正常现象，若阴道出血大于平时月经量或减少后又突然增多，需立刻到医院就诊。

（洪菲　曾娅）

第三十四章 卵巢过度刺激综合征

一、卵巢过度刺激综合征基础知识

1 何谓卵巢过度刺激综合征?

卵巢过度刺激综合征简称OHSS,指诱导排卵药物刺激卵巢后,导致多个卵泡发育、雌激素水平过高及颗粒细胞的黄素化,引起全身血流动力学改变的病理情况,是机体对促排卵药物产生的过度反应,导致双侧卵巢增大(图34-1)、卵巢内多个卵泡发育、毛细血管通透性异常、异常体液和蛋白外渗进入人体第三间隙为特征的一系列临床症状的并发症。主要临床表现为卵巢囊性增大、毛细血管通透性增加、体液积聚于组织间隙,引起腹水、胸水,伴局部或全身水肿。

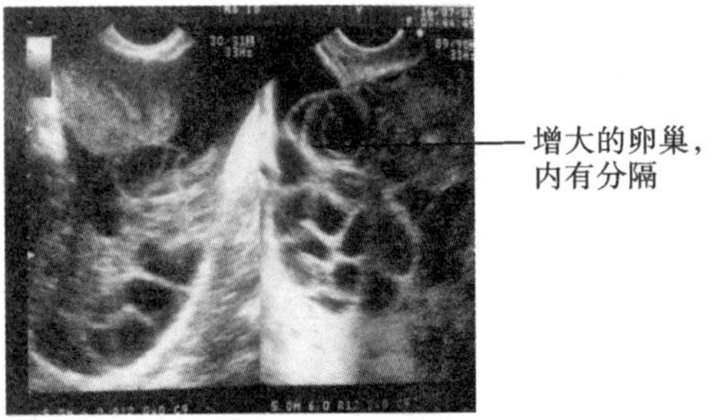

图34-1 B超下增大的双侧卵巢

2 有哪些高危因素易导致卵巢过度刺激综合征?

OHSS是辅助生殖技术治疗中最主要的并发症之一,但并非所有进行促排卵治疗的病人都会患OHSS,发生率约为20%,有1%～4%的病人发展为重症,与所选用超促排卵药物的种类、剂量、治疗方案、疗程长短及病人的内分泌状况有关。高危因素如下。

(1) 年纪轻、体重轻的病人，一般年龄<35岁，身体较瘦弱。

(2) 卵巢细胞对促性腺激素敏感性增加。

(3) 体内高雌二醇(E_2)水平者。

(4) 对促排卵药高度敏感病人。

(5) 既往有OHSS病史者。

3 卵巢过度刺激综合征如何分级?

根据病人的实验室检查结果和临床症状的轻重，一般分为轻、中、重度，每个程度又分为2个级别。

(1) 轻度，Ⅰ级：病人无临床症状及体征，仅根据实验室检查结果。尿雌激素>150 μg/24 h，尿孕二醇>10 mg/24 h。Ⅱ级：除Ⅰ级的激素水平变化外，还伴有卵巢增大，卵巢直径≤5 cm。轻度的症状一般在排卵后3～7天出现，而通常在月经结束后缓解。

(2) 中度，Ⅲ级：除Ⅱ级的表现外，病人还有饱腹感，恶心等感觉。Ⅳ级：除Ⅲ级的表现外，病人有呕吐、腹泻等消化道症状。中度者卵巢直径为5～12 cm，病人体重增加。若病人未妊娠，其症状会随月经的来潮而缓解，但卵巢囊肿需2～4周才可消退。

(3) 重度，Ⅴ级：除Ⅳ级的表现外，病人出现胸水、腹水。Ⅵ级：除Ⅴ级的表现外，还有血液动力学的改变，病人血液浓缩，血液黏度增加及凝血功能异常，严重者甚至并发血栓。重度者卵巢直径>12 cm。

二、卵巢过度刺激综合征病人的健康指导

4 为什么要定期检查肝肾功能?

随着OHSS的病程发展，毛细血管通透性增加，体液大量流至第三间隙，血液浓缩导致肾脏的灌注量减少，继而造成肝肾功能的损害，所以要定期监测肝肾功能的水平，并及时进行干预。肝肾功能血标本宜在清晨空腹时抽取，并于前一晚22:00后禁食。

5 为什么会出现腹胀、腹痛及胸闷症状呢?

由于多个卵泡同时生长，雌激素水平过高，分泌大量的细胞因

子，使毛细血管通透性增加，如同筛网的筛孔变大，会导致水分从血管内向外渗出，漏到腹腔，进而形成腹水，病人就会感到腹胀、腹痛，严重者出现胸水，胸水使膈肌上抬，影响呼吸，严重者甚至不能平躺，需半卧位吸氧（图 34-2）。

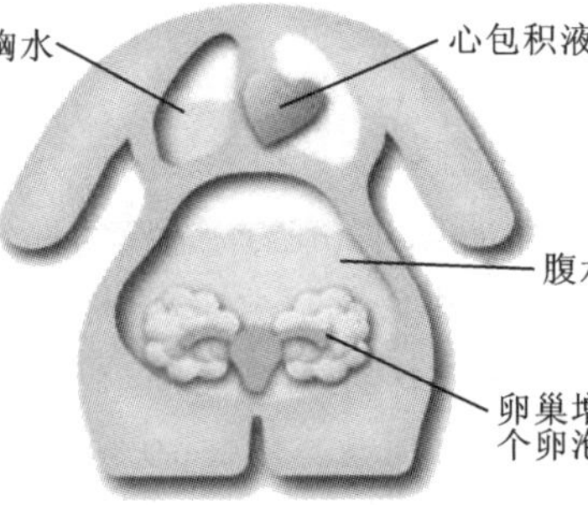

图 34-2　卵巢过度刺激综合征胸水、腹水

6 会阴水肿怎么办?

由于毛细血管的通透性增加伴有低蛋白血症，体液大量外渗至第三腔隙，全身各部位出现不同程度的水肿，包括会阴部。可用50%的硫酸镁溶液浸湿无菌纱布，将纱布敷于会阴处，促进水肿消散。每天清洗外阴，注意应用温水冲洗然后用柔软的毛巾轻拍吸水，不要擦拭，以防摩擦造成水肿部位的黏膜损伤，保持局部清洁，预防感染。如果会阴部水肿较重，应卧床休息，避免频繁走动或者长时间地保持坐位，以免加重对水肿部位的压力和摩擦造成会阴部皮肤的损伤，可在床上多活动，利用被褥抬高会阴部，以促进会阴部水肿的消退。

7 "肚子越来越大"怎么办?

随着体内腹水的逐渐增长，会造成肚子看起来像妊娠几个月的状态，在自觉腹胀、腹痛或者呼吸困难等症状明显时，医生会在B超的定位下经腹腔穿刺行放腹水治疗。医护人员会密切观察生命体征的变化。因取卵时曾有少量血液积聚在盆腔，引流出的腹水可能为淡红色的血性液体，一般每次放腹水 2000～3000 mL，放腹水后，会明显地感觉到腹部轻松，胸闷、呼吸困难的症状也会缓解。

放完腹水后，在穿刺点会覆盖无菌纱布，注意保持局部的清洁干燥，以防穿刺点的感染。引流出大量的腹水后，食欲会有改善，为避免血容量代偿性减少，请及时补充高蛋白的饮食，如奶制品、肉类、蛋类、鱼虾等动物蛋白，还有豆制品、芝麻、瓜子、核桃、杏仁、松子等干果类的植物蛋白，以增加蛋白质的摄入，补充丢失的蛋白质。

8 为什么会得下肢静脉血栓？该如何预防？

OHSS导致血管通透性增加，血液中水分进入体腔，血容量减少、血液浓缩，使机体处于高凝状态，由于腹胀、腹痛或者肢体的水肿等原因，卧床休息较多，活动量减少，造成了血栓风险大大地增加，以下肢静脉血栓多见。卧床期间，可用枕头或棉被将双腿抬高并热敷双腿，也可指导病人进行踝泵运动(图 34-3)：先勾脚末端保持 5 s，换到绷脚末端保持 5 s，再换到踝绕环动作，绕环完成后再换到勾脚动作，依次循环，促进下肢血液循环。同时在身体状况允许的情况下适当增加饮水量，稀释血液，保持适量的活动。

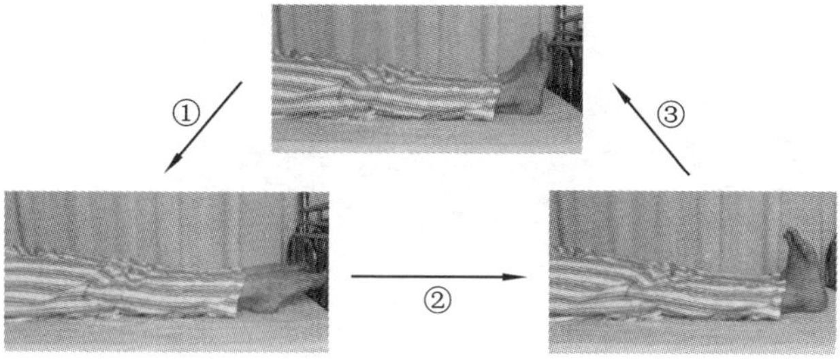

图 34-3 踝泵运动

9 突然腹痛需警惕什么？

由于腹水的存在使增大的卵巢在体内呈游离状态，如果在外界的刺激下，如突然变化体位容易并发卵巢蒂扭转，造成卵巢缺血。卵巢异常增大者，突然腹压增加的举动，还会造成卵巢破裂，均可表现腹部难忍的剧痛感，卵巢破裂出血甚至威胁生命。所以当自觉腹痛较突然或疼痛程度较重时，一定保持警惕，及时告知医护人员。

10 卵巢过度刺激综合征病人食欲不佳如何指导？

由于OHSS病人蛋白质丢失增多，饮食上应以高蛋白食物如牛肉、虾、牛奶等为主。对腹胀明显、食欲减退的病人，鼓励少吃多餐，进食易消化食物，多吃新鲜蔬菜、水果等。同时也可根据个人的口味喜好，变换食物的品种，确保能从食物中摄取足够的营养。水肿病人可多食西瓜、冬瓜等，具有较好的利尿作用，促使排出较多的尿液。在使用利尿剂时，需增加含钾丰富的食物如橘子、香蕉等。

11 为什么每天都要测量腹围、体重和尿量？

需要每天做好体重测量及 24 h 出入量平衡的观察，因为这几个指标直接反映着当前病情的严重程度和进展，是经济简便的有效方式。为保证测量结果的准确性，避免衣物、进食、体位对结果的影响，建议每天清晨空腹、排完大小便后，穿同样的衣物测量。同时测量腹围，病人平躺或站立，用软皮尺，以肚脐为准，水平绕一周，记录测量的数值(图 34-4)。同时需要使用有刻度的杯子喝水，每次小便用容器盛装后用量杯测量，同时注意“隐形出量”的记录和统计，如出汗等，准确记录 24 h 出入量并汇报医生。

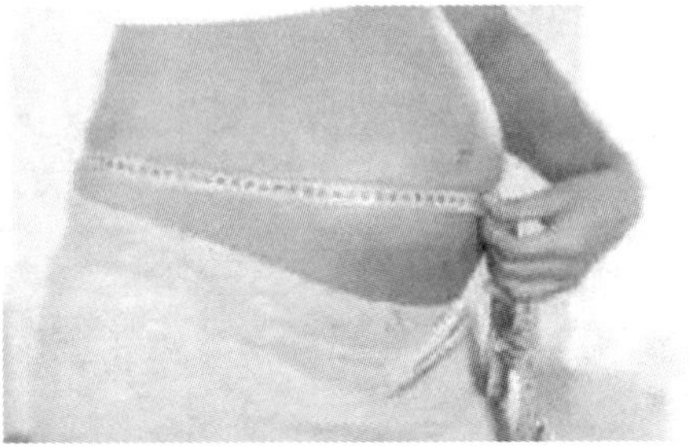

图 34-4 测量腹围的方法

三、卵巢过度刺激综合征病人的出院指导

12 卵巢过度刺激综合征的出院宣教有哪些？

(1) 加强营养，增强机体抵抗力，避免进食过咸的食物。

(2) 注意劳逸结合，合理安排锻炼，避免剧烈运动。

(3) 如果确诊妊娠成功，注意调适心情，不可过分激动或兴奋。在怀孕期间禁止性生活，遵医嘱使用保胎药，定时产检，如有腹痛或阴道出血情况应随时到医院检查，必要时住院进行保胎治疗。

13 再次进行辅助生殖技术还会患卵巢过度刺激综合征吗?

若患过 OHSS,再次进入周期性治疗时,仍会有患病的风险,并且再次患病的概率会高于未患过 OHSS 的病人。医生会调整药物剂量或方案,以尽量减少风险。

14 卵巢过度刺激综合征病人还可以怀孕吗?

如果本次周期未进行胚胎移植,或者移植后并未妊娠成功,请不要沮丧、失望,大多数病人怀孕过程往往比较曲折,需要保持平缓的心态,以积极、乐观的态度配合检查和治疗,大多数病人都是能怀孕的。

15 卵巢过度刺激综合征的治疗会影响宝宝吗?

对于 OHSS 合并妊娠的治疗医生是很谨慎的,所采用的药物和治疗方案对怀孕都是比较安全的。不过也有研究提示重度 OHSS 者和流产、早产可能存在相关性。

(王培红　丁颖)

第三十五章
计划生育

第一节　避　　孕

一、避孕的基础知识

1 什么是宫内节育器？宫内节育器的避孕原理是什么？

宫内节育器（IUD）是一种安全、有效、简便、经济、可逆的避孕工具，为我国育龄妇女的主要避孕措施，分为惰性宫内节育器和活性宫内节育器。惰性宫内节育器（第一代IUD）由惰性材料如金属、硅胶、塑料等制成。国内主要为不锈钢圆环，因其带器妊娠率和脱落率高，现已淘汰。活性宫内节育器（第二代IUD）含有活性物质如金属铜、孕激素、药物（吲哚美辛、抗纤溶药等）及磁性物质等，可以提高避孕效果并减少不良反应（图35-1）。

宫内节育器的避孕机制主要是局部组织对异物的组织反应而影响受精卵着床。

2 避孕药的种类及禁忌证有哪些？

1）避孕药的种类：

（1）口服避孕药：复方短效口服避孕药、复方长效口服避孕药。

（2）长效避孕针：适合于对口服避孕药有明显胃肠道反应者。

（3）探亲避孕药：适合于短期探亲夫妇。探亲避孕药的剂量大，现在已经很少使用。

（4）缓释避孕药：目前常用的有皮下埋植剂、阴道药环、避孕药贴及含药的宫内节育器。

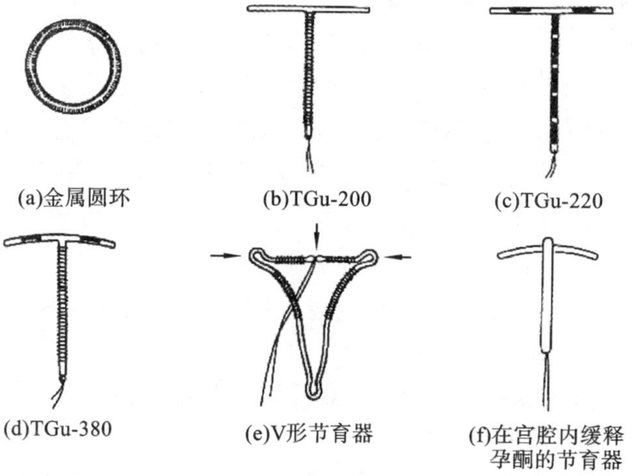

图 35-1　第一代(a)及第二代(b～f)宫内节育器

2）禁忌证：

(1) 严重心血管疾病、血栓性疾病病人不宜应用，因雌激素有促凝功能，会增加心肌梗死及静脉栓塞发生率。

(2) 急、慢性肝炎或肾炎病人。

(3) 恶性肿瘤、癌前病变病人。

(4) 内分泌疾病：如糖尿病、甲状腺功能亢进症等病人。

(5) 哺乳期妇女不宜使用复方口服避孕药，因雌激素可以抑制乳汁分泌。

(6) 年龄＞35 岁的吸烟妇女服用避孕药，可增加心血管疾病发生率，不宜长期服用。

(7) 精神病病人。

(8) 有严重偏头疼、反复发作者。

3 避孕药的副作用及处理方式有哪些?

(1) 类早孕反应：在服药初期约有 10％的妇女出现食欲缺乏、恶心、呕吐、乏力、头晕等类似妊娠早期的反应，一般不需特殊处理。症状严重需要考虑更换制剂或停药改用其他措施。

(2) 不规则阴道出血：部分病人在服药期间可出现阴道出血，多数发生在漏服避孕药后。轻者点滴出血，不用处理，出血偏多者，可及时到医院就诊，调整药物。

（3）闭经：1%～2%的妇女发生闭经，可停药观察。

（4）体重及皮肤变化：个别妇女服用避孕药后食欲亢进，体内合成代谢增加，体重增加；极少数妇女面部出现淡褐色色素沉着。还有些妇女服药后出现头晕、复视、乳房胀痛等，可对症处理，必要时停药做进一步检查。

4 常用外用避孕有哪些方法？

（1）阴茎套：也称避孕套，为男性避孕工具，作为屏障阻止精子进入阴道而达到避孕目的。

（2）阴道套：也称女用避孕套（图 35-2），既能避孕，又能防止性传播疾病。目前我国尚无供应。

（3）外用杀精剂：通过阴道给药杀精或改变精子的功能起到避孕作用。目前临床常用有避孕栓剂、片剂、凝胶剂及避孕薄膜等。

（4）安全期避孕：又称自然避孕，是根据推测排卵日期，判断周期中的易受孕期并禁欲而达到避孕目的。多数育龄妇女月经周期正常，为 28～30 天，排卵多在下次月经前 14 天左右，成熟卵子排出后可以存活 24～48 h，受精能力最强的时间是在排卵后 24 h 内；精子在女性生殖道中可以存活 2～3 天；因此，排卵前后 4～5 天内为易受孕期，其余时间不宜受孕为安全期。

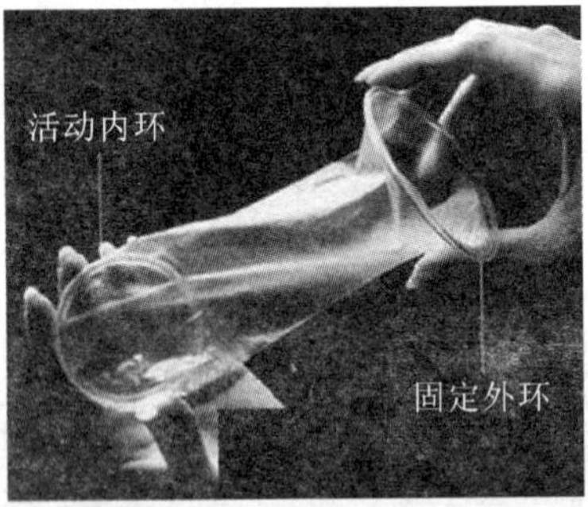

图 35-2　女用避孕套

二、避孕的健康指导

5 为什么安全期避孕失败率高?

多数妇女月经周期为28～30天，预期在下次月经前14天排卵，排卵日及其前后4～5天以外时间为安全期。由于妇女排卵过程可受生活、情绪、性生活、健康状况或外界环境等因素影响而推迟或提前，还可能发生额外排卵。因此，安全期避孕法并不十分可靠，失败率达20%。

6 未婚女性采取什么避孕方法最好?

未婚女性首选避孕套避孕，既可以防止性病的传播，也可以避免因为避孕失败采取人工流产对女性身心造成的伤害。目前的避孕方式主要有避孕套、避孕药、体外排精和安全期避孕。体外排精及安全期避孕都容易导致避孕失败，不宜推广。

7 新婚夫妇宜采取什么避孕方法?

新婚期选择避孕措施的原则应是简单、容易掌握、对内分泌及生育功能没有影响的避孕方法。复方短效口服避孕药使用方便，避孕效果好，不影响性生活，列为首选。男用阴茎套也是较为理想的避孕方法，还可以选用外用避孕栓、薄膜等。由于尚未生育，一般不选用宫内节育器。

8 两地分居的夫妇该如何避孕?

两地分居的夫妇在探亲时间不能根据月经周期安排避孕，可选择的避孕方法如下。

(1) 探亲避孕药：炔诺酮探亲片、53号探亲片等，这类药服用方便，不受月经周期的影响，随便哪一天都可以开始用，不干扰性生活，只要按规定服用即可，效果好。

(2) 避孕套、避孕栓、避孕药膜或药片。

(3) 如果探亲时间超过半个月，并且事先安排好探亲时间，可于当月的月经来潮的第5天起服用短效口服避孕药。

9 更年期女性采取什么方法避孕?

更年期妇女的生理特点：更年期容易患病，如动脉硬化、心脏病、高血压、高血脂、糖尿病等;月经紊乱,排卵没有规律,但仍可能怀孕;雌激素水平低,阴道干燥。

更年期避孕可采用如下方法。

(1) 男用避孕套:如果阴道干燥,可在避孕套上涂避孕药膏,既加强避孕效果又能润滑阴道。

(2) 避孕栓:在体温条件下可以溶化,更年期使用可以避孕又能润滑阴道。

(3) 宫内节育器:更年期不要使用宫内节育器避孕,因放置后早期出血可能掩盖子宫疾病使其未能及时发现。使用中的宫内节育器,待绝经半年到一年时取出最好。

10 有什么方法能永久避孕呢?

永久性的节育措施包括输卵管结扎术和男性输精管结扎术。

11 人工流产后或中期引产后如何避孕?

人工流产后或中期引产后虽然月经未复潮,但有可能在月经复潮前已排卵,因此不能无防护同房,可选择如下避孕措施。

(1) 人流术后立即放入宫内节育器:若是怀孕时间在 7 周之内,人流术后子宫收缩比较好,就能够在手术后直接放入宫内节育器,这样能够减少再次放环手术的痛苦。放置宫内节育器尤其适用于已有孩子的女性。但对避孕环多次脱落和曾经带环受孕的女性,应改用其他避孕办法。未生育过的女性,如果计划几年后再怀孕,也可以选择宫内节育器。

(2) 使用避孕套:避孕套的避孕效果达 90%以上,对身体没有副作用,还可以预防性传播疾病。尤其适用于未生育的女性和哺乳期的女性,对不宜上环或不宜吃避孕药的女性也可以选择使用避孕套避孕。

(3) 其他避孕方法:已经有两个孩子不想再生育的可选择做输卵管结扎手术。

12 刚生完孩子正在哺乳,如何避孕?

产后夫妇的性生活会因为产后生理、心理的变化和角色的改变而受影响。产褥期恶露尚未干净时,不宜过性生活,因为此时子宫创面未完全修复，以免引起感染。应在产后 6 周检查完毕，生殖器官已复原的情况下，恢复性生活。

产后排卵可在月经未复潮前先恢复，故应采取避孕措施，可以选用男性用避孕套和女用宫内节育器避孕。哺乳期女性不宜选用口服避孕药，避孕药可使乳汁分泌减少，并降低乳汁的质量，还会通过乳汁影响婴儿，对乳儿产生不良影响。一般正常分娩者产后 3 个月，剖宫产术后 6 个月可以放置宫内节育器，哺乳期放置宫内节育器，操作要轻柔，防止子宫损伤。阴茎套是哺乳期选用的最佳避孕方式。

13 女孩被性侵后如何避孕?

女孩被性侵报警后，待警方提取双方体液后可采取以下 3 种方法进行紧急避孕。

(1) 复方左炔诺孕酮片：在无防护的性交后 72 h 内服用 4 片，12 h再服 4 片。

(2) 左炔诺孕酮片：在无防护的性交后 72 h 内服用 1 片，12 h 再服 1 片。

(3) 米非司酮：在无防护的性交后 120 h 内服 1 片即可。

14 宫内节育器何时放置最合适?

(1) 月经干净后 3～7 天无性交。

(2) 人工流产后立即放入。

(3) 产后 42 天恶露已净，会阴伤口愈合，子宫恢复正常。

(4) 剖宫产后半年放置。

(5) 含孕激素宫内节育器在月经第 3 天放置。

(6) 自然流产于月经恢复后放置，药物流产 2 次正常月经后放置。

(7) 哺乳期放置应先排除早孕。

(8) 性交后 5 天内放置为紧急避孕方法之一。

15 放置宫内节育器有哪些副作用? 该如何进行护理?

(1) 不规则阴道出血：表现为月经量增多、经期延长或周期中点滴出血，一般无须处理，3～6 个月后逐渐恢复正常。出血严重且用药无改善者，必要时取出宫内节育器。

（2）腹胀及腰酸：宫内节育器形态大小与子宫不符，会引起子宫过度收缩，从而导致病人有下腹坠胀感伴有腰酸。告知病人轻度腰酸腹胀属于正常现象，无须处理。

第二节　输卵管绝育术

一、输卵管绝育术的基础知识

16 何谓输卵管绝育术？

输卵管绝育术是通过切断、结扎、电凝、钳夹、环套输卵管或用药粘堵、栓堵输卵管管腔，以阻止精子和卵子相遇而达到绝育目的。目前常规开展的输卵管结扎术，是一种安全、永久性节育措施，不影响受术者生理功能。若受术者要求生育时，可行输卵管吻合术，可逆性高。

17 什么情况下可以行输卵管绝育术？

（1）夫妇双方不愿再生育、自愿接受女性绝育手术且无禁忌证者。

（2）患有严重心脏病、肝脏病等全身性疾病不宜生育者。

（3）患有遗传性疾病不宜生育者。

二、输卵管绝育术的术前健康指导

18 输卵管绝育术的时间如何选择？

非妊娠期妇女在月经干净后 3～4 天，人工流产或分娩后宜在 48 h 内实施手术，哺乳期或闭经妇女应排除早孕后行绝育术。

三、输卵管绝育术的术后健康指导

19 输卵管绝育术术后多久可以下床活动？

经腹输卵管绝育术若为局部浸润麻醉，不需要禁食，及早下床活动。经腹腔镜输卵管结扎术后静卧 6 h 后可下床活动，并可进半流质饮食，待排气后可鼓励其进普通饮食。

20 输卵管绝育术后多久可以同房?

输卵管绝育术后2周内禁止性交。若为流产或者产后行绝育术,即流产后1个月后或月经干净后、产后42天或产后复查正常后可同房。

21 输卵管绝育术后想再生育小孩怎么办?

有些妇女在做了绝育手术后,遇到婚姻变化或孩子意外事故或被疾病夺去生命,需要恢复生育能力,可以做输卵管复通手术,即输卵管吻合术。

第三节 终止妊娠

一、终止妊娠的基础知识

22 何谓人工流产?

人工流产是指因意外妊娠、疾病等原因而采用人工方法终止妊娠,是避孕失败的补救方法。终止早期妊娠的人工流产方式包括手术流产和药物流产。

23 人工流产术的最佳时间是什么时候?

在妊娠50天之内可采用药物流产;妊娠10周以内可行吸宫术;妊娠10～14周者采用钳刮术;中期妊娠者采用水囊引产或利凡诺引产。

24 何谓药物流产?药物流产的最佳时间是什么时候?

药物流产又称药流,是用药物终止妊娠的一种方法,用于终止妊娠的药物一般是米非司酮片和米索前列醇配合使用。年龄＜40岁的健康妇女,血或尿HCG阳性,B超确诊为宫内妊娠者可以进行药物流产。在本人自愿的前提下,药物流产的最佳时间为妊娠50天以内。另外,需注意的是计算怀孕的时间是从末次月经第一天开始算起。

25 中期终止妊娠有哪些方式?

在妊娠中期,孕妇因患有严重疾病不宜继续妊娠或阻止先天性畸形儿出生需要终止妊娠者,可以采取依沙吖啶(利凡诺)引产和水囊引产。

26 何谓依沙吖啶(利凡诺)引产？有几种方式？

依沙吖啶是一种强力杀菌剂，将其注入羊膜腔内或羊膜腔外宫腔内，可使胎盘组织变性坏死，增加前列腺素的合成，促进宫颈软化、扩张，引起子宫收缩。依沙吖啶损害胎儿主要生命器官，使胎儿中毒死亡。临床常用依沙吖啶羊膜腔内注入法，引产成功率达90%～100%，分为羊膜腔内注入法(图 35-3)和羊膜腔外宫腔内注入法(图 35-4)。

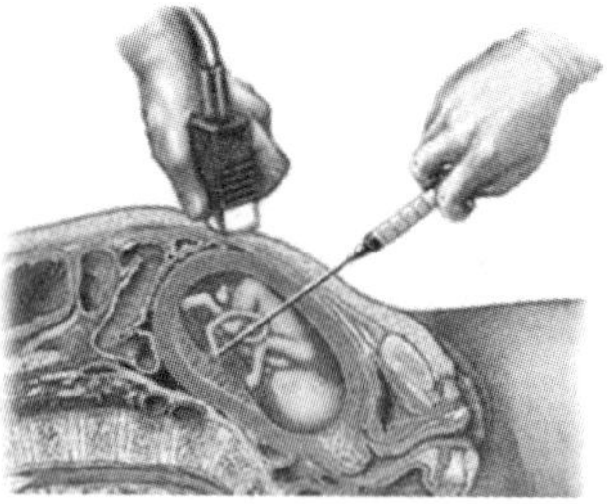

图 35-3　羊膜腔内注入法

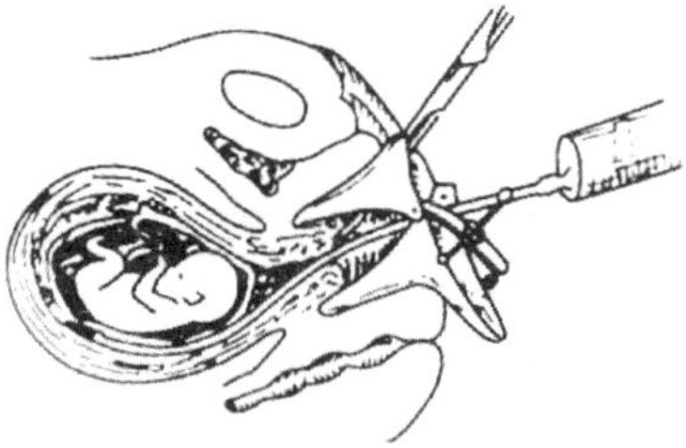

图 35-4　羊膜腔外宫腔内注入法

27 何谓水囊引产？

水囊引产是将消毒水囊放置在子宫壁和胎膜之间，囊内注入一定量 0.9%氯化钠溶液，以增加宫腔压力和机械性刺激宫颈管，诱发子宫收缩，促使胎儿和胎盘排出(图 35-5、图 35-6)。

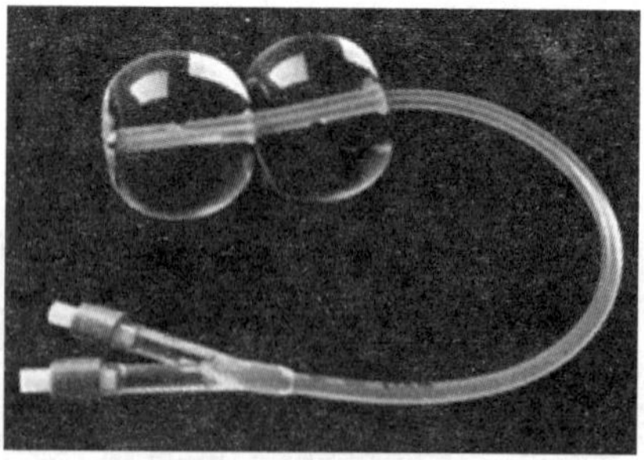

图 35-5　水囊

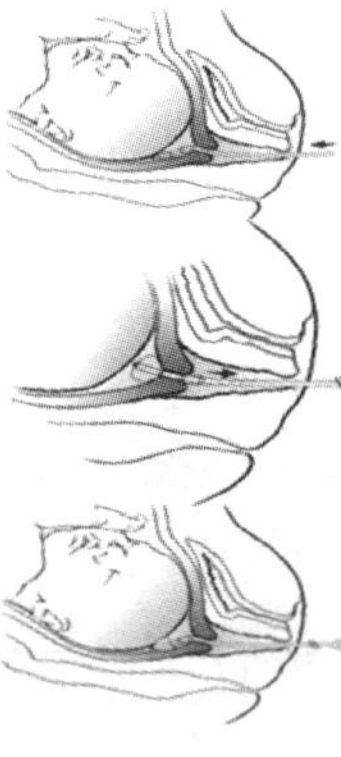

图 35-6　水囊引产

二、终止妊娠的术前健康指导

28 何谓人工流产综合征？发生后该怎么办？

人工流产综合征是指在人流手术术中或手术即将结束时，部分受术者出现心动过缓、心律不齐、血压下降、面色苍白、胸闷、大汗，甚至出现昏厥和抽搐等症状，发生率为12%～13%。多数人在手术停止后逐渐恢复。发生原因除与受术者精神紧张，不能耐受宫颈过度扩张、牵拉和过高的负压等因素外，主要还与宫体及宫颈受机械刺激导致迷走神经兴奋、冠状动脉痉挛、心脏传导功能障碍有关。发生人工流产综合征后，应立即将病人平卧，测量血压、心率和脉搏，轻者手术停止后休息15 min左右逐渐恢复，严重者需静脉注射阿托品，并给予吸氧、保暖等措施。

29 药物流产有哪些副作用？

出血时间长、出血多是药物流产的主要副作用。极少数人可因大量出血而需急诊刮宫终止妊娠，药物流产必须在有抢救条件的正规医疗机构进行。另外大部分病人会出现胃肠道反应，如恶心、呕吐、腹泻等。因此口服流产药物前后均要禁食2 h。服药后病人还会出现下腹疼痛、乏力、体温升高等副作用。

30 药物流产的危害有哪些？

药物流产并非是万能的，由于药物本身的副作用以及药物流产的局限性，对孕妇的健康会带来一些严重的危害。

(1) 引发炎症：药物流产后胎囊一般会在当天排出，但是也会出现妊娠组织排出不完全的情况，致使子宫难以恢复，出现阴道持续性出血，可能会持续2～3周，严重者还会持续1～2个月。长期持续性失血可能导致贫血，还可能引发子宫内膜炎。

(2) 成功率低：很多妇女因为药物流产不干净，需要再次做清宫手术。

(3) 导致不孕：药物流产不彻底可导致输卵管阻塞、子宫和卵巢损害等，从而致使不孕的发生，对孕妇造成无可挽回的伤害。

三、终止妊娠的术后健康指导

31 人工流产术(简称人流)后需要注意些什么?

(1) 保持外阴清洁,禁止同房:人流后宫颈口还没有闭合,子宫内膜也有一个修复的过程,术后2周内或阴道出血未干净前不要盆浴,以免导致细菌侵袭,引起感染。人流后1个月内避免性生活。

(2) 注意休息,加强营养:人流后休假2周,1个月后复查。摄入足量的鱼类、肉类、豆类制品和富含维生素的新鲜蔬菜水果,增强机体对疾病的抵抗力。

(3) 观察出血情况:人流后阴道出血超过月经量或持续时间超过10天以上,以及伴有下腹痛、发热、阴道分泌物有臭味等症状,应及时到医院就诊。

(4) 注意避孕:人流后卵巢和子宫功能逐渐恢复,卵巢按期排卵,因此应选择可靠的避孕措施,人流同时放置宫内节育器者,必须在下次月经干净3天后复查节育器情况。

32 药物流产术后需要注意些什么?

(1) 在医院观察:服用药物之后,应该在医院观察6 h,等到孕囊排出之后进行检查,如果出血量不多,方可回家休息。

(2) 防止感染:应注意保持会阴部卫生,禁止盆浴和性生活1个月。

(3) 观察出血量,及时复诊:在药物流产后的2～3天内,阴道出血量与月经期间的出血量差不多,但如果阴道出血持续超过10天,出血量超过月经量,就需要及时到医院就诊。

(李玲　周静)

第三十六章
性传播疾病

一、性传播疾病的基础知识

1 何谓淋病?

淋病是由淋病奈瑟菌(简称淋球菌)引起的泌尿生殖系统化脓性感染,表现为眼、咽、直肠的感染以及全身的感染。淋球菌的抵抗力较弱,怕干燥,喜欢在潮湿、温度为 35～36℃、含 2.5%～5%的二氧化碳环境中生长。在完全干燥的环境中只能存活 1～2 h,在微湿的衣裤、毛巾、被褥中能生存 18～24 h,而在 50℃时仅存活 5 min。淋球菌对常用的杀菌剂抵抗力很弱,1∶4000 硝酸银 7 min 可将其杀死,在 1%的石碳酸内 3 min 死亡。

2 淋病的临床表现有哪些?

(1) 下生殖道感染:表现为阴道脓性分泌物增多,外阴瘙痒或灼热感,尿频、尿痛、尿急,排尿时尿道口灼热感。

(2) 上生殖道感染:淋病不经治疗可上行感染盆腔脏器,导致淋菌性盆腔炎,引起子宫内膜炎、输卵管炎、输卵管积脓、盆腔腹膜炎,甚至形成输卵管卵巢脓肿、盆腔脓肿等。

3 何谓梅毒?

梅毒是由梅毒螺旋体(图 36-1)引起的侵犯多系统的慢性性传播疾病。梅毒螺旋体几乎可累及全身各器官,产生各种症状和体征,并可通过胎盘传染给胎儿,导致流产、早产、死产和先天梅毒。

4 梅毒的症状有哪些?

病人常在感染后 1～13 周出现症状,平均 3～4 周。感染病原体后,一般经过以下几期:一期梅毒、二期梅毒及三期梅毒。感染可以持续很多年,偶引起心脏损害、脑损害,直至死亡。

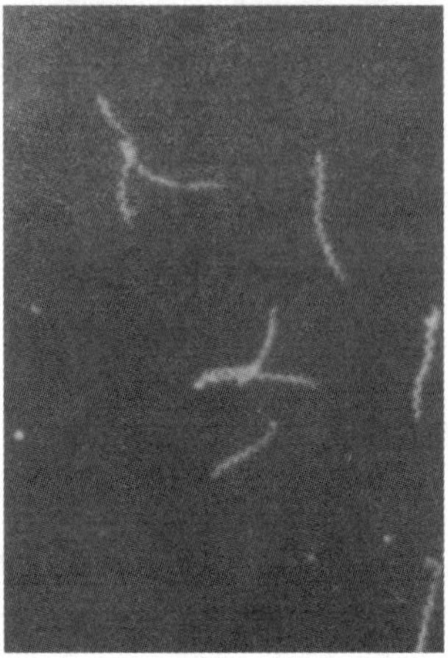

图 36-1　暗视野显微镜下的梅毒螺旋体

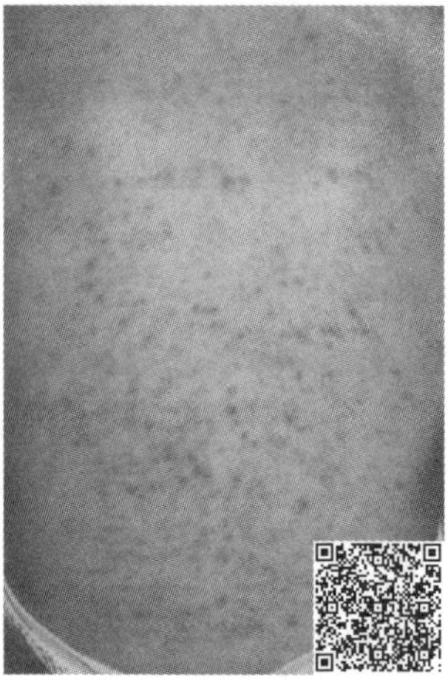

图 36-2　二期梅毒斑丘疹

(1) 一期梅毒：主要表现为硬下疳。硬下疳可出现在外阴、阴道、宫颈、肛门、口唇、乳房等部位，初起为小红斑或丘疹，进而形成硬结，表面破溃形成溃疡。

(2) 二期梅毒：主要表现为皮肤梅毒疹。若一期梅毒未经治疗或治疗不规范，可引起二期早发梅毒，表现为皮肤黏膜的各种皮疹(图 36-2)，以及眼梅毒、神经梅毒等系统性损害。此期血清学试验几乎 100％阳性。

(3) 三期梅毒：主要表现为永久性皮肤黏膜损害，并可侵犯多种组织器官危及生命。早期梅毒未经治疗或治疗不规范，经 3～30 年潜伏期，约 1/3 病人会进展到晚期梅毒。

5 梅毒传播途径有哪些?

(1) 性接触传播：是最主要的直接传播途径。未经治疗的病人在感染后 1 年内最具传染性，随病期延长，传染性越来越小，病期超过 4 年者基本无传染性。

(2) 非性接触传播：少数病人可因医源性途径、接吻、哺乳等直接接触病人的皮肤黏膜而感染；个别病人可通过输入有传染性梅毒病人的血液而感染。

(3) 垂直传播:患梅毒的孕妇,即使病期超过4年,其梅毒螺旋体仍可通过妊娠期的胎盘感染胎儿,导致患儿先天梅毒。新生儿也可在分娩通过软产道时被传染,但不属于先天梅毒。

6 尖锐湿疣是什么?尖锐湿疣的传播途径有哪些?

尖锐湿疣又称生殖器疣或性病疣,是一种由人类乳头瘤病毒(HPV)引起的性传播疾病。主要发生于性活跃人群,以20~30岁为发病高峰,发病很大程度上取决于感染的病毒数量和机体特异性免疫力。

尖锐湿疣主要经性交直接传播,也可通过污染的物品间接传播。HPV感染的母亲可将病毒传染给新生儿,但其传播途径是经宫内感染、产道感染还是产后感染尚无定论,一般认为是通过母亲软产道感染。

7 尖锐湿疣有哪些症状?

临床上多因外阴赘生物就诊,部分病人有外阴瘙痒、烧灼痛或性交后出血。病变以性交时容易受损伤的部位多见,尖锐湿疣初起为单个或多个淡红色小丘疹,顶端尖锐、呈乳头状突起、质脆、表面可有破溃或感染。

8 何谓获得性免疫缺陷综合征?

获得性免疫缺陷综合征(AIDS)又称艾滋病,是由人免疫缺陷病毒(HIV)引起的性传播疾病。HIV可引起T淋巴细胞损害,导致持续性免疫缺陷,多个器官出现机会性感染及罕见恶性肿瘤,最后导致死亡。

二、性传播疾病的健康指导

9 淋病可以治愈吗?

急性期淋病若能早期、及时、正确治疗可以完全治愈,治愈率达95%;若延误治疗或治疗不当,可产生合并症或播散性淋病。因此,在急性期应积极治疗。

10 梅毒的治疗药物首选什么?治愈的标准是什么?

梅毒治疗以青霉素治疗为主,用药要尽早、足量、规范,可杀灭梅毒螺旋体。

治愈标准有临床治愈及血清治愈。一期梅毒、二期梅毒及三期梅毒损害消退、症状消失为临床治愈。若抗梅毒治疗后2年内，梅毒血清学试验由阳性转为阴性、脑脊液检查阴性为血清治愈。

11 尖锐湿疣的治疗方法有哪些?

(1) 外阴尖锐湿疣的治疗：治疗仅为去除外生疣体，改善症状和体征。应根据疣体的部位、大小、数量，病人是否可以自行用药，经济状况以及医生经验而选择局部治疗、物理治疗或手术治疗等。

(2) 阴道尖锐湿疣的治疗：可用液氮冷冻、50%三氯醋酸或10%～20%足叶草酯局部给药。

(3) 宫颈尖锐湿疣的治疗：治疗宫颈湿疣前，必须做细胞学检查，必要时行阴道镜及活组织检查排除宫颈上皮内瘤样变及宫颈癌。根据病情选用物理或手术治疗。

12 妊娠合并尖锐湿疣如何治疗?

(1) 妊娠36周前、外阴小病灶可选用局部药物治疗。若病灶大，可行物理及手术治疗，妊娠期禁用咪喹莫特乳膏和干扰素。

(2) 近足月或足月时，外阴病灶可行冷冻或手术切除，可经阴道分娩。若病灶广泛存在于外阴、阴道、宫颈时，或巨大病灶堵塞软产道，均应行剖宫产。

13 艾滋病的潜伏期有多久?

从感染HIV到发展为艾滋病的潜伏期长短不一，短至几个月，长达17年，平均10年。由于HIV感染后期常发生各种机会性感染及恶性肿瘤，因此，临床表现多样。部分病人在感染HIV初期无临床症状，但大部分病人HIV感染后6日至6周可出现急性症状，在感染HIV后的2～3个月后出现HIV抗体阳性，95%感染者在6个月内HIV抗体阳性。从感染HIV至抗体形成的时期，称为感染窗口期。窗口期HIV抗体检测阴性，但具有传染性。

14 艾滋病是怎样传播的?

HIV可存在于感染者的血液、精液、阴道分泌物、眼泪、尿液、乳汁、脑脊液中。艾滋病病人及HIV携带者均具有传染性。传播途径如下。

(1) 性接触传播：包括同性接触及异性接触。以往同性恋是HIV的主要传播方式，目前异性间的传播也日趋严重。

(2) 血液传播：见于吸毒者共用注射器；接受HIV感染的血液、血制品；接触HIV感染者的血液、黏液等。

(3) 母婴传播：HIV在妊娠期能通过胎盘传染给胎儿，或分娩时经软产道及出生后经母乳喂养感染新生儿。

15 患了艾滋病会有什么症状?

(1) 原因不明的免疫功能低下。

(2) 持续不规则低热超过1个月。

(3) 持续原因不明的全身淋巴结肿大(淋巴结直径>1 cm)。

(4) 慢性腹泻每日超过4次，3个月内体重下降大于10%。

(5) 合并口腔假丝酵母菌感染、卡氏肺囊虫肺炎、巨细胞病毒感染、弓形虫病、隐球菌脑膜炎、进展迅速的活动性肺结核、皮肤黏膜的Kaposi肉瘤、淋巴瘤等。

(6) 中青年病人出现痴呆症。

16 艾滋病如何治疗和预防?

目前尚无治愈方法，重在预防。主要采取抗病毒药物治疗及一般支持对症处理。若合并妊娠，建议在妊娠38周时选择剖宫产，以降低HIV母婴传播，不推荐HIV感染者母乳喂养。预防措施如下。

(1) 利用各种形式宣教，使人们了解HIV/AIDS的危害性及传播途径。

(2) 不吸毒。

(3) 对HIV感染的高危人群进行HIV抗体检测，对HIV阳性者进行教育及随访，防止继续播散。

(4) 献血人员献血前检测HIV抗体。

(5) 防止医源性感染。

(6) 广泛宣传避孕套的预防传播作用。

(7) 及时治疗HIV感染的孕产妇。

17 性传播疾病可以预防吗?

性传播疾病是可以预防的。

(1) 遵守法律和道德规范;做到自尊、自爱和自重,自觉抵制婚外性行为和其他不正当性行为。

(2) 了解性病的知识:通过相关的科普宣传,了解性病发生的原因、传染源、传播途径、治疗及预防措施等,从而预防性病发生。

(3) 注意性生活和生殖器卫生,避免在妇女月经期及产褥期过性生活。注意保持生殖器的清洁卫生,以防病原体乘虚而入,侵袭人体。

(4) 性病病人的性伴侣应接受检查,若阳性时,应按性病病人治疗;如阴性时,应密切观察,必要时应进行预防性治疗。

(5) 防止医源性感染:医务人员在检查和处置性病病人时,应进行必要的防护;对性病病人应使用一次性医用器械和材料;检查病人用过的器械,应严格消毒。

(6) 性病病人或疑似性病病人应认真地实施性隔离,治愈前避免过性生活,否则容易传染给对方。对 AIDS、二期梅毒、急性淋病和有淋巴结症状的软下疳等病人应住院隔离治疗。传染性病人避免与婴幼儿直接接触,并在使用便器、马桶时注意清洁和消毒,以防传染他人。

三、性传播疾病的出院指导

18 淋病病人如何自我护理?

(1) 加强营养和休息。多吃新鲜蔬菜、瓜果,多饮水,忌辛辣,忌酗酒。

(2) 淋病未治愈前不可以有性生活。正规治疗后 3 次培养未发现淋球菌,又无症状,才算治愈,此时方可开始性生活。

(3) 疾病治愈后恢复房事的第 1 个月,最好戴安全套,以防潜藏淋球菌排出后传染给对方。

(4) 夫妇双方彻底治愈 2 个月后可计划妊娠。如妊娠后淋病复发,应该用药做正规治疗。

(5) 患病后6周做血清检查。30天内接触过病人的性伴侣应做淋球菌检查,并进行预防性治疗。

19 梅毒病人的随访应注意什么问题?

梅毒经充分治疗后,应随访2～3年。第1年每3个月随访1次,以后每半年随访1次,包括临床及血清非梅毒螺旋体抗原试验。若在治疗后6个月内梅毒的症状及体征持续存在或血清滴度未下降4倍,应视为治疗失败或再感染,除需重新加倍治疗外,还应考虑进行脑脊液检查,以观察有无神经梅毒。多数一期梅毒在1年内,二期梅毒在2年内血清学试验转阴。少数晚期梅毒病人血清非梅毒螺旋体抗体滴度低水平持续3年以上,可判为血清固定。

20 尖锐湿疣的随访如何进行?

尖锐湿疣治疗后的最初3个月,应每2周随诊1次,如有特殊情况应随时就诊。同时应告知病人注意皮损好发部位,仔细观察有无复发,复发多在最初的3个月。3个月后,可根据病人的具体情况,适当延长随访间隔期,直至末次治疗后6个月。

21 艾滋病的随访包括哪些内容?

无症状感染者和$CD4^+$ T淋巴细胞计数高的感染者将在AIDS防治机构门诊接受常规随访。每6个月进行1次$CD4^+$ T淋巴细胞计数检测,以评估疾病进展和机会性感染的发生,同时提供营养、预防咨询、免疫接种、社会支持和定期的基本医疗关怀。

$CD4^+$ T淋巴细胞计数达到一定标准或出现AIDS相关症状时,医生将评估是否符合免费抗病毒治疗的入选条件,适合治疗的病人将进行抗病毒治疗前的准备工作,包括治疗前健康指导及制订治疗依从性支持方案。

(万盈璐　王培红)

第四部分

辅助生殖部分

第三十七章
不孕症

一、不孕症基础知识

1 何谓不孕症呢？不孕症可以分为哪两类？

女性无避孕性生活至少12个月未孕，称为不孕症，在男性则称为不育症。根据发病过程或不孕史将不孕症分为原发性和继发性两大类。既往从未有过妊娠史，无避孕而从未妊娠者称为原发性不孕症；既往有过妊娠史，而后无避孕连续12个月未孕者，称为继发性不孕症。不孕症发病率因国家、民族和地区不同存在差别，我国不孕症发病率为7%～10%。

2 一对生育能力正常的夫妇每个月的自然受孕率是多少？

依据有关资料表示，一对健康的夫妇，每个月的自然受孕率平均在25%左右。

3 影响生育能力的因素有哪些？

(1) 年龄：女性生育能力在24～29岁最强，男性为25～35岁，随着年龄增大，女性怀孕的可能性会急剧下降，男性生育能力也会下降。

(2) 体重指数(BMI)：生育能力与体重指数有关，体重指数＝体重/身高^2(其中体重的单位为kg，身高的单位为m)，通过计算，BMI在18～24为标准型，也是适合怀孕的体重指数。

(3) 避孕方式：长期服用避孕药可以使子宫内膜发育不全，腺体分泌不足，使得子宫内膜不能正常生长而变薄，致使月经量减少，出现闭经。

(4) 月经周期不规律。

(5) 身体健康状况：健康状况越好越适合怀孕。

(6) 心理精神状况：良好的心理精神状态有助于生育。

二、女性不孕症健康指导

4 女性不孕症常见于哪些原因？

(1) 排卵障碍：占25%～35%。因排卵功能紊乱导致不排卵的因素有：①下丘脑-垂体-卵巢轴功能紊乱；②卵巢病变，如多囊卵巢综合征、先天性卵巢发育不良、卵巢早衰等；③肾上腺及甲状腺功能异常影响卵巢功能。

(2) 输卵管因素：女性不孕因素中有50%是因为输卵管病变。慢性输卵管炎可使输卵管完全阻塞导致不孕，其他如输卵管发育不全、子宫内膜异位症等均可导致输卵管性不孕。

(3) 子宫因素：子宫畸形、子宫黏膜下肌瘤、子宫内膜炎、宫腔粘连等均能影响受精卵着床，导致不孕。

(4) 宫颈因素：宫颈黏液分泌异常、宫颈炎症及宫颈黏液免疫环境异常，影响精子通过，可造成不孕。

5 确诊女性不孕需要做哪些检查？

(1) 病史和体格检查。

(2) 卵巢功能检查：B超、性激素全套、血AMH。

(3) 输卵管通畅性检查：输卵管造影。

(4) 子宫是否异常：B超、宫腔镜。

6 为了更好地监测排卵，应该采取什么方法？

监测排卵的方法如下。

(1) 月经周期：女性排卵日期一般在下次月经来潮前的14天左右，从下次月经来潮的第1天算起，倒数14天或减去14天就是排卵日，排卵日及其前5天或后4天加在一起称为排卵期。月经不规律的女性计算起来就有些复杂，此方法针对月经规律的女性比较适用。

(2) 基础体温：又称静息体温，是指妇女经过6～8 h的睡眠以后，如在早晨从熟睡中醒来，尚未进行任何活动之前所测量到的体温称为基础体温。基础体温通常是人体一昼夜中的最低体温，正常的基础体温是呈双相型的(图 37-1)。双相型的基础体温不能预测排卵时间,只能提示体温上升前 2～3 h 有过排卵。且监测基础体温易受睡眠、饮食、疾病等因素干扰,不能准确地判断排卵情况,需结合其他方法联合应用,综合判断。

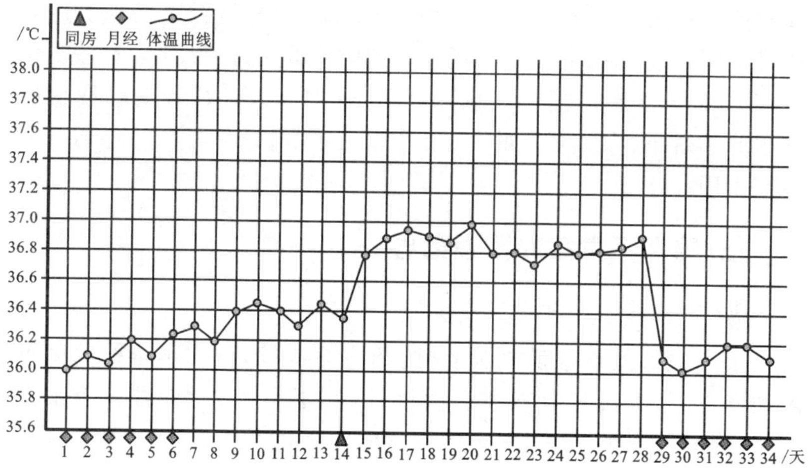

图 37-1　基础体温双相型

(3) B 超监测:超声监测的无创、可动态观察卵泡的发育是其优势,也是监测卵泡最直接的方法。

(4) 血黄体生成素(LH):理论上抽血化验血清 LH 是监测排卵的最好方法,但是 LH 呈脉冲式分泌,其水平可能在 90 min 内波动数次,因此,通过抽血确定排卵时间,本身存在困难。

(5) 宫颈黏液:宫颈黏液受雌、孕激素影响。雌激素促进宫颈黏液的分泌,并使宫颈黏液变得稀薄,有利于精子的通过;孕激素使水分减少,糖蛋白增多,黏液稠厚。排卵前雌激素水平最高,在雌激素影响下宫颈黏液变得稀薄、透明、呈拉丝状,如出现蛋清样白带,估计 24 h 左右就要排卵了,但这种方法同样受到诸多因素的干扰。

(6) 排卵试纸:通过测人尿液中 LH 的峰值,来预测排卵的方法,当试纸颜色接近最深,或颜色所表示的数值最高时,就代表越接近峰值,出现峰值后,一般在 24～48 h 内排卵。

7 如何检查输卵管是否通畅?

常用的方法有输卵管通液或通气试验、子宫输卵管造影;近年有报道腹腔镜与输卵管通液联合检查、B超监视下行子宫输卵管通液检查、宫腔镜下行输卵管插管检查、借助介入放射学技术进行选择输卵管造影和再通术等方法用于检查输卵管是否通畅。上述方法可不同程度提示输卵管的通畅性、阻塞部位、管腔内的形态变化及病因病理,为诊断提供依据。此外,这些介入性检查对轻度输卵管扭曲的矫正、内膜粘连的分离、管腔内残留物的排除等,起到一定治疗作用。

三、男性不育症的健康指导

8 不孕症是否和男方无关?

很多就诊的不孕病人为女性,男方未就诊,其实不孕的原因可能在女方、男方或男女双方。据统计,在不孕病人中,男方因素占35%,女方因素占45%,男女双方共同因素占20%,所以婚后不孕,男女应该同时到医院进行检查。

9 男方应该通过哪些专科检查来确认生育功能是否正常?

(1) 精液常规分析。

(2) 男科B超。

(3) 血内分泌检查。

(4) 体检。

(5) 睾丸或附睾穿刺。

10 男性不育手术治疗的适应证主要有哪些?

(1) 精液异常:表现为无精、弱精、少精、精子发育停滞、畸精症或精液液化不良等。

(2) 性功能异常:表现为外生殖器发育不良或勃起障碍、早泄、不射精、逆行射精等。

(3) 免疫因素:男性体内产生对抗自身精子的抗体可造成男性不育,射出的精子发生凝集而不能穿透宫颈黏液。

11 精液常规检查什么时候最合适?

精液常规检查前3～7天不能有性生活,禁欲时间太短或太长都有可能影响精子的质量。

12 如果男方精液常规检查没有精子,是否就是没有生育能力呢?

男方精液常规检查没有精子并不能代表其没有生育能力,首先要进行男方血液内分泌的检查,如果男方血液内分泌结果正常,可以进行男性体检,通过睾丸穿刺或者附睾穿刺检查是否有精子。穿刺如果可以取到精子,夫妻可以选择进行试管助孕。

13 男人在女性孕前该如何调理?

(1) 吸烟会导致精子数量减少、精子活力降低及精子形态异常。吸毒不仅损害精子健康,还是违法行为,一定要远离毒品。

(2) 酒精会降低精子活力,减少健康精子的数量,所以要少喝酒或不喝酒。

(3) 适度锻炼,保持合适的体重,太胖可能导致内分泌紊乱,增加患高血压和糖尿病的风险,从而伤害脆弱的精子。

(4) 均衡膳食:如果人体中维生素C和锌不足,会影响精子活性,而维生素E也与精子的生成和繁殖能力有关,所以要均衡膳食,满足人体日常所需营养,保障精子健康。

(5) 在日常工作生活中,避免接触有毒物质如农药、杀虫剂、铅、电离辐射、重金属等。

(6) 睾丸对温度非常敏感,温度过高会影响睾丸生精功能和精子存活率,所以建议穿宽松透气的内裤,不要穿过紧的牛仔裤,少泡桑拿和热水浴。

(王培红　王晓丽)

第三十八章
辅助生殖技术

第一节　人 工 授 精

一、人工授精的基础知识

1 何谓辅助生殖技术?

辅助生殖技术指在体外对配子和胚胎采用显微操作技术,帮助不孕夫妇受孕的一组方法,包括人工授精、体外受精-胚胎移植及其衍生技术。

2 人工授精的定义和分类?

人工授精是将精子通过非性交方式注入女性生殖道内,使其受孕的一种技术。根据精液来源不同,分为丈夫精液夫精人工授精(AIH)和供精者精液供精人工授精(AID)。按照不同授精部位,如阴道、宫颈、宫腔、输卵管的授精,分别称为阴道内人工授精(IVI)、宫颈内人工授精(ICI)、宫腔内人工授精(IUI)和输卵管内人工授精(ITI),临床常用宫腔内人工授精。

3 供精人工授精是根据哪些方面来为病人挑选精子的?

配型原则:根据丈夫血型(A、B、O 血型及 Rh 血型)、身高、学历、体貌特征选择合适的供精源。国外甚至要求肤色、发式、眼睛颜色、学历相似,种族相同。

4 哪些情况要做人工授精?

(1) 夫精人工授精:①男性轻度、中度少精,弱精子症;②精液液化时间异常;③性功能障碍,男女双方无法进行性生活从而导致无法正常怀孕;④生殖道畸形及心理因素导致不能性交等不育;

⑤宫颈因素不育；⑥原因不明不育也可先行尝试夫精人工授精。

（2）供精人工授精：①无精子症；②严重的少精子症、弱精子症和畸精子症；③输精管复通失败；④无法治愈的射精障碍；⑤男方和（或）夫妻家族有不宜生育的严重遗传性疾病；⑥母儿血型不合，导致新生儿不能存活。供精人工授精适应情况的①②③中，除了没办法治疗的无精子症外，其他病人可能通过卵胞浆内单精子显微注射技术（俗称第二代试管婴儿）来达到生育目的，可以提前咨询医生并选择。

5 输卵管切除结扎了，还能做人工授精吗？

女性必须至少一侧输卵管较通畅，功能正常才能进行人工授精，也就是说，如果双侧都切除了，就不能进行人工授精；输卵管结扎的女性，要进行复通后才可以进行人工授精。在实际治疗过程中，会根据夫妻双方的具体条件来调整方案。

6 人工授精禁忌的人群有哪些？

（1）夫精人工授精的禁忌证：①男女双方中有一方患有生殖泌尿系统急性感染或性传播疾病；②一方患有严重的遗传、躯体疾病或精神心理疾病；③一方接触致畸量的射线、毒物、药品并处于作用期；④一方有吸毒等不良嗜好。

（2）供精人工授精禁忌证：①女方患有泌尿生殖系统急性感染或性传播疾病；②女方患有严重的遗传、躯体疾病或精神心理疾病；③女方接触致畸量的射线、毒物、药品并处于作用期；④女方有吸毒等不良嗜好。

7 人工授精和试管婴儿一样吗？

人工授精和试管婴儿不同。人工授精不用取出女性的卵子，是女性排卵后卵子与精子结合，在体内自然形成受精卵。试管婴儿是将精子与卵子分别取出，在体外形成受精卵，培养成胚胎后再植入女性子宫内。

8 人工授精前，女方、男方需要完成哪些检查？

（1）人工授精前男方要做的检查：男方将进行两次精子活动力测定，还需检查人类免疫缺陷病毒、乙型和丙型肝炎病毒及梅毒等，还需进行血型检测。

（2）人工授精前女方要做的检查：首先要进行常规体检，包括血常规、尿常规、肝肾功能、心电图、胸片、宫颈刷片、血型检测。其次，还需要进行排卵检测，以了解排卵功能，确定人工授精的最佳时机；基础内分泌的检测可以帮助诊断多囊卵巢、卵巢早衰、高泌乳素血症、低促性腺激素导致的无排卵；通过输卵管造影检查输卵管的通畅性，确定至少一侧是通畅的；妇科检查阴道分泌物和宫颈黏液的清洁度，确认无生殖道感染性疾病。

9 人工授精的成功率有多少?

人工授精的成功率与正常性生活受孕成功率差不多，一个周期成功率大约是 20 %。

二、人工授精术术前健康指导

10 人工授精术术前需要做哪些准备?

1）女性的准备：女性月经来潮 2～3 天夫妇双方同时就诊，确定治疗方案，进行相关检查。

2）男性的准备：养成好的生活习惯。

（1）彻底戒烟，研究发现，每天吸烟一包以上的男人，精子活力比不吸烟者的精子弱。

（2）避免阴囊温度过高，阴囊的温度比人体的正常体温低 3℃左右，这样的温度最适合精子的生成。所以男性应该避免一切导致阴囊局部温度升高的行为。穿宽大的棉织内裤比“Y”字形尼龙内裤好，这样可以使阴囊免受干扰，有利于精子生成；洗澡时水不要过热；避免久坐；坐着开车不要超过 3 h。

（3）积极治疗生殖器疾病，一旦发现生殖器异常，一定要积极检查，规范治疗。

（4）做到劳逸结合，运动一定要适度，过于激烈的运动会对精子产生负面影响。

（5）术前 3～7 天在医生指导下排精一次，若长期禁欲，会导致生殖器经常充血、阴囊温度升高，也会降低精子的活力。

11 人工授精治疗痛苦吗?

人工授精简单来说就是通过阴道B超来监测排卵,在人工授精时,人工向宫腔内注入经过处理的高活性的精子,以提高怀孕概率。如果是采用自然周期,一般不用药物诱发排卵,如果是采用促排卵周期,则需要在医生指导下注射促排卵药物,在卵泡达标时,注射HCG诱发排卵。人工授精是一种不需要开刀、无损伤性的治疗方法,一般来说无痛苦,有少数妇女授精后会感到下腹部胀满感,或有子宫收缩样疼痛,持续30 min至1 h即可缓解,属于正常现象。疼痛都在能忍受的范围内,多数女性无较为明显的疼痛感。

12 怎样准确使用排卵检测试纸?

打开铝箔袋,取出检测试剂,手持试条将有箭头标志线的一端插入样本收集容器中,浸没至少20 s(注:深度不可超过标志线横线),然后取出平放或粘贴在测试卡(可用记录纸代替)上,开始计时观察测试结果,等待红线出现。应在20 min后观察反应结果,超过30 min后结果判定无效。如果仅出现一条红色条带,即对照线显色,检测线不显色,表示无排卵;如果出现两条红色条带,检测线比对照线的颜色明显要浅,表示尿液中LH尚未出现峰值;如果出现两条有色条带且检测线等于或深于对照线的显色,表明已出现LH峰值。当对照线区内未出现有色条带,表明试验失败或试剂失效,在此情况下,应再次仔细阅读说明书,并用新的试剂条重新测试。

13 人工授精检查治疗期间,男、女双方需要到医院就诊几次?

在不同阶段的检查治疗过程中,均需要男女双方的参与。首先,在完成术前相关检查阶段,男女双方均需要来医院开术前化验单,完成所有的术前检查。其次,在B超监测排卵阶段,女方应在月经来潮的第2天来医院检查基础内分泌水平,并做B超,检查基础卵泡情况,之后在月经来潮的第10天起,在医生指导下来医院进行B超下动态监测,确定人工授精的最佳时机,监测4～5次。在手术当天,男女双方需要一起来医院,取男方的精液优化后进行手术,并于术后的第2天早上,来医院复查B超,检查卵泡是否已破,如果卵泡未破,则需要再进行一次人工授精。最后,女方于术后15天来医院查血 HCG，看是否成功妊娠。

14 人工授精手术当天注意事项有哪些？

人工授精手术当天，夫妻双方携带结婚证及身份证到生殖中心，进行证件的核对。信息核对无误后，指导女方排尿，更换手术服，夫精人工授精男方取精并留存标本冷冻，供精人工授精两名医务人员核对，后根据男方体貌特征选择供精精源，双方知情同意后，准备实施人工授精手术。

三、人工授精术术后的健康指导

15 人工授精术后应注意什么？

人工授精的精液，经洗涤浓缩成 0.3 mL 左右后，注入宫腔内。人工授精手术操作过程在几分钟内就会结束，术后卧床静躺 30 min，不需要住院，可以直接回家，并不是卧床休息的时间越长，成功率越高。回家后不必一直躺在床上，可和平常一样生活，当天要避免跑跳等剧烈运动，可进行沐浴，但不要泡澡。术后应尽量避免同房，防止感染。有的病人可能有极少量阴道出血，不必惊慌。如有任何特殊不适，请及时就诊。

16 人工授精后多久可以查出是否怀孕？

受精卵着床和妊娠需要一定时间，即使受精卵成功着床，也需要等待一定时间才能够检测出怀孕，因此一般在授精后 14～16 天进行早孕试纸检测，再到医院进行血液 β-HCG 检测，结果阳性就表明已经怀孕，下一个阶段就是在人工授精手术完成后 35 天，行 B 超检查确定宫内妊娠及初步了解胚胎早期发育状况。

17 人工授精妊娠成功了，要注意什么问题？

（1）不要剧烈运动：孕妇需要保持适当的运动。怀孕早期的时候，胎儿的发育还不稳定，这个时候，孕妇不应该进行剧烈的运动，以免发生流产。

（2）注意个人卫生：刚刚怀孕的女性，由于身体的变化，以及对营养的需求增加，身体代谢会非常快，阴道的分泌物增多，子宫容易受到细菌的侵害。所以，孕妇要特别注意个人卫生，勤洗澡、勤换内裤。

(3) 穿衣恰当：在怀孕早期，孕妇的穿着应该柔软、宽大，不进行束腰，不穿紧身裤，更不要穿高跟鞋。

(4) 保持充足的休息：孕妇的休息是非常重要的，每天应该保持 8～10 h 的睡眠时间，不要让自己处于疲惫状态。同时，孕妇还应该远离辐射，不要长时间看电视、玩电脑，或者是打电话。

18 人工授精是否也会患宫外孕呢？

人工授精也可能会患宫外孕。正常受孕是指精子与卵子在输卵管外三分之一处受精，然后移至宫腔内着床发育，人工授精和自然受孕的受精过程是一样的，而造成宫外孕的原因，大部分与输卵管炎症有关，如果受精卵移行的过程受到干扰，就有可能引发宫外孕，所以人工授精也不例外。

第二节　体外受精-胚胎移植术

一、试管婴儿的基础知识

19 何谓试管婴儿？

体外受精-胚胎移植术(in vitro fertilization and embryo transfer，IVF-ET)是指从妇女卵巢内取出卵子，在体外与精子发生受精并培养 3～5 天，再将发育到卵裂期或囊胚期阶段的胚胎移植到宫腔内，使其着床发育成胎儿的全过程，俗称为试管婴儿。

20 试管婴儿是在试管里长大的吗？

很多人对试管婴儿是这样理解的：试管婴儿就是在试管里长大的婴儿。有的人听到能做试管婴儿觉得太好了，省去了分娩的痛苦就可以得到小孩；而有的人觉得太可怕了，在试管里就可以培育婴儿，那以后这样的小孩不是想要多少就要多少，还是正常人吗？其实试管婴儿并不是真的在试管里培育婴儿，而是从卵巢内取出几个卵子，在实验室里让它们与精子结合，形成胚胎，然后转移胚胎到子宫内，使之在妈妈的子宫内着床、妊娠。正常的受孕需要精子和卵子在输卵管相遇，两者结合形成受精卵，然后受精卵再回到子宫，继续妊娠，因此试管婴儿可以简单地理解为由实验室的试管代替了输卵管的功能而称为试管婴儿。

21 试管婴儿是夫妻亲生的吗?

很多初到医院检查的病人，经常抱着试管婴儿是医院“人工制造”的，非夫妇双方的骨肉的误解，但是试管婴儿是夫妻的亲生子女，这一点是不可置疑的。妻子在进行促排卵治疗后，将卵子取出，而丈夫在妻子取卵的当天，需通过手淫取精。所以只要精卵都是来自夫妻双方，婴儿肯定是该夫妇亲生的。

22 试管婴儿的适应证和禁忌证有哪些?

试管婴儿的适应证与禁忌证见表 38-1。

表 38-1　试管婴儿的适应证与禁忌证

适　应　证	禁　忌　证
①女方各种因素导致的配子运输障碍	①男女任何一方患有严重的精神疾病、泌尿生殖系统急性感染、性传播疾病
②排卵障碍	②患有《母婴保健法》规定的不宜生育的、目前无法进行胚胎植入前遗传学诊断的遗传性疾病
③子宫内膜异位症	③任何一方具有吸毒等严重不良嗜好
④男方少、弱精子症	④任何一方接触致畸量的射线、毒物、药品并处于作用期
⑤不明原因的不育	⑤女方子宫不具备妊娠功能或有严重躯体疾病不能承受妊娠
⑥免疫性不孕	

23 试管婴儿可以自己选择性别吗?

试管婴儿只是针对不孕不育病人的具体情况，帮助他们挑选健康的卵子、精子并形成胚胎，随后胚胎就被移植到子宫内，此后过程就和自然怀孕的情形差不多。这个辅助生殖过程虽然存在“人工挑选”，但必须符合“两规”：自然规律和法律规定，二者缺一不可。在我国非医学需要的试管婴儿性别选择技术是违法的。移植特定性别的胚胎进入子宫，产下经过性别鉴定的后代，这样做通常是为避免将一些与性别有关的遗传病遗传给后代，但程序很严格，必须具有医学指征。

24 试管婴儿成功率有多大？

试管婴儿成功率取决于内分泌及实验室的条件、技术人员的技术水平、病人的年龄、子宫和卵巢条件以及有没有其他的疾病等。在25～35岁的女性试管婴儿的成功率要高于平均水平50%～60%，或者更高一些，但是到了35岁以后成功率逐渐下降，到40岁只达到20%左右，原因是随着年龄的增长，卵子的质量和数量都有所下降。

25 试管婴儿治疗过程痛苦吗？

试管婴儿痛苦主要有两个方面：一方面是试管婴儿疗程带来的肉体疼痛，另一方面是亲人的不理解带来的痛苦。试管婴儿疗程带来的痛苦主要体现在促排卵阶段，促排卵药物会使人感到些许不适，可能会让人产生腹痛、腹胀等反应，这些都是正常的，不用过于担心；另外就是取卵、移植时由于穿刺而产生的痛感，但这种痛感一般人都能忍受。反而亲人的不理解或者不支持带来的伤害才是最大的，亲人的不理解或者不支持会直接影响进行试管婴儿治疗者的情绪。这种不良情绪很可能会导致试管婴儿的失败，因此在试管婴儿治疗过程中一定要保持良好的心态。

26 为了避免来回奔波，什么时候来检查最合适？

病人可根据所需检查的项目确定来医院的时间。

（1）B超：没有时间限制，听取医生安排，任何时间均可。

（2）子宫输卵管造影：女性在月经干净后的3～7天，月经干净后不能同房。

（3）分泌物检查：月经干净后检测，包括支原体、衣原体、宫颈刮片等。

（4）尿常规：月经干净后检查。

（5）内分泌：此项检查一般在女性月经来潮的第2～3天抽血

进行(要求空腹)。

(6) 免疫学检查:可随时检测,一般包括抗精子抗体、抗子宫内膜抗体、抗心磷脂抗体等。

(7) 精液常规及相关检查:一般男性需要禁欲3～7天,到医院按医嘱要求留取精液。

(8) 其他检查:一般无时间限制。

27 供精试管婴儿适应的人群有哪些?

(1) 不可逆的无精子症、严重的少精症、弱精症和畸精症。

(2) 输精管复通失败。

(3) 射精障碍。

(4) 男方和(或)家族有不宜生育的严重遗传性疾病。

(5) 母儿血型不合不能得到存活新生儿。

28 治疗前,男、女双方需要做什么检查项目呢?

(1) 女方检查的项目:B超、输卵管造影和宫腔镜检查、心电图、血常规、尿常规、肝功能、肾功能、肝炎病毒、梅毒、艾滋病、血型(ABO、Rh血型)、凝血四项、胸片、染色体、甲状腺功能、性腺六项、抗缪勒管激素(AMH)、白带常规、淋球菌、宫颈刷片等。

(2) 男方检查的项目:血型(ABO、Rh血型)、肝炎病毒、梅毒、艾滋病,必要时做染色体检查,进行两次精液常规分析等。

29 试管婴儿分为三代,是否选择第三代最好?

试管婴儿的第一代、第二代、第三代真正的区别是适用于不同的情况。

(1) 第一代试管婴儿:把男性的精液进行特殊的处理,再将精子和卵子放在实验室的培养基中,让它们自然结合形成受精卵,这就是常规受精方式,即第一代试管婴儿技术。主要适用于女方因素导致不孕的夫妻,也就是丈夫精液没问题,主要是妻子有问题引起的不孕,比如以下几种情况:子宫内膜异位症、免疫性不孕症、严重的输卵管疾病、卵泡不破裂综合征、不明原因的不孕症。

(2) 第二代试管婴儿:是指如果精子的基本健康状况不好(或因其他原因),在一段时间后不能顺利和卵子结合,那么就需要使用特殊的方法让卵子受精。这时一般会在显微镜下将精子注射到卵子内使卵子受精，就是所谓的第二代试管婴儿技术，医学上叫作单精子卵胞浆内注射术。主要适用于男方因素导致不孕的夫妻和一些特殊情况，也就是说妻子没问题，但丈夫的精液有问题，比如以下几种情况：有严重的少、弱精症；梗阻性无精症；精子无顶体或顶体功能异常；第一代试管婴儿授精失败。

(3) 第三代试管婴儿：叫作胚胎移植前遗传学筛查或诊断，简称 PGD。做 PGD 时，要在移植之前检查每一个胚胎的染色体，看是否有遗传学疾病(可以简单理解为先天疾病)，有问题的胚胎就不用了，没有异常的胚胎就移植到子宫。主要适用于有染色体疾病的夫妻和一些特殊情况，如：有 3 次或 3 次以上自然流产经历的不孕症夫妻；有 2 次或 2 次以上辅助生殖手段失败经历的夫妻；染色体异位；夫妻双方之一染色体数目异常；部分单基因遗传病病人。

总之，用哪一代试管婴儿技术，完全取决于病人的情况。

30 试管婴儿会出现早产、流产、畸胎等现象吗?

试管婴儿和自然受孕一样，也可能出现流产、宫外孕、畸胎、死胎等。几十年的实践表明，这些并发症的发生率同自然怀孕几乎没有差别。但由于试管婴儿每次移植 2 个胚胎，多胎发生率较自然妊娠高。多胎妊娠发生流产的可能比单胎高，也更容易发生早产，出现母婴并发症，可以考虑施行减胎术。

二、取卵术的健康指导

(一) 取卵术的基础知识

31 取卵术是怎么进行的?

取卵术是个小手术，一般在生殖中心完成。病人在注射了 HCG 的 36～40 h 内进行，医生在超声指导下，将取卵针经阴道后穹窿穿刺进入卵巢，穿刺大卵泡，吸出卵母细胞、颗粒细胞及卵泡液，再在实验室条件下在显微镜下将成熟卵母细胞检出，与精子进行体外受精。

32 取卵痛苦吗?

试管婴儿取卵手术是在阴道B超的引导下,用细针穿刺卵泡抽吸取卵。整个取卵过程时间的长短视卵泡数量的多少及病人的配合程度而有不同。多数在20 min内可以完成,但是也需要有经验的医生才能胜任。大多数生殖中心会在取卵前,给予口服或外用止疼药物,也有的中心是在全身麻醉下进行。病人取卵后只有轻微的疼痛和极少量的出血,观察1～2 h后无特殊情况就可以回家。虽然取卵术用杜冷丁肌注给药镇痛或者双氯芬酸钠塞肛门镇痛,但由于个体差异和盆腔解剖位置的不同,以及病人的过度紧张等因素,都会影响疼痛感知程度,因此取卵手术痛与不痛,是因人而异的。

33 取卵术当天需要做好哪些准备?

病人在取卵当天不要化妆、涂指甲油,不要用芳香酚类化妆品如香水等。建议早餐吃适量的、易消化的食物,带齐两证,千万不要迟到,以免错过最佳取卵时机。

34 为什么试管婴儿过程要频繁进行B超?

监测排卵最重要的目的是为了寻找一个恰当的使用HCG的时间,取得最佳质量的卵子,从而提升胚胎质量,增加试管婴儿的成功率。女性自然受孕或是试管婴儿助孕的,一颗优质卵子的重要性都不言而喻,所以在试管婴儿助孕治疗过程中,为了获取相应数量且优质的卵子,制订促排卵方案、药物促排卵、监测排卵等环节至关重要。试管婴儿监测排卵是指在促排卵周期中,以卵巢内卵泡的形态和功能改变为基础,采用一定的技术方法,跟踪了解卵泡的数目及其生长发育的动态情况,从而对卵泡的发育情况、成熟程度和功能状态做出判断,并为促排卵并发症的预防提供必要的参考信息。同时,由于女性病人的个体差异性,不同的不孕症病人对外源性促性腺激素的反应性不同,因此监测排卵也有助于预防卵巢过度刺激的发生。

(二)取卵术术后的健康指导

35 取卵术术后饮食应注意什么问题?

取卵术后2～4 h可以正常进食,建议进食容易消化、富含优质蛋白、富含多种维生素、富含微量元素的食物，以补充术中能量的损耗；忌食生冷、辛辣、刺激性强的食物；卵泡较多的病人可多吃高蛋白的食物，如牛奶、鸡蛋、肉类等；多饮用橙汁、西瓜汁等以利尿，并注意尿量，每天尿量应保持在 2000 mL 左右，以防止卵巢过度刺激综合征的发生。

36 取卵术术后会出现哪些并发症?

(1) 腹腔出血：经阴道穿刺取卵时，若卵巢位置过高，有时需穿过子宫壁、直肠或膀胱，故有造成膀胱出血及肠穿孔的危险；穿刺过程中经过无法躲避的阴道血管、盆腔血管均有导致出血的可能。术后密切观察病人面色、血压、腹痛及阴道出血情况，并按时进行 B 超检查，如发现穿刺点渗血或腹腔内有出血征象，应及时处理。

(2) 卵巢过度刺激综合征(OHSS)：取卵较多的病人，由于激素水平过高，可能发生卵巢过度刺激综合征，表现为腹胀、腹痛、腹水、少尿等症状，严重时有可能会损害肝、肾功能，形成血栓，甚至危及生命。告知病人注意自己的体重、腹围、尿量等变化，如有异常及时来医院做相应处理。

(3) 感染：阴道超声引导下穿刺取卵术后并发感染，主要包括盆腔炎、输卵管卵巢脓肿、腹膜炎、术后不明原因发热等。取卵后感染病人，大多数临床表现有腹痛、发热、白细胞升高、血沉和 C 反应蛋白升高；直肠子宫凹或附件区包块；出现急性腹膜炎的症状则考虑已经发生脓肿破裂；伴有无痛性阴道流液可能是脓肿侵入阴道形成瘘管。静脉应用抗生素和脓肿引流是治疗的基本原则。

(4) 脏器的损伤：女性内生殖器官包括阴道、子宫、输卵管及卵巢，女性生殖器官与输尿管、膀胱以及乙状结肠、阑尾、直肠在解剖上相邻。脏器损伤通常与出血同时发生，临床表现也相似，主要为急腹症症状。所以，术前应指导病人排空膀胱，以免术中误伤膀胱或肠管。

37 取卵术术后需要继续用药吗?

试管婴儿因为药物促排卵及取卵过程的作用，影响卵巢形成黄体过程或导致黄体功能不足，影响受孕及胚胎的发育，甚至容易引起流产。所以必须在胚胎移植后进行黄体支持，一般主张从取卵日开始，每天肌内注射黄体酮或者黄体酮凝胶，如妊娠成功，应继续支持黄体功能至孕3个月左右。孕妇在肌内注射黄体酮的同时，可在注射后8 h左右用热毛巾敷注射部位，以免因长期注射导致硬结、硬块的产生，不利于药物的吸收。另外取卵后为了预防卵巢过度刺激，也可口服地塞米松及阿司匹林等药物，如出现腹胀严重、尿少等过激现象应立即就诊。

38 取卵术术后腹胀怎么解决？

取卵后有轻微的腹胀或腹水、少量阴道出血，都是正常现象，一般不需要经过特别的处理，2～3天会缓解或消失。注意多卧床休息，多排尿，不要做剧烈的活动，疼痛会慢慢地缓解。但如果仍感到腹痛加重或持续、剧烈腹痛，甚至恶心、呕吐和胸闷，喝多量水后尿量仍少的情况，则需到医院就诊。由于试管婴儿过程中需要应用许多控制性卵巢刺激药物，会引起一些并发症，如果症状较轻可自行缓解。如果出现腹水和腹胀加剧的现象，医生不建议行胚胎移植，因为如果一旦妊娠后，腹胀及腹水的情况会加重。

39 取卵术术后可以立即下床活动吗？

取卵是试管婴儿的一个重要过程，取卵术后因卵巢周围有渗液，可有轻微的腹痛、腰部酸胀等不适，故术后应尽量卧床休息1～2天。因为促排卵周期卵巢较平时大，为防止卵巢扭转，日常活动如翻身、下地活动等动作应轻、慢、平稳。禁止剧烈活动、盆浴、房事、阴道冲洗。请遵照医嘱使用药物。如突发剧烈腹痛、发热、阴道出血，请及时就诊。

三、胚胎移植术的相关知识健康指导

(一) 胚胎移植术的基础知识

40 胚胎移植前发现输卵管积水，需要处理吗？

输卵管积水会降低胚胎种植率及妊娠率，增加自然流产率和异位妊娠率，因此，对于输卵管积水拟行试管婴儿的病人，在胚胎移植前可行腹腔镜下患侧输卵管结扎或切除术，术中应避免损伤卵巢血管及神经，术后再进行冻融胚胎移植。

（1）对于输卵管病变较轻、形态功能尚可者，暂时不考虑试管婴儿助孕者，可先行腹腔镜下输卵管整形，分解粘连，让病人期待自然妊娠。

（2）对于中重度积水者，输卵管已丧失功能，可在胚胎移植前行腹腔镜下输卵管切除或结扎术，彻底解决输卵管问题。

（3）对于年龄偏大、卵巢储备功能降低、不孕年限偏长（≥2年），或者术后超过1年仍未妊娠的病人，应停止盲目等待，抓紧时间积极行试管婴儿助孕治疗。

（二）胚胎移植术术后的健康指导

41 胚胎移植术术后需要卧床多长时间？

胚胎移植术后平卧3 h后方可离开医院，不需要长时间平卧，是否妊娠与平卧时间长短无关。当胚胎或囊胚进入到宫腔后，会向前运动，找到适合的地方“生根发芽”。

42 胚胎移植术术后饮食应该注意什么？

（1）选择易消化饮食：移植后由于休息、卧床，运动量减少，可出现食欲下降、消化不良，饮食建议选择易消化的食物。

（2）避免便秘：孕酮（黄体酮）类药物可使肠道肌肉松弛，肠蠕动减慢，再加上运动量少，容易造成便秘。为了减轻便秘症状，孕妇要多吃富含高纤维的蔬菜、水果，少食用辛辣食物。并进行适当的日常活动。

（3）避免腹泻：外地病人在移植前后这一段时间住旅店，吃快餐，易水土不服，应注意饮食卫生。

（4）禁吃易引起过敏的食物：有过敏体质或对某种物质过敏的人，应注意远离过敏原，避免吃易引起过敏的食物，如海鲜等。

（5）高蛋白饮食：卵巢过度刺激是由于卵巢对促排卵药物过度反应所致。这类病人最初有纳差、腹胀等不适，应给予高蛋白、易消化饮食，少量多餐，适量控制盐的摄入。

(6) 少吃一口:移植后,由于病人静多动少,进食较精细,再加上应用黄体酮类药物,心情焦虑,睡眠欠佳,多有饱胀感,进食时应掌握"少吃一口"的原则。

43 移植成功后要注意什么问题?

除保持良好的心态和正确的饮食外,最重要的是移植后应严格遵照医嘱用药,不能自行减药或停药,如有疑问或不适请及时与医务人员联系,若出现严重腹痛腹胀或阴道出血等应及时就诊,以防流产、异位妊娠等情况发生。移植成功的病人应远离宠物、电子污染、化学污染等环境,为胎儿提供良好的外部环境。

44 移植后出血怎么办?

少量阴道出血,包括点滴状出血,上厕所擦纸可见褐色分泌物,如月经来潮快完时的血量,不要惊慌,应多休息且继续用药,也可以加服地屈孕酮至每天 3 次并进行观察。如果几天后自然干净,则按期复查就可以,如果阴道出血呈鲜红色,淋漓如月经第 2 天的血量,且连续出血多次,或出血超过 4 h,则需来院就诊。

第三节　多胎妊娠减灭术

一、多胎妊娠减灭术的基础知识

45 什么是多胎妊娠减灭术?

多胎妊娠减灭术是为了改善多胎妊娠结局,用人工方法减灭 1 个或多个胚胎,使保留的 1～2 个胎儿能顺利妊娠分娩的一项技术。多胎孕妇在妊娠期和分娩时往往会出现多种并发症,会严重威胁母婴安全,而多胎妊娠是辅助生育技术所不可避免的并发症之一,为了有效而安全地控制胚胎和分娩数量,提高胎儿的质量,减少多胎妊娠对母体的损害,多胎妊娠减灭术非常有必要。

46 多胞胎遇减胎如何安慰病人?

多数不孕症病人承受着来自社会、家庭的巨大压力,经过多年不懈的努力，通过辅助生殖技术终于获得妊娠，喜悦的心情难以言表。当确定为多胎妊娠(图 38-1)需要减胎时，她们非常困惑，既担心多胎妊娠的负面影响，又担心减胎后剩余胚胎的健康甚至造成全部流产，导致再次不孕。此时，医护人员应耐心地解释多胎妊娠的危险性、不良结局和减胎后可能出现的并发症，并简单介绍减胎的方法和减胎成功的病例，取得病人和家属的信任，这样可以有效地消除紧张情绪。

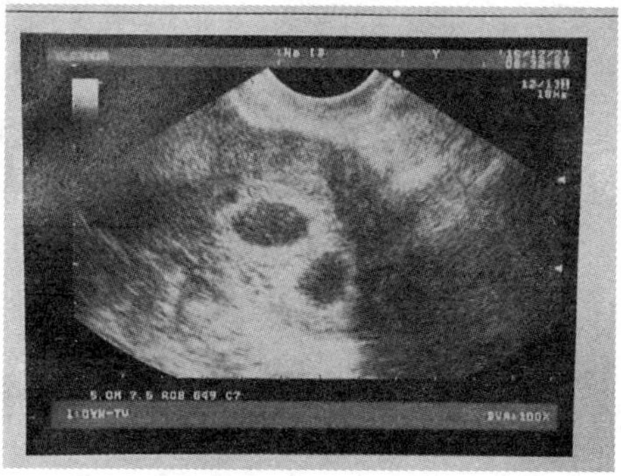

图 38-1　多胎妊娠

47 多胎妊娠减灭术的适应证和禁忌证有哪些？

(1) 适应证：①2 个以上绒毛膜的多胎妊娠，为改善母儿预后；②多胎妊娠中 1 个胚胎异常。

(2) 禁忌证：①泌尿生殖系统急性炎症；②先兆流产；③单绒毛膜双胎妊娠中 1 个胚胎的减灭。

48 实施多胎妊娠减灭术最好的时机是什么时候？

妊娠 7 周至妊娠晚期均可，早中期较好。经阴道多胎妊娠减灭术适用于 7～10 周妊娠，常见于辅助生殖技术后发生的多胎妊娠。

49 早期减胎的优点有哪些？

妊娠早期多胎妊娠减灭术是一种方法简单、定位准确、安全可靠、有效的微创操作技术，可通过减少多胎妊娠的胎儿数目，有效改善妊娠结局，延长孕周数，减少妊娠期并发症的发生，提高妊娠成功率，增加胎儿出生体重，提高胎儿出生质量。

50 多胎妊娠减灭术的方式有哪几种?

根据实施手术时病人的孕周、妊娠及术中操作情况,分为经阴道减灭术和经腹减灭术,两种路径都需要在阴道B超的引导下完成。

(1)经阴道减灭术:一般在妊娠7～10周进行,经阴道超声指引下抽吸选定减灭的胚囊,因阴道B超图像更清晰,且胚囊小,不用注射心脏毒性药物,手术相对简单,成功率高,是目前最主要的减胎方法。

(2)经腹减灭术:一般是孕周过大(超过8周)、孕囊过大,不能经阴道超声指引把胚囊抽出,只能在超声指引下经腹壁、子宫壁穿刺到胎心搏动处,向胎儿心腔注射氯化钾,利用高浓度钾离子抑制心肌活动达到迅速停止心搏的目的。

应用辅助生育技术获得的妊娠应在妊娠后7周行B超检查,发现3胎或3胎以上的多胎妊娠,应及时行经阴道减胎,尽量避免因孕周过大而需经腹减胎。

二、多胎妊娠减灭术术前健康指导

51 孕妇有少许阴道出血能减胎吗?

对于有先兆流产症状的多胎妊娠者,应该在阴道出血减少或停止1周左右实施多胎妊娠减灭术。出血减胎容易造成术后持续出血、流产及早产。

52 多胎妊娠减灭术术前该如何注意饮食?

由于病人思想压力大,伴有恐慌情绪,常会食欲不佳,应鼓励病人饮食要多样化,少量多餐,多食富含蛋白质、铁及维生素的食物,多食蛋类、牛奶及新鲜蔬菜和水果,合理饮食,注意膳食搭配,以促进胎儿生长发育和增强机体抵抗力。饮食还应清淡,易消化吸收,保持大便通畅,避免腹压增高引起宫腔内压力增加。

三、多胎妊娠减灭术术后的健康指导

53 多胎妊娠减灭术术后注意事项有哪些?

严密观察腹痛的性质及阴道出血情况,如出血量、出血时间的长短、血的颜色、有无血块和组织排出等，嘱病人绝对卧床休息 24 h，如出现腹痛、阴道出血，需及时报告医生，及时处理。术后 24 h 复查 B 超，观察手术结果，减掉的胚胎是否还存在胎心搏动，正常剩余胚胎胎心搏动是否正常、胚囊是否完整等，同时继续静脉注射抗生素及进行保胎治疗，若无腹痛及出血 3 天后可出院。出院后在家要适当卧床休息，可以轻微活动，避免劳累及便秘。

54 多胎妊娠减灭术后，如何减少对另一个胎儿的担心？

多胎妊娠减灭术后病人会一直担心胎儿是否会受到影响，忧虑和担心会伴随她们很长一段时间，甚至整个孕期。所以，要告诉病人，胎儿在各自胎囊，彼此之间距离着胎膜，不会相互影响，而死亡胎儿会被母体天然接收，逐步变成“纸片儿”，待到分娩时连同胎盘一起排出。指导病人定时产检，在妊娠过程中如有阴道出血或宫缩，要及时到医院保胎。

第四节　促排卵治疗

一、促排卵治疗的基础知识

55 卵泡是如何生长发育的？

卵泡是卵巢的功能单位，其发育过程始于胚胎期，主要分为始基卵泡、窦前卵泡、窦状卵泡、排卵前卵泡 4 个阶段。卵泡在卵巢皮质内发育，源于卵黄囊上皮的原始生殖细胞，在胚胎 25 天时开始发育，至孕 6 周成为卵圆母细胞，进行有丝分裂，至孕 8 周约有 60 万个，20 周时达高峰约 700 万个；于 3～5 个月发育成初级卵母细胞，开始进行第一次减数分裂，形成初级卵泡。在约 7 个月时大部分(99%)卵泡于开始发育后的不同生命阶段即自行凋亡，其余保持静止状态 40～50 年。出生时数量减至 200 万个，青春期剩余 30 万～40 万个。在每个月经周期的黄体期，都有 15～20 个发育到4～5 mm 的窦状卵泡被募集，接受性腺激素的刺激，最后只有 1～2 个卵泡被选择发育，优势化成熟后排出。从募集、选择到优势化共约

2周。

56 排卵障碍的因素有哪些？

卵泡发育及排卵是由下丘脑-垂体-卵巢性腺轴调控的（图38-2），所以性腺轴的任何一个部位异常都可以引起排卵障碍。

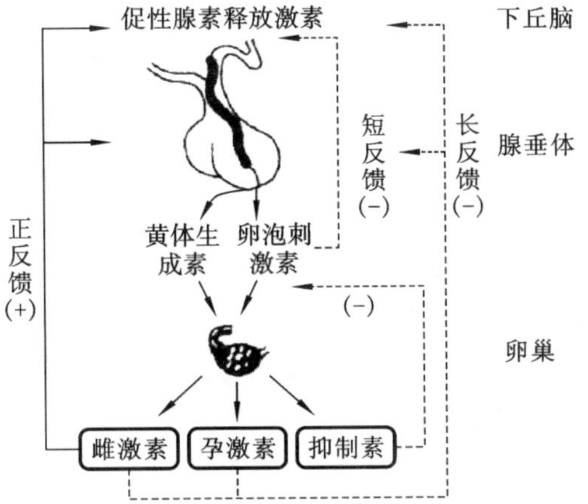

图 38-2　下丘脑-垂体-卵巢性腺轴之间的相互关系

(1) 下丘脑性无排卵：下丘脑是性腺轴的关键环节，通过释放促性腺素释放激素（GnRH）来调节垂体的功能。①器质性病变：如颅咽管瘤、外伤、感染及先天发育异常等。②功能性因素：严重精神病及过度紧张，体重过轻或肥胖，剧烈运动，神经性厌食，长期服用氯丙嗪、避孕药、某些减肥药等。

(2) 垂体性无排卵：①器质性因素：希恩综合征、垂体肿瘤、空蝶鞍综合征。②功能性因素：垂体促性腺激素低下性闭经、功能性高泌乳素血症。

(3) 卵巢性无排卵：由于手术切除双侧卵巢或双侧卵巢经放疗后，卵巢组织破坏以致功能丧失，导致无卵泡发育；先天卵巢发育不全、单纯性腺发育不全综合征、性腺形成不全症病人卵泡发育不良；卵巢早衰、多囊卵巢综合征、未破裂卵泡黄素化综合征等常见的卵巢功能异常出现排卵障碍的疾病。

(4) 其他内分泌器官功能异常：如甲状腺、肾上腺皮质功能异常引起的排卵障碍，如甲状腺功能亢进、甲状腺功能低下、肾上腺皮质功能亢进、肾上腺皮质功能低下、肾上腺皮质肿瘤等。

二、促排卵治疗的健康指导

57 促排卵真的会导致卵巢早衰吗?

一般来说,女性体内卵细胞在其胎儿期即已形成,在进入青春期发生初潮时卵细胞数只剩 30 万个左右,每个月经周期卵泡一旦离开静止的卵泡池被募集后,仅有两个选择,要么被选择为优势卵泡,要么走向凋亡闭锁。而辅助生殖治疗中的控制性超促排卵,则是在抑制机体自身中枢、性腺轴调控的基础上,对本次月经周期内所有被募集的卵泡,外源性给予足够的卵泡生长激素,打破机体自身的选择及优势卵泡的抑制效应,挽救本该发生闭锁的卵泡,使本次月经周期内所有被募集的卵泡能够同步均一地发育为成熟卵泡。综上可以看出,控制性超促排卵,只是给予一次月经周期内所有募集卵泡同步发育的机会,并不会影响以后月经周期的正常排卵过程及始终持续进行的卵泡闭锁,所以也不会发生病人所担心的情况,即促排卵会透支未来月经周期的卵子甚至发生卵巢提前衰竭。

58 促排卵治疗应该做好哪些准备?

(1) 夫妻双方禁烟酒,加强锻炼身体,使身体健康,精神放松,尤其月经期间注意休息,避免较大的工作压力及精神压力。

(2) 不熬夜,调整生活习惯。

(3) 过于肥胖的病人,促排卵和移植情况的结局没有体重适中的好,所以如果过胖,注意控制体重。

(4) 多进高蛋白饮食,也可以增加蛋白粉的摄入,促排卵 3 个月或者 6 个月之前开始补充叶酸。

第五节　宫腔镜检查术

一、宫腔镜检查术的基础知识

59 宫腔镜检查术有什么作用?

宫腔镜检查术是准确评价宫腔内情况和治疗多种疾病的手术

方法。其基本原理是利用液体或气体膨宫后，经宫颈将镜头及光源系统插入宫腔内，直视观察宫颈管、宫颈内口、子宫内膜及输卵管开口的生理与病理变化(图 38-3)，以便针对病变组织直观准确取材并送病理检查；同时也可直接在宫腔镜下手术治疗。如今，宫腔镜不仅是一种准确的诊断方法，对于治疗子宫异常出血、不孕和流产等疾病也是一种非常有效的微创方法。

60 宫腔镜检查术的适应人群有哪些？

①异常子宫出血；②疑宫腔粘连及畸形；③超声检查有异常宫腔回声及占位病变；④节育器定位；⑤原因不明的不孕；⑥子宫造影异常；⑦复发性流产。

61 宫腔镜治疗的适应证有哪些？

①子宫内膜息肉(图 38-4)；②子宫黏膜下肌瘤及部分突向宫腔的肌壁间肌瘤；③宫腔粘连(图 38-5)分离；④子宫内膜切除；⑤子宫纵膈(图 38-6)切除；⑥宫腔内异物取出，如嵌顿节育器及流产残留物等；⑦宫腔镜引导下输卵管插管通液、注液及绝育术。

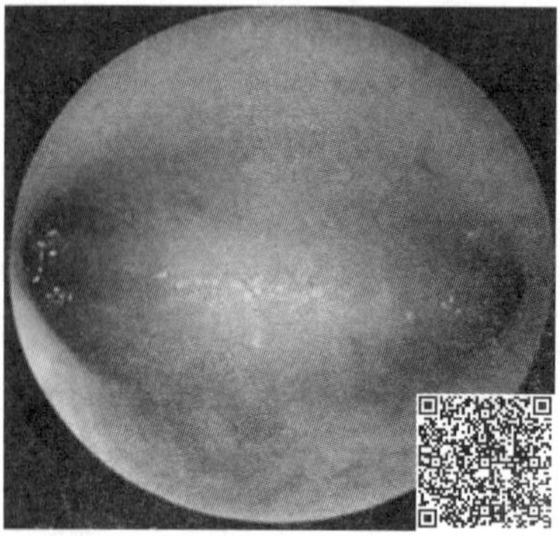

图 38-3　宫腔镜下正常宫腔形态

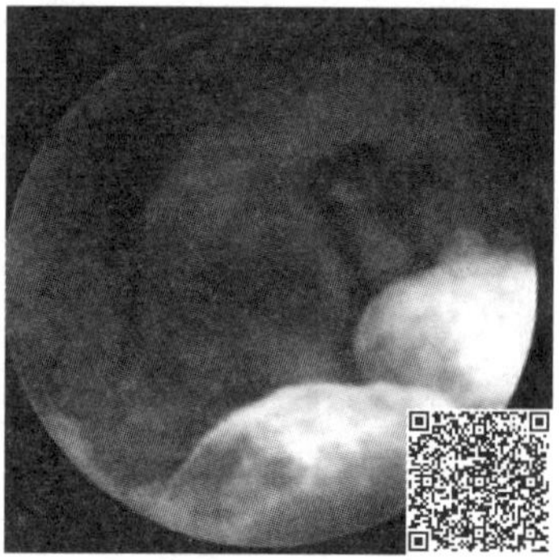

图 38-4　子宫内膜息肉

62 宫腔镜检查术的禁忌人群有哪些？

(1) 绝对禁忌证：①亚急性、急性生殖道感染；②心、肝、肾衰竭急性期及其他不能耐受手术者；③近期(3 个月内)有子宫穿孔或子宫手术者。

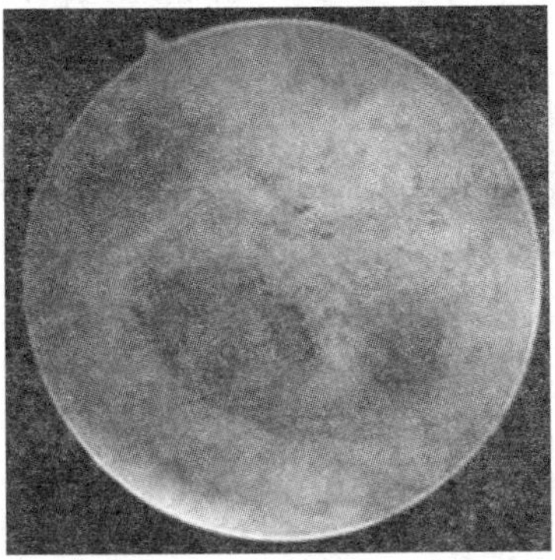

图 38-5　宫腔粘连

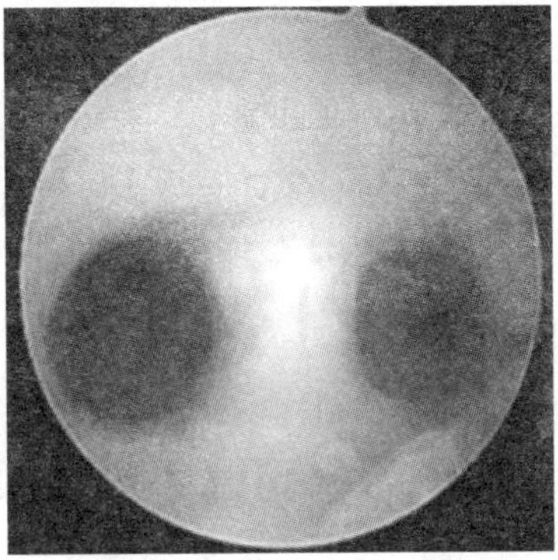

图 38-6　子宫纵膈

（2）相对禁忌证：①宫颈瘢痕，不能充分扩张者；②宫颈裂伤或松弛，灌流液大量外漏者。

二、宫腔镜检查术前健康指导

63 宫腔镜检查术与试管婴儿有什么关系？

试管婴儿最终是要将胚胎植入女性宫腔，那么子宫的环境是影响怀孕的关键因素之一。宫腔镜是探查子宫环境最好的方法，具有能直观、全面、准确观察的优点，检查的同时还能起到治疗的目的。通过宫腔镜检查，部分试管婴儿病人在治疗前能及时诊刮内膜息肉，发现宫腔粘连、子宫纵膈，甚至及时发现内膜结核，因而可以提高试管婴儿的成功率。所以，在做试管婴儿之前，行宫腔镜检查，可以排除宫腔、宫颈病变，提高试管婴儿成功率。

64 宫腔镜检查的最佳时期是什么时候？

以月经干净后 1 周为宜，此时子宫内膜处于增生期早期，薄且不易出血，黏液分泌少，宫腔病变易见。

65 何谓宫腔镜检查术？

宫腔镜检查术是一项微创妇科诊疗技术，采用膨宫介质扩张宫腔，通过纤维导光束和透镜将冷光源经子宫镜导入宫腔内，直视下对宫颈管、子宫内口、子宫内膜及输卵管开口进行观察，并对宫腔内的生理及病理情况进行检查和诊断，亦可同时进行相应的治疗。不仅能确定病灶的部位、大小、外观和范围，而且能对病灶表面的组织结构进行细致的观察，并在直视下取材或定位刮宫，大大提高了对宫腔内疾病诊断的准确性，不用开腹手术，是微创手术的典范。宫腔镜检查术具有痛苦小、出血少、手术时间短、术后恢复快、住院时间短、并发症少、不影响卵巢功能等特点，可以保留子宫的生理完整性，创伤小。

三、宫腔镜检查术后健康指导

66 宫腔镜检查术后需要注意什么？

（1）术后休息 1～2 h，可能仍会头晕、恶心、呕吐，下腹可能会有隐痛，休息后症状可好转，无不适方可回家；如果腹痛难忍，或阴道大量鲜血流出，要告诉医务人员以便及时处理。

（2）宫腔镜检查术术后应给予抗生素预防感染，并针对原发病进行处理。

（3）术后 2～7 天内阴道会有少量血性分泌物，不用过分担心，要保持会阴清洁，术后禁止性生活、游泳、盆浴 1 个月。

（4）若术后阴道出血增多或有腹痛加剧等其他不适，请随时就诊。

67 引流管放置的目的及作用是什么？

在宫腔粘连的治疗中，除了手术粘连分离外，术后防再次粘连也是十分重要的。传统的方法是在宫腔镜检查术后，留置金属圆环（图 38-7）至少 3 个月，将宫腔分离开防止再粘连。然而因其分离效果有限，对于子宫内膜损伤严重的重度宫腔粘连，预防再粘连的作用并不明显。而目前备受关注的球囊导尿管（图 38-8）较之节育环，其屏障作用更显著，更能有效分离子宫各侧壁；同时还起到支架作用，使子宫内膜沿球囊表面修复、增殖；此外导尿管还可充分引流宫腔内液体，便于宫腔内注入防粘连药物及雌激素类药物，有利于子宫内膜的修复，可有效防止宫腔再次粘连。

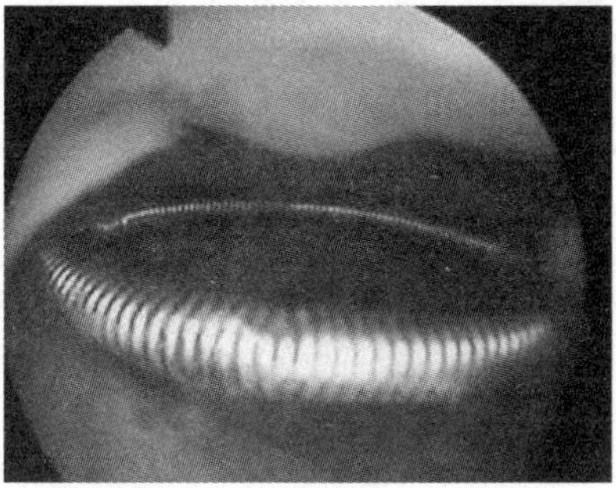

图 38-7　宫腔镜留置金属圆环

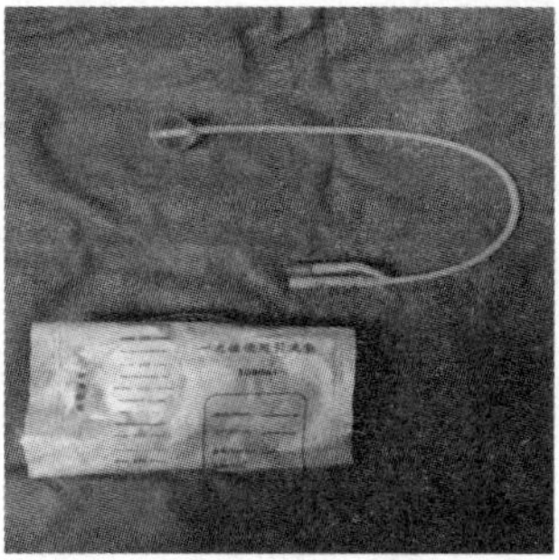

图 38-8　宫腔球囊导尿管

（王晓丽　吴妮）

主要参考文献

[1] 赵燕玲. 从中日友好医院到和睦家[M]. 广西:广西科学技术出版社,2015.
[2] 谢幸,苟文丽. 妇产科学[M]. 8 版. 北京:人民卫生出版社,2013.
[3] 张方林. 产科速查[M]. 3 版. 北京:人民卫生出版社,2015.
[4] 乐杰. 妇产科学[M]. 7 版. 北京:人民卫生出版社,2008.
[5] 常青,刘兴会,邓黎. 助产理论与实践[M]. 2 版. 人民军医出版社,2015.
[6] 王培红,罗健,程湘玮,等. 系统护理干预对妊娠期糖尿病患者疾病知识及妊娠结局的影响[J]. 护理学杂志,2017,32(16):24-26.
[7] 李小云. 不同腹壁切口对再次剖宫产手术 96 例临床分析[J]. 中国继续医学教育,2015,7(21):123-124.
[8] 郎景和. 中华妇产科杂志临床指南荟萃[M]. 2015 版. 北京:人民卫生出版社,2015.
[9] 胡祖斌,林莹. 产科临床护理与健康教育[M]. 武汉:湖北科学技术出版社,2016.
[10] 胡小英,张薏. 卵巢黄体破裂 85 例临床资料分析[J]. 浙江临床医学,2015,17(2):274-275.
[11] 何敏丽,薛凯军. 宫外孕与黄体破裂的超声诊断分析[J]. 临床医学文献电子杂志,2015,(27):5704.
[12] 朱玲. 卵巢过度刺激综合征病人的系统护理[J]. 全科护理,2015,13(1):40-42.
[13] 王亚惠. 卵巢过度刺激综合征的观察与护理[J]. 中国医药指南,2015,13(9):240-241.

[14] 董媛媛.浅谈妊娠合并性传播疾病患者的护理[J].中国保健营养,2016,26(4):188-189.

[15] 包振宇,邹先彪,杨宇光,等.光动力疗法治疗尖锐湿疣的研究进展[J].传染病信息,2015,28(3):189-192.

[16] 江侠,孟祥东.浅析尖锐湿疣的临床症状与治疗[J].医学美学美容(中旬刊),2015,(2):265-265.

[17] 杨建英,刘芯如,左艳.1例妊娠合并外阴巨大尖锐湿疣患者的舒适护理[J].当代护士(中旬刊),2016,(3):142-144.

[18] 王炳蔚,侯宜坦,孙亮,等.随访干预对HIV感染者/艾滋病患者知信行的影响[J].郑州大学学报(医学版),2016,51(2):209-212.

[19] 林如娇.心理护理干预对性传播疾病患者抑郁情绪和治疗依从性的影响[J].中国临床新医学,2016,9(5):441-444.

[20] 王艳青,冯文莉,冀英,等.肛周尖锐湿疣综合治疗的临床疗效分析[J].中国药物与临床,2016,16(4):544-546.

[21] 陈曦,刘朝晖.生殖道沙眼衣原体感染的流行病学现状[J].中国性科学,2016,25(1):95-97.

[22] 吴娟,吴翔,杨帅.育龄夫妇支原体感染分布情况及药敏分析[J].中国性科学,2016,25(1):92-95.

[23] 马菁,王晓燕,李春,等.预防手术前清洁灌肠患者跌倒的循证护理[J].基层医学论坛,2015,19(8):1134-1135.

[24] 万显秀,付琴.卵巢癌患者化疗期间消化道反应的原因分析及护理[J].中国医药指南,2016,14(13):28-29.

[25] 宁晓云.系统性规范化护理在肿瘤病人静脉化疗中的应用[J].全科护理,2016,14(1):65-66.

[26] 孙振慧,赵凤云,彭显秀.预防化疗药物外渗的安全管理[J].中国医药指南,2016,14(9):286-287.

[27] 吴珍珍.恶性血液病患者行PICC管化疗的护理分析[J].医学理论与实践,2016,29(3):392-393.

[28] 夏铃丽,傅丽英,马娟,等.输液港腹腔植入在卵巢癌腹腔化疗中的护理体会[J].中国高等医学教育,2016,(2):

140-141.

[29] 郭小巧.腹腔镜腹膜代阴道成形术围手术期护理[J].中外女性健康研究,2015,(23):126,131.

[30] 楼小光,时乐,张永勤.腹膜代阴道成形术患者的舒适护理[J].护理与康复,2014,13(5):463-464.

[31] 魏跃芬.腹腔镜辅助下腹膜代阴道成型术的护理措施[J].现代养生,2015,(3):202.

[32] 徐燕,周兰妹.现代护理学[M].2版.北京:人民军医出版社,2015.

[33] 郑修霞.妇产科护理学[M].5版.北京:人民卫生出版社,2012.

[34] 黄永俐.经阴道超声引导下卵泡穿刺术加人工授精在LUFS不孕患者中的应用[J].临床医药文献电子杂志,2016,3(5):935-936.

[35] 丰有吉,沈铿.妇产科学[M].2版.北京:人民卫生出版社,2015.